Examples of Medical Documents in Interventional Pulmonology

介入肺病学医疗文书范例

主编 张 楠 王洪武

科学出版社

北 京

内 容 简 介

本书是专注于介入肺病学领域的专业书籍,提供临床医疗实践中的文书范例。书中系统介绍了病情告知书、知情同意书、操作流程及各种类型介入报告的结构化模板,涵盖了介入治疗的适应证、禁忌证、风险管理、操作规范及操作报告文书模板。作者凭借丰富的临床经验,提供了实用的范例和医疗文书,以提升医疗质量和患者安全。

本书内容翔实,实用性强,可以作为临床医生在介入肺病学实践中的参考资料。

图书在版编目(CIP)数据

介入肺病学医疗文书范例 / 张楠,王洪武主编. -- 北京:科学出版社,2025. 7.

ISBN 978-7-03-082602-2

Ⅰ. R563.05; R197.323.1

中国国家版本馆CIP数据核字第2025C0Y953号

责任编辑:高玉婷 / 责任校对:张 娟
责任印制:师艳茹 / 封面设计:无极书装

版权所有,违者必究。未经本社许可,数字图书馆不得使用

科学出版社 出版
北京东黄城根北街 16 号
邮政编码:100717
http://www.sciencep.com

三河市春园印刷有限公司印刷
科学出版社发行 各地新华书店经销

*

2025 年 7 月第 一 版 开本:787×1092 1/16
2025 年 7 月第一次印刷 印张:15 1/2
字数:360 000
定价:189.00 元
(如有印装质量问题,我社负责调换)

主编简介

张　楠　主任医师，应急总医院肿瘤内科/呼吸与危重症医学科Ⅱ部科主任。亚洲冷冻治疗学会副主席、北京内分泌代谢病学会代谢性呼吸病专业委员会副主任委员、中国医学装备协会呼吸病学装备技术专业委员会常务委员、中国人体健康科技促进会常务委员、北京医师协会呼吸内科专科医师分会常务委员等。师从王洪武教授，对介入呼吸病学及肺部肿瘤等方面有深入的研究，从事呼吸系统疾病及肿瘤临床工作30余年，2006年从事支气管镜下介入治疗，完成3、4级支气管镜介入手术6000余例，对复杂呼吸道介入疾病具有丰富的经验。近年来获得省部级奖项5项。发表论文100余篇，编著专著7部，申请应急管理部及基金课题4项，院内课题4项，发明专利1项，实用新型专利4项，软著2项。

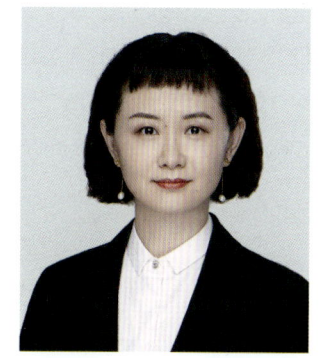

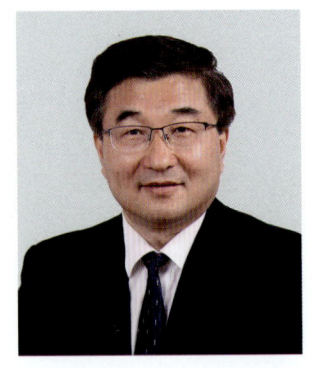

王洪武 博士，教授/主任医师，博士后合作导师，博士/硕士研究生导师，北京中医药大学东直门医院呼吸病中心主任，享受国务院政府特殊津贴。国际冷冻治疗学会副主席，世界肿瘤消融协会理事，亚洲冷冻治疗学会副监事长，中华医学会结核病学分会呼吸内镜介入专业委员会主任委员，国家卫健委呼吸内科内镜诊疗技术专家组成员，世界中医药学会联合会肿瘤外治法专业委员会副主任委员，中国抗癌协会肿瘤光动力治疗专业委员会创始主任委员，北京整合医学学会中医肿瘤分会副主任委员。从事呼吸系统疾病及肿瘤研究40年，特别擅长呼吸及肿瘤介入治疗，在呼吸内镜的应用和影像引导下介入治疗方面有很深的造诣。连续三届被中国名医百强榜评为呼吸介入 Top 10 医生，并荣获全国"优秀呼吸医师""十大医学杰出贡献专家""亚洲消融大师"称号，并获亚洲冷冻治疗学会"终身成就奖"。获部级医疗成果一等奖3项，二等奖9项。在国内外发表论文400余篇，主编著作25部，参编30部。获国家发明专利4项，实用新型专利26项。主持完成科技部重点课题及首都医学发展科研基金课题多项。

编者名单

主　编　张　楠　王洪武

副主编　高　鸿　马洪明　王智娜　许　菲

编　者（按姓氏汉语拼音排序）

才　旭　哈尔滨医科大学附属第四医院
高　鸿　应急总医院
侯　刚　中日友好医院
黄海东　长海医院
廖　莎　应急总医院
凌佳音　应急总医院
刘海洋　应急总医院
马洪明　应急总医院
孟繁杰　首都医科大学附属北京朝阳医院
牛迎春　应急总医院
乔　璐　应急总医院
任中缘　应急总医院
唐　飞　安徽省胸科医院
陶梅梅　首都医科大学附属北京安贞医院
童　润　中日友好医院
王　峰　首都医科大学附属北京朝阳医院
王洪武　北京中医药大学东直门医院
王立星　应急总医院
王智娜　应急总医院

许　菲	应急总医院
张　楠	应急总医院
赵　静	北京协和医院
赵玉达	中国医学科学院肿瘤医院
郑舒月	应急总医院
钟长镐	广州医科大学附属第一医院
邹　珩	北京中医药大学东直门医院

序

　　介入肺病学源于欧美。在我国，介入肺病学历经 20 余年蓬勃发展，其范畴已从早期大气道疾病的姑息治疗发展至目前慢性气道疾病、肺外周结节乃至胸膜腔疾病的综合诊疗。呼吸内镜技术的迭代尤为显著——从传统支气管镜到机器人辅助精准操作，从单一介入手术到杂交手术多技术融合，学科发展之势锐不可当。介入肺脏诊疗技术现已成为肺部疾病管理的核心支柱，推动着呼吸学科的整体进步。

　　然而，蓬勃发展的背后仍有暗流涌动。当前我国介入肺病学面临双重挑战：其一，"技术普及"与"质量均质化"失衡——基层医疗机构操作规范性不足，区域间技术水平差异显著，部分病例仍存在"重操作、轻文书"的粗放管理模式；其二，疾病谱变迁倒逼技术升级——肺癌早诊、复杂气道狭窄等临床需求激增，急需通过规范化培训提升从业者的综合决策能力。

　　张楠教授、王洪武教授特别注重医疗文书的规范化书写及各种技术的规范化操作。他们联合国内有着丰富介入手术经验的专家一起编撰了此书。期待此书能成为介入肺病学从业者的工具书，助力提升医疗文书质量，优化诊疗流程，最终惠及广大患者。

李时悦

广州医科大学附属第一医院

前　言

2002年，欧洲呼吸学会（ERS）与美国胸科学会（ATS）联合组织了来自欧洲、北美洲等国家和地区的专家，起草了一份具有纲领性意义的文件——*ERS/ATS Statement on Interventional Pulmonology*。该文件系统阐述了介入肺病学作为呼吸病学重要分支的地位与意义。

我国支气管镜技术起步虽晚，但在过去20年间取得了快速发展。现代呼吸介入肺病学不仅有呼吸内镜介入技术，还涵盖了影像引导下介入治疗（如冷热消融、放射性/化疗粒子植入）及血管介入治疗，且三、四级手术日益增多，相关医疗文书的规范性需求也愈加凸显。

我们在国内较早开展影像引导下介入治疗（如氩氦刀及放射性粒子植入等）及呼吸内镜介入诊疗等工作二十余年，特别注重医疗文书的规范化书写及各种技术的规范化操作，积累了丰富的临床经验，编写了5个与呼吸介入诊疗相关的中国专家共识，出版了25部呼吸内镜及肿瘤微创介入治疗的专著，还参与了国内多个呼吸介入诊疗专家共识的编写。本书在前述工作的基础上，进一步归纳整理，旨在为临床实践中的文书编写提供清晰指引与标准化范例。

全书共分为4章：第1章详细介绍了介入肺病学病情告知书的内容、流程及关键告知事项，并附有与多种呼吸系统疾病相关的病情告知书范例，为医患沟通提供实用参考；第2章聚焦介入技术知情同意书范例，明确各类技术的适应证、禁忌证及潜在医疗风险和应对措施；第3章以操作流程为核心内容，详述介入技术的操作规范，对提升医疗质量和减少并发症具有重要指导意义；第4章针对介入技术报告模板，提供了标准化条目，并对常见技术术语、诊疗过程及诊断描述进行了详细解析。

本书内容翔实，注重实用性，希望能为介入肺病学领域的临床实践和科研工作者提供参考。然而，由于相关技术尚未完全统一规范，加之作者水平有限，书中若有不足之处，恳请广大读者批评指正，以不断完善改进。

张楠　应急总医院
王洪武　北京中医药大学东直门医院

目 录

第1章　介入肺病学病情告知书范例 ··············· 1

第一节　病情告知书概述 ··············· 1
一、病情告知书定义 ··············· 1
二、病情告知书内容 ··············· 1
三、病情告知书相关法律规定 ··············· 1
四、病情告知书签署流程及注意事项 ··············· 3
五、病情告知书与知情同意书的区别 ··············· 4

第二节　病情告知书范例 ··············· 4
一、咯血病情告知书 ··············· 5
二、肺大疱病情告知内容 ··············· 7
三、肺占位性病变病情告知内容 ··············· 8
四、胸部恶性肿瘤病情告知内容 ··············· 9
五、恶性气道狭窄病情告知内容 ··············· 11
六、良性气道狭窄病情告知内容 ··············· 12
七、复发性多软骨炎病情告知内容 ··············· 13
八、原发性呼吸道淀粉样变性病情告知内容 ··············· 13
九、气管支气管软化症病情告知内容 ··············· 14
十、气管支气管结石及异物病情告知内容 ··············· 15
十一、肺泡蛋白沉积症病情告知内容 ··············· 16
十二、继发性消化道-气道瘘病情告知内容 ··············· 17
十三、支气管胸膜瘘/肺泡胸膜瘘病情告知内容 ··············· 18
十四、胸腔积液病情告知内容 ··············· 19
十五、恶性胸膜疾病病情告知内容 ··············· 20
十六、肺部感染性病变病情告知内容 ··············· 21
十七、放射性肺炎/免疫性肺炎病情告知内容 ··············· 22
十八、支气管扩张症病情告知内容 ··············· 22
十九、慢性阻塞性肺疾病病情告知内容 ··············· 23
二十、支气管哮喘病情告知内容 ··············· 25
二十一、气胸/纵隔气肿病情告知内容 ··············· 25

二十二、肺栓塞病情告知内容 ··································· 26
二十三、肺动脉高压病情告知内容 ······························ 27

第2章 介入肺病学介入技术知情同意书范例 30

第一节 概述 30

第二节 呼吸内镜基础诊断技术知情同意书 31
一、电子支气管镜检查 ······································· 31
二、自发荧光支气管镜检查 ··································· 32
三、窄带成像支气管镜检查 ··································· 32
四、共聚焦支气管镜检查 ····································· 32
五、硬质支气管镜检查 ······································· 33
六、经支气管镜支气管肺泡灌洗 ······························ 33
七、全肺灌洗 ··· 34
八、经支气管镜刷检 ··· 35
九、经支气管镜黏膜活检术 ··································· 35
十、经支气管镜肺活检术 ····································· 36
十一、经支气管镜针吸活检术 ································· 36
十二、呼吸内镜基础诊断知情同意书模板范例 ··················· 37

第三节 呼吸内镜高级诊断技术知情同意书 41
一、支气管内超声引导下经支气管针吸活检/淋巴结活检/纵隔冷冻活检 ··· 41
二、电磁导航支气管镜 ······································· 42
三、机器人辅助支气管镜 ····································· 42
四、支气管内超声引导下（联合鞘管）经支气管肺活检 ············ 43
五、影像（X线检查、锥形线束CT）引导下经支气管肺活检 ········ 43
六、呼吸内镜高级诊断技术知情同意书范例 ····················· 44

第四节 呼吸内镜介入治疗技术与相关医疗风险及应对措施 46
一、球囊导管扩张术 ··· 46
二、支气管镜下药物注射 ····································· 47
三、二氧化碳冷冻 ··· 47
四、高频电切/电凝 ·· 48
五、氩等离子体凝固术 ······································· 49
六、经支气管镜激光治疗 ····································· 49
七、气管/支气管支架置入术 ·································· 49
八、气管/支气管支架取出术 ·································· 50
九、气管安全T管置入术 ····································· 51

十、气管安全 T 管取出术 ……………………………………………………… 52
　　十一、经支气管镜封堵器置入术（支气管胸膜瘘） ………………………… 53
　　十二、经支气管镜封堵剂置入术（支气管胸膜瘘/肺泡胸膜瘘） …………… 53
　　十三、支气管镜下气管/支气管异物取出术 ………………………………… 54
　　十四、光动力治疗 ……………………………………………………………… 54
　　十五、经皮气管切开及更换气管切开套管 …………………………………… 56
　　十六、经支气管镜单向活瓣肺减容术 ………………………………………… 57
　　十七、经支气管镜热蒸汽肺减容术 …………………………………………… 57
　　十八、内科胸腔镜检查及治疗技术 …………………………………………… 58
　　十九、呼吸内镜介入治疗技术知情同意书范例 ……………………………… 59
　第五节　经皮介入技术与相关医疗风险及应对措施 …………………………… 64
　　一、经皮穿刺肺活检术 ………………………………………………………… 64
　　二、影像引导下热消融（射频、微波）治疗肺部病变 ……………………… 64
　　三、影像引导下冷冻消融治疗肺部病变 ……………………………………… 65
　　四、影像引导下放射性粒子植入治疗 ………………………………………… 65
　　五、经皮介入技术知情同意书范例 …………………………………………… 66
　第六节　经血管介入技术与相关医疗风险及应对措施 ………………………… 68
　　一、支气管动脉造影/支气管动脉化疗栓塞术 ……………………………… 68
　　二、上腔静脉造影/上腔静脉成形术 ………………………………………… 68
　第七节　经消化道介入技术与相关医疗风险及应对措施 ……………………… 69

第 3 章　介入肺病学技术操作流程 ……………………………………………… 72
　第一节　经呼吸内镜介入技术操作流程 ………………………………………… 72
　　一、概述 ………………………………………………………………………… 72
　　二、常规呼吸内镜介入技术通用操作流程 …………………………………… 72
　第二节　呼吸内镜基础诊断技术操作流程 ……………………………………… 77
　　一、电子支气管镜 ……………………………………………………………… 77
　　二、自发荧光支气管镜 ………………………………………………………… 77
　　三、窄带成像支气管镜 ………………………………………………………… 77
　　四、共聚焦支气管镜 …………………………………………………………… 78
　　五、硬质支气管镜 ……………………………………………………………… 78
　　六、经支气管镜支气管肺泡灌洗 ……………………………………………… 78
　　七、全肺灌洗 …………………………………………………………………… 80
　　八、经支气管镜刷检 …………………………………………………………… 81
　　九、经支气管镜活检术 ………………………………………………………… 82

十、经支气管镜肺活检术 82
　　十一、经支气管镜针吸活检术 82
第三节　呼吸内镜高级诊断技术操作流程 83
　　一、超声引导下经支气管针吸活检 83
　　二、超声引导下淋巴结内活检钳活检、超声引导下经支气管纵隔冷冻活检 85
　　三、超声引导下经支气管纵隔冷冻活检 85
　　四、肺外周病变诊断技术 86
第四节　呼吸内镜介入治疗技术操作流程 91
　　一、概述 91
　　二、良性气管狭窄的介入治疗 91
　　三、恶性气管狭窄的治疗 108
　　四、气管/支气管支架全程管理 111
　　五、光动力治疗 114
　　六、气管/支气管镜内异物取出 115
　　七、支气管胸膜瘘/肺泡胸膜瘘 116
　　八、继发性消化道气道瘘 117
　　九、内科胸腔镜下诊断和治疗 120
　　十、经支气管镜单向活瓣置入肺减容术 121
　　十一、经支气管镜热蒸汽肺减容术 123
第五节　呼吸内镜技术常见并发症操作流程 124
　　一、大出血 124
　　二、低氧血症 126
　　三、喉头水肿与喉支气管痉挛 128
　　四、困难气道 128
　　五、药物过敏 129
　　六、误吸、感染 130
　　七、心血管并发症 132
　　八、气胸、纵隔气肿、空气栓塞 133
第六节　介入肺病学之经皮介入技术操作流程 135
　　一、概述 135
　　二、经皮穿刺肺活检术操作流程 135
　　三、影像引导下热消融（射频、微波）及冷冻消融（氩氦刀）治疗
　　　　肺部病变操作流程 137
　　四、影像引导下放射性粒子治疗肺部病变操作流程 138

第七节　经血管介入技术操作流程 ································· 141
　　　　一、概述 ··· 141
　　　　二、支气管动脉造影/化疗栓塞术 ···························· 141
　　　　三、上腔静脉造影/上腔静脉成形术（球囊扩张/支架置入） ···· 142
　　第八节　经消化道介入技术操作流程 ································· 144
　　　　一、概述 ··· 144
　　　　二、食管狭窄成形术（球囊扩张/支架置入） ············ 144

第4章　介入肺病学介入技术报告模板 ································· 148
　　第一节　支气管镜报告规范用语 ······································· 148
　　　　一、支气管镜检查基本术语 ··································· 149
　　　　二、支气管镜手术常用术语 ··································· 169
　　　　三、支气管镜常用内镜诊断 ··································· 171
　　　　四、支气管镜检查留图规范 ··································· 172
　　第二节　呼吸内镜介入技术 ·· 179
　　　　一、呼吸内镜基础诊断技术 ··································· 179
　　　　二、呼吸内镜高级诊断技术 ··································· 183
　　　　三、呼吸内镜介入治疗 ·· 190
　　　　四、内科胸腔镜诊断治疗 ······································· 218
　　第三节　经皮介入技术报告模板 ······································· 219
　　　　一、经皮穿刺肺活检术 ·· 219
　　　　二、影像引导下热消融治疗肺部病变（射频、微波） ····· 220
　　　　三、影像引导下冷冻消融治疗肺部病变 ·················· 222
　　　　四、影像引导下放射性粒子治疗肺部病变 ············... 222
　　第四节　经血管介入技术报告模板 ···································· 223
　　　　一、支气管动脉造影/支气管动脉化疗栓塞术 ········· 223
　　　　二、上腔静脉造影/上腔静脉成形术 ······················· 224
　　第五节　经消化道介入技术报告模板 ································· 224
　　　　一、食管狭窄成形术 ·· 224
　　　　二、食管球囊扩张 ··· 225

后记 ··· 229

第 1 章

介入肺病学病情告知书范例

第一节　病情告知书概述

一、病情告知书定义

病情告知书定义：病情告知书是一种法律文书，主要用于医务人员向患者及其家属说明病情、医疗措施、医疗风险、替代医疗方案等。病情告知书是医务人员履行告知义务的法律文书，被告知对象签字后，代表医务人员已经履行了文书内容的告知义务，其是重要的、必不可少的医学文书。

二、病情告知书内容

病情告知书通常包括以下内容：①目前诊断。患者当前的疾病诊断。②病情。疾病的具体情况和状况。③转归。疾病的发展趋势和可能的结果。④可能出现的不良结果。诊疗过程中可能出现的风险和不良后果。⑤诊疗方案。医师建议的治疗方案和预期效果。⑥大概住院天数及费用。预计的住院时间和治疗费用。

三、病情告知书相关法律规定

根据《中华人民共和国民法典》第一千二百一十九条，医务人员在诊疗活动中应当向患者说明病情和医疗措施。需要实施手术、特殊检查、特殊治疗的，医务人员应当及时向患者具体说明医疗风险、替代医疗方案等情况，并取得其明确同意。病情告知书签字后，不会产生任何法律后果，因为医务人员已经履行了告知义务。

根据中国现行法律法规，病情告知书的相关规定如下。

1. 知情同意权

(1) 患者知情权：患者有权了解自己的病情和诊疗信息。医疗机构及其医务人员有义务如实告知患者相关信息。

(2) 患者同意权：患者在进行医疗操作时，有权知悉自己的病情、拟实施的医疗措施、所需承担的医疗风险等，并有权决定是否进行医疗操作。

2. 告知义务

(1) 一般告知：医务人员应在患者入院后 72 小时内完成病情和诊疗措施的告知，并将其以书面形式记录在病历中。内容包括患者的主要病情、检查结果、诊断、已采取的医疗措施、进一步诊疗措施、医疗风险、药物的不良反应等。

（2）特殊告知：对于有一定损伤或危险性的检查和治疗（如组织活检、穿刺等），由术者向患者交代知情内容并签字。使用贵重药物、特殊药物或进行可能导致患者较大经济负担的检查前，需要由主管医生向患者说明，并由患者自愿选择后双方签字。

3. 告知对象

（1）无民事行为能力人：如未满8周岁的未成年人、已满8周岁但不能辨认自己行为的未成年人、已成年但被认定为没有行为能力的成年人，被告知对象为其法定监护人或意定监护人。

（2）限制民事行为能力人：8周岁以上、18周岁以下的未成年人，被告知对象为其法定监护人或意定监护人。

（3）完全民事行为能力人：被告知为患者本人。不宜告知患者本人的，应告知其近亲属。

（4）紧急情况：在不能取得患者或近亲属意见时，应告知医疗机构负责人或者授权的负责人。

4. 告知方式

（1）口头告知：适用于病情不复杂、医疗风险小的情况。

（2）书面告知：主要用于手术、麻醉、输血、有创检查、治疗等，并由患者或授权委托人签字。

（3）公共场所的统一告知：将共性的告知事项在医院显要位置或以宣传单的形式告知。

5. 告知程序

（1）签字确认：告知内容应由患者或近亲属签字确认，以确保知情同意权的落实。

（2）无法签字的情况：患者因病情危急无法签字时，可由医疗机构负责人或授权的负责人签字。

6. 法律责任　如果医务人员未尽到告知义务而造成患者损害的，医疗机构应当承担赔偿责任。

在紧急情况下，如果因抢救生命垂危患者等紧急情况不能取得患者或其近亲属意见，且经医疗机构负责人或授权的负责人批准后立即实施相应医疗措施，医疗机构及其医务人员不承担赔偿责任。

7. 相关法律法规

（1）《中华人民共和国民法典》：涉及患者知情同意权的条款包括第一千二百二十条和第一千二百二十四条。

（2）《中华人民共和国医师法》：第二十五条规定医师在诊疗活动中应当向患者说明病情、医疗措施和其他需要告知的事项。需要实施手术、特殊检查、特殊治疗的，医生应当及时向患者具体说明医疗风险、替代医疗方案等情况，并取得其明确同意；不能或者不宜向患者说明的，应当向患者的近亲属说明，并取得其明确同意。

(3)《医疗机构管理条例》：第三十二条与《中华人民共和国医师法》第二十五条规定大致相同，并指出因抢救生命垂危患者等紧急情况，不能取得患者或者其近亲属意见的，经医疗机构负责人或者授权的负责人批准，可以立即实施相应的医疗措施。

(4)《最高人民法院关于审理医疗损害责任纠纷案件适用法律若干问题的解释》：第十八条规定了因抢救生命垂危患者等紧急情况且不能取得患者近亲属意见时的处理方式。

这些规定确保了患者在接受医疗服务时能够充分了解自己的病情和相关风险，并保障了患者的合法权益。

四、病情告知书签署流程及注意事项

在制订和签署病情告知书时，需要注意以下几个关键方面。

1. 病情告知的对象

(1) 患者本人：当患者具有完全民事行为能力时，被告知对象首先是患者本人。

(2) 患者的监护人：包括法定监护人和意定监护人。法定监护人包括无民事行为能力人和限制民事行为能力人的父母、配偶、子女等。意定监护人是根据患者与近亲属或其他个人或组织的协商确定的。

(3) 委托代理人：通常为患者的近亲属，如配偶、父母、子女等。

2. 病情告知的内容

(1) 患者病情、医疗措施、医疗风险、替代方案等情况：详细告知患者病情、将要进行的医疗措施、可能的风险及替代方案。

(2) 病理性废物处置方式：告知患者手术及其他诊疗过程中产生的病理性废物的处置方式。

(3) 死亡患者尸体解剖的告知：告知患者尸体解剖的目的和程序，并获取近亲属的同意。

(4) 知情"不同意"的处理：记录患者或近亲属不配合诊疗的情况，并要求签署拒绝检查/治疗告知书。

3. 病情告知书的书写要求

(1) 签字时间：为急危重症患者进行诊疗前，医方和患方的签字时间必须精确到分钟。

(2) 患者书面同意：需要取得患者书面同意的医疗活动应由患者本人签署，并表明同意或不同意的意见。

(3) 授权委托书：未成年人和成人中无民事行为能力人由家属或关系人代替患者行使知情同意权时，需要签署"授权委托书"。

(4) 紧急情况下的告知义务免除：在特殊情况下，如未成年人和"三无"人员，可免除告知义务。

(5) 详细记录：若患者对检查、治疗有疑虑或拒绝接受，应在病程记录中详细记录并解释。

4. 告知的时机和方式

(1) 选择合适的时机：告知患者病情时，最好在患者主动提出时，选择合适的机会。

（2）尊重患者意愿：充分尊重患者本人的意愿，结合患者性格特点选择是否告知实情。

（3）医护一致性：保证患者知情权的医护一致性，医生、护士提供给患者的信息需要保持一致。

（4）分段循序渐进：根据患者的接受能力、心理状态，采取分段循序渐进的方法进行告知。

5. 家属不同意病情告知的情况处理

（1）家属担忧：家属可能担心患者知情后情绪和生存意志受到影响，或认为病情已经加重，无须告知。

（2）尊重家属意愿：在告知病情的过程中，应遵循患者及其家属的意愿，不能操之过急或强迫面对。

6. 患者可能的反应

（1）适应性反应：患者可能从最初的消极应对转变为接受和配合治疗。

（2）无效性反应：初期患者可能出现焦虑、抑郁等消极情绪。

7. 医护人员在病情告知中的注意事项

（1）告知时间：选择合适的时机进行告知。

（2）尊重患者意愿：结合患者性格和状态选择是否告知实情。

（3）知情权与医疗保护：在尊重患者知情权的同时，也要考虑医疗保护的需要。

通过遵循这些注意事项，可以确保病情告知过程合法、适当和有效，保护患者的权益，同时促进患者心理适应和提升治疗效果。

五、病情告知书与知情同意书的区别

1. **病情告知书**　主要侧重于病情和医疗措施的告知，常不涉及需要立即确认治疗方案的选择。

2. **知情同意书**　除了病情和医疗措施外，还包括诊疗方案的选择，并征得患者或其家属的同意。知情同意书在患者签字后，具备完善的法律意义上的双方意愿的表现。

第二节　病情告知书范例

笔者根据介入肺病学常见疾病与治疗需求，设定了以下病情告知书范例供大家参考。为方便读者，仅第1例（咯血）范例展示2种临床常用格式，其余范例仅展示病情告知核心内容。

第1章 介入肺病学病情告知书范例

一、咯血病情告知书

入院病情告知书（条款版）

医院：　　　　　　　　　　科室：

一、患者信息

姓名：　　　　年龄：　　　　性别：　　　　住院号：

入院病情：

入院诊断：

二、病情告知内容

（一）目前病情，存在的医疗风险，患者及其家属注意事项

1. 患者目前出现咯血，请知晓患者随时可出现大咯血窒息，即使少量的血液，也可在数十秒或者数分钟内导致气道阻塞，引起呼吸困难甚至窒息，可导致对缺氧敏感的器官如大脑（10分钟）、心脏等供氧不足，严重者可出现缺血缺氧性脑病，严重可导致植物状态、恶性心律失常，诱发或加重冠状动脉粥样硬化性心脏病如心肌梗死、心源性猝死等。咯血可引起失血性休克、弥散性血管内凝血危及生命。该病治疗很棘手，疾病较严重，容易突发大咯血危及生命，大咯血随时随地可能发生，即使在医院，抢救成功的概率也极低。

2. 肺源性咯血首先要与消化道出血及鼻部、口咽部疾病引起的出血相鉴别。

3. 如果确定为咯血，其主要病因包括：①气道疾病，如慢性气管炎、支气管扩张、气管支气管结核、支气管结石、原发性支气管癌、良性支气管肿瘤、气管异物、支气管囊肿及外伤；②肺源性疾病，如肺炎、肺结核、肺脓肿、肺真菌病、肺癌及恶性肿瘤肺转移、肺寄生虫病、肺囊肿、肺梅毒、肺含铁血黄素沉积症、肺泡蛋白沉积症等；③心肺血管疾病，如心脏瓣膜病、肺梗死、肺栓塞、肺动脉高压、单侧肺动脉发育不全、肺动静脉瘘、肺隔离症、支气管动脉和支气管瘘、先天性心脏病、心力衰竭；④结缔组织病和血管炎；⑤血液病，如白血病、血小板减少性紫癜、血友病、弥散性血管内凝血等；⑥全身疾病；⑦药物和毒物相关性咯血，如抗凝药、抗甲状腺药物、非甾体抗炎药相关性咯血；⑧其他有创操作，如经皮肺活检，介入治疗，应用抑制血管内皮生长因子治疗肿瘤时。

（二）目前可选择的治疗方案

1. **内科保守治疗**　包括心电监护、体位引流、维持气道通畅、吸氧、反复吸引避免气道阻塞，必要时行气管插管；扩容补液、输注血液制品（如悬浮红细胞、血小板、血浆等）；应用药物对症止血；营养支持、抗感染、对症处理等。药物治疗为无创治疗，但可能对大咯血效果不佳甚至无效。

2. **血管介入治疗**　如支气管动脉栓塞术，其为微创手术，血管造影可明确是否存在支气管动脉出血或动静脉畸形，必要时可同时采用植入弹簧圈、栓塞微球等方法止血。缺点为其对肺动脉出血的疾病如假性动脉瘤、肺脓肿、肺动脉畸形和动脉破裂等及血管畸形（如Dieulafoy病）效果不佳，且存在栓塞治疗后咯血加重的风险。

3. **经支气管镜治疗**　可通过支气管镜/硬质支气管镜明确出血的部位和量，及时吸引，清除气道内积血。可直视下局部应用药物进行止血治疗，应用可吸收的填塞物（如明胶海绵）、止血纱布、几丁糖结合气管支架（可取出）填塞和封堵止血；采用氩等离子体凝固术、激光等热治疗方式止血；通过止血球囊或气管插管的气囊隔离出血区域。但如果出血量极大，视物模糊，也可能无法治疗。患者术中仍存在窒息等危及生命的风险。

  4.外科手术 需要根据外科会诊意见进行，手术操作创伤大，手术风险系数较高。

          医生签名：   签名日期   年   月   日

  三、患者及其家属意见及签字确认

  经过医生告知，我已充分了解病情及上述内容，知晓大咯血即使在医院抢救成功的概率也极低，选择行_____治疗。

          患者签名：   签名日期   年   月   日

（若有委托，请另签授权委托书）

  委托代理人、亲属签名：   与患者的关系：

                  签名日期   年   月   日

咯血病情告知书（表格版）

入院病情告知书

姓名		性别		年龄		科室	肿瘤内科	病案号	

目前主要病情：

目前诊断：

目前病情、存在的医疗风险、患者及其家属注意事项：
患者目前出现咯血，请知晓患者随时可出现大咯血窒息，即使少量的血液，也可在数十秒或者数分钟内导致气道阻塞，引起呼吸困难甚至窒息，可导致对缺氧敏感的器官如大脑（10分钟）、心脏等供氧不足，严重者可出现缺血缺氧性脑病，严重可导致植物状态、恶性心律失常，诱发或加重冠状动脉粥样硬化性心脏病如心肌梗死、心源性猝死等。咯血可引起失血性休克、弥散性血管内凝血危及生命。该病治疗很棘手，疾病较严重，容易突发大咯血危及生命，大咯血随时随地可能发生，即使在医院，抢救成功的概率也极低。

咯血首先要与消化道出血和鼻部、口咽部疾病引起的出血相鉴别。

如果确定为咯血，其主要病因包括：①气道疾病，如慢性气管炎、支气管扩张、气管支气管结核、支气管结石、原发性支气管癌、良性支气管肿瘤、气管异物、支气管囊肿及外伤；②肺源性疾病，如肺炎、肺结核、肺脓肿、肺真菌病、肺癌及恶性肿瘤肺转移、肺寄生虫病、肺囊肿、肺梅毒、肺含铁血黄素沉积症、肺泡蛋白沉积症等；③心肺血管疾病，如心脏瓣膜病、肺梗死、肺栓塞、肺动脉高压、单侧肺动脉发育不全、肺动静脉瘘、肺隔离症、支气管动脉和支气管瘘、先天性心脏病、心力衰竭；④结缔组织病和血管炎；⑤血液病，如白血病、血小板减少性紫癜、血友病、弥散性血管内凝血等；⑥全身疾病；⑦药物和毒物相关性咯血，如抗凝药、抗甲状腺药物、非甾体抗炎药相关性咯血；⑧其他有创操作，如经皮肺活检，介入治疗，应用抑制血管内皮生长因子治疗肿瘤时。

咯血目前可选择的治疗方案：

1. 内科保守治疗 包括心电监护、体位引流、维持气道通畅、吸氧、反复吸引避免气道阻塞，必要时行气管插管；扩容补液、输注血液制品（如悬浮红细胞、血小板、血浆等）；应用药物对症止血；营养支持、抗感染、对症处理等。药物治疗为无创治疗，但可能对大咯血无效。

续表

2. 血管介入治疗 如支气管动脉栓塞术为微创手术，血管造影可明确是否存在支气管动脉出血或动静脉畸形，必要时可同时采用植入弹簧圈、栓塞微球等方法止血。缺点为其对肺动脉出血的疾病如假性动脉瘤、肺脓肿、肺动脉畸形和动脉破裂等及血管畸形（如 Dieulafoy 病）效果不佳，且存在栓塞治疗后咯血加重的风险。 3. 经支气管镜治疗 可通过支气管镜/硬质支气管镜明确出血的部位和量，及时吸引，清除气道内积血。可直视下局部应用药物进行止血治疗，应用可吸收的填塞物（如明胶海绵）、止血纱布、几丁糖结合气管支架（可取出）填塞和封堵止血；采用氩等离子体凝固术、激光等热治疗方式止血；通过止血球囊或气管插管的气囊隔离出血区域。但是如果出血量极大，视物模糊，也可能无法治疗。患者术中仍存在窒息等危及生命的风险。 4. 外科手术 需要根据外科会诊意见进行，手术操作创伤大，手术风险系数较高。 医生签名：　　　　　　签名日期　　　年　　月　　日
患者或代理人签名 经过医生告知，我已充分了解病情及上述内容，知晓大咯血即使在医院抢救成功的概率也极低，选择行_____治疗。 　　　　　　患者签名：　　　　　签名日期　　　年　　月　　日　时　分 （若有委托，请另签授权委托书） 　委托代理人、亲属签名：　　　　　与患者的关系： 　　　　　　　　　　　　　　　　　　签名日期　　　年　　月　　日　时　分

二、肺大疱病情告知内容

（一）目前病情、存在的医疗风险、患者及其家属注意事项

1. 患者确诊为肺大疱，因疾病特点存在以下风险：气胸、血胸、肺部感染、呼吸困难等；甚至出现顽固性气胸、张力性气胸；严重可导致窒息，继发呼吸衰竭、感染性休克、失血性休克、弥散性血管内凝血、心源性猝死等，严重者甚至危及生命。

2. 该病病情轻重不一，且可能逐渐加重，除与治疗方案相关外，患者病情特点及自身体质等因素也严重制约治疗效果，客观上治疗难度大、疗程长、易反复，因常涉及个体化治疗，可能用到各种自费物品，存在治疗费用高昂的情况及最终治疗效果不佳的风险。

（二）目前可以选择的治疗方案

1. 内科保守治疗 包括营养支持、抗感染、反复吸痰、引流等对症处理，治疗本身风险低，但存在针对性不强的情况，从而导致治疗效果不佳，虽积极进行药物治疗，但可能出现病情好转不明显的情况。

2. 外科治疗 如外科肺大疱切除术，上述手术操作创伤大，手术风险系数较高，手术风险较大，加之多数患者存在营养不良、感染严重等不利因素，可导致手术效果不佳，术后可能出现支气管胸膜瘘、气胸、血胸、脓胸、大出血及其他并发症及严重不良反应，甚至危及生命。如倾向外科治疗，可请胸外科等专业科室会诊评估，转科后进行相关治疗。尽管肺大疱切除术后早期病死率较低，但并非没有手术风险，术后仍有许多并发症，如肺

功能不佳、心律失常，以及手术效果不佳等。

3. 介入治疗　包括电子支气管镜及胸腔镜介导下的相应治疗，包括但不限于：

（1）支气管内活瓣（EBV）在肺大疱中的应用：旨在通过置入单向活瓣使异质性肺气肿患者获得肺减容。治疗肺大疱时通过单向活瓣允许巨大肺大疱患者在呼气时从肺段远端将空气和分泌物排出，同时在吸气时阻止空气进入，导致气流重新分布，远离被阻塞的肺段，从而缓解症状。但其存在疗程长的情况，因患者病情及个体因素需要选择合适活瓣，因需要封堵气体及分泌物，可能需要多次治疗反复调节；EBV置入后可能出现支气管未能完全封堵及封堵器破损、断裂和继发感染、排痰困难、肉芽增生导致管腔狭窄，EBV脱落至气管内致气道梗阻甚至窒息。以上情况均可能导致疗程延长，病情反复，个性化治疗需自费定制耗材等产生高额治疗费用等问题；同时全身麻醉下内镜介入治疗也存在相应麻醉风险及心脑血管意外、大出血等风险。

（2）气管镜下自体血注射封堵：是基于血液潜在的生物黏附特性，血凝块可通过阻塞和形成瘢痕导致肺大疱塌陷的一种治疗方法。部分患者效果良好，但患者因病情及体质差异可能出现对注射药物不敏感，从而可能发生肺炎伴发热、低氧血症和心动过速等，甚至气胸和支气管胸膜瘘风险增加，目前技术水平无法准确预测治疗效果，患者及其家属应知悉上述风险。

（3）胸腔镜下治疗：采用内科胸腔镜下氩等离子体凝固术治疗胸膜下肺大疱时，通过热效应使肺大疱组织干燥、挛缩、失活，诱导瘢痕形成。但治疗过程中存在出血、支气管胸膜瘘等风险；该项治疗可能会因肋间隙过窄导致戳卡（胸腔镜进镜通路）无法置入等因素而无法实施。

（4）经皮穿刺技术应用：该方法主要是在CT引导下确定肺大疱的位置，穿刺针经皮插入目标肺大疱，并通过导管注入密封胶或生物胶，促进肺大疱萎缩。但患者存在出血、支气管胸膜瘘、气胸、血胸、脓胸等风险，而且该治疗方案存在周期长、后续费用较高及疗效难以准确预测等。

（5）其他技术：如支气管镜下植入硅胶塞等，但该方法同样存在EBV置入后相关风险。

三、肺占位性病变病情告知内容

（一）目前病情、存在的医疗风险、患者及其家属注意事项

由于患者肺部占位性病变的性质不明，首先需要对占位性病变的性质进行诊断，明确诊断后再行针对性治疗。根据患者病情分析，该占位性病变特征不明显，肺癌、结节病、淋巴瘤、肺结核、肺部感染性疾病均有可能，且不除外其他疾病诊断。

（二）目前可以选择的检查方案

1. 电子支气管镜（含硬质支气管镜）检查　在局部麻醉或全身麻醉下进行电子支气管镜检查，通过镜检对病变区域进行评估、诊断，并通过活检钳钳取、冷冻肺活检、超声内镜下活检或导航下隧道活检取得组织标本进行病理检查。该过程中可能存在的风险：气胸、胸膜粘连、纵隔气肿、空气栓塞、出血、大咯血、心脑血管意外、感染、发热、肿瘤播散、

麻醉过敏、周围器官损伤等。

部分病变活检后，可能出现大出血。必要时需要气管插管后入重症监护室。如出现小概率的大出血事件，则抢救成功率低。

2. **经皮穿刺肺活检术**　在CT引导下应用同轴活检针经皮穿刺至肺内，取组织标本进行病理检查。因病变性质（存在液化坏死）、大小（如直径＜2cm，则阳性率明显降低）及部位，有无法取到足够组织材料、无法明确病理的可能。经皮穿刺为有创伤的检查手段，患者有发生气胸、出血、栓塞、针道种植及感染的风险。

3. **手术切除后送病理检查**　可请外科会诊明确手术指征。

注意除上述不同操作导致的相应风险外，也因肿瘤患者血液处于高凝状态，存在血栓形成引起栓塞事件如肺栓塞、突发脑梗死、心肌梗死及其他不可预知意外的可能。

4. **基因检测**　通过对组织标本（含组织及血液标本）进行基因检测判定组织来源、性质及基因突变位点等，明确诊断及指导治疗。如怀疑感染性病变，也可以通过基因检测鉴定病原菌。

5. **正电子发射计算机体层显像（PET/CT）检查**　可通过该检查判定占位性质，以及有无其他部位病变。

6. **病理结果判定**　组织病理检查结果常被作为肿瘤相关性疾病诊断金标准，但应知晓局部组织标本送检可能因取得标本部位恰好为非病变组织等原因出现假阴性结果，如病理结果与临床诊断存在明显差异，可通过多次活检取得不同部位标本，以及采用多种检查方法结合的方式增加诊断准确性。

四、胸部恶性肿瘤病情告知内容

（一）目前病情、存在的医疗风险、患者及其家属注意事项

胸部恶性肿瘤是发生于胸部的所有恶性肿瘤的统称。可能存在的风险：①侵袭与转移风险。胸部恶性肿瘤具有侵袭性，会侵犯周围组织和器官，如肺癌可侵犯胸膜、胸壁、纵隔等结构，食管癌可穿透食管壁，侵犯邻近的气管、血管等。同时，肿瘤细胞还容易通过淋巴道和血行途径发生转移，常见的转移部位包括肺门及纵隔淋巴结、肝、骨骼、脑等。一旦发生远处转移，病情通常会迅速恶化，治疗难度也显著增加。②器官功能损害风险。肿瘤生长会压迫、阻塞或破坏正常组织和器官，影响其功能。例如，肺癌可导致肺部通气和换气功能障碍，引起呼吸困难、气短等症状。食管癌会造成食管狭窄，影响食物通过，导致吞咽困难，进而影响患者的营养摄入，出现消瘦、乏力等恶病质表现。胸腺瘤可能压迫周围的血管、神经，引发相应的症状。③胸部恶性肿瘤患者常因疾病本身或治疗等因素出现各种并发症。例如，肺部感染，由于肿瘤阻塞气道，从而使痰液排出不畅，容易滋生细菌引发感染；呼吸衰竭，在疾病晚期，肺功能受损，可出现呼吸衰竭。此外，患者还可能存在心包积液、上腔静脉综合征等并发症，严重影响患者的生活质量和生存期。

（二）目前可以选择的治疗方案

1. 治疗前需要明确病变具体病理学类型，可以通过气管镜、经皮穿刺、胃镜、纵隔镜、

手术等明确，但可能存在麻醉药物过敏、气胸、纵隔气肿、出血、心脑血管意外等风险。

2. 病理明确后需要进一步行全身评估，基于肿瘤的症状、体征和检查结果确定肿瘤的分布范围，进行分期，通常用于初步评估肿瘤的严重程度，并指导治疗决策，一般可分为早期、中期和晚期。早期肿瘤患者的预后通常较好，5 年生存率较高，而晚期肿瘤由于肿瘤已广泛转移，治疗方案受限，预后较差，5 年生存率明显降低。

3. 全身治疗方案

（1）化疗：通过化学治疗达成杀伤肿瘤细胞，控制病情。但在杀伤肿瘤细胞的同时，也会存在不良反应：损害正常细胞，从而引起一系列不良反应，如恶心、呕吐、多发口腔溃疡、骨髓抑制、肝肾功能损伤、心脏损伤、眼病、眼底出血、毛发脱落、乏力、疲劳、周围神经炎或周围神经病变、过敏反应、内分泌紊乱、药物渗漏引起的局部组织坏死及其他无法事先预知的医疗风险和罕见的并发症。

（2）靶向治疗：肿瘤靶向治疗的原理是基于癌细胞与正常细胞在分子水平上的差异，通过特异性识别并攻击肿瘤细胞特有的基因突变或蛋白质靶点（如 EGFR、HER2、VEGFR 等），从而精准抑制癌细胞的生长、增殖或存活，同时减少对正常细胞的损伤。治疗前需通过基因检测（如组织/液体活检）确认靶点存在，避免无效治疗，同时，靶向药物治疗仍可能出现一些不良反应，如皮疹、腹泻、肝肾功能损害、高血压等，部分患者还可能出现耐药现象，导致治疗效果不佳。

（3）免疫治疗：恶性肿瘤免疫治疗的原理是利用并增强患者自身免疫系统识别和杀伤肿瘤细胞的能力，通过解除肿瘤的免疫逃逸机制或主动强化免疫反应来对抗癌症。其优势是特异性强，通过靶向肿瘤细胞，减少对正常组织的损伤，以及部分患者可产生长期免疫记忆，降低复发风险，具有持久性。而局限性是适用性依赖生物标志物（如 PD-L1 表达、肿瘤突变负荷），需基因检测筛选患者。风险是治疗中也可能引发免疫相关的炎症反应，如免疫性肺炎、免疫性肝炎、心肌毒性、内分泌紊乱等。

4. 局部治疗方案

（1）手术治疗：通过手术切除病变组织，达到根治或者控制病情的效果。多数术前需要进行麻醉，存在对麻醉药物过敏，出现皮疹、瘙痒、呼吸困难等过敏反应，严重的可能危及生命。胸部手术属于较大的创伤性手术，可能会对胸腔内的器官、血管、神经等造成损伤，引发气胸、血胸、胸腔积液等。手术风险还包括大出血、伤口感染、肺部感染、心律失常、呼吸衰竭等，一旦发生可影响患者的康复，甚至可能导致病情加重。

（2）放射治疗：恶性肿瘤放射治疗（简称放疗）是利用高能射线（如 X 射线、γ 射线、质子束等）破坏肿瘤细胞 DNA，抑制其增殖并诱导死亡的局部治疗方法。根据治疗分类与目的可分为根治性放疗、辅助性放疗、姑息性放疗。放疗在综合治疗中至关重要，尤其为无法手术或需保留器官功能的患者提供有效选择。在杀死肿瘤细胞的同时，也会对周围正常组织产生一定的损伤，如照射胸部可能导致放射性肺炎、放射性食管炎，引起咳嗽、咳痰、胸痛、吞咽困难等症状，严重影响患者的生活质量。患者还可能出现乏力、恶心、呕吐、食欲缺乏、骨髓抑制等全身不良反应。

5. 介入治疗：①经支气管动脉灌注化疗栓塞术，支气管动脉是肺癌主要的供血来源，通过将导管插入支气管动脉灌注化疗药物，可提高局部药物浓度，增强对肿瘤细胞的杀伤作用，同时减少对正常组织的损伤及肿瘤耐药性形成。在此基础上，还可注入栓塞剂，阻断肿瘤的供血动脉，使肿瘤因缺血而坏死。②经皮穿刺消融治疗，包括射频消融、微波消融、冷冻消融等。在影像设备的引导下，将消融针经皮穿刺至肿瘤部位，通过射频电流产生的热能、微波的热效应或减害冷冻的方式，使肿瘤组织发生凝固性坏死，达到治疗目的。③放射性粒子植入，在 CT 或超声影像引导下，将放射性粒子直接植入肿瘤内部，粒子持续释放低剂量的 γ 射线，直接作用于肿瘤细胞的 DNA，破坏肿瘤细胞的遗传物质，使其失去增殖能力，从而达到治疗肿瘤的目的。④经支气管镜介入治疗，包括氩等离子体凝固术、冷冻治疗、激光治疗、光动力治疗、电灼疗法、球囊扩张术、支架置入术、药物注射等。

五、恶性气道狭窄病情告知内容

（一）目前病情、存在的医疗风险、患者及其家属注意事项

1. 气道狭窄，继发性气道肿瘤引起的可能性较大，考虑肿瘤晚期，一般预后不佳，目前病变侵及气管和（或）支气管，存在以下后果及风险：①气道阻塞导致通气功能障碍，引起呼吸困难及呼吸衰竭，导致窒息，容易继发严重的肺部感染及肺不张。②出血，肿瘤血供较丰富，容易发生大量出血，可能导致失血性休克及窒息而引起死亡，少量出血也可能导致气道阻塞加重，有可能危及生命。③肿瘤晚期需要注意新发转移灶出现的可能。需要警惕肿瘤转移至重要器官如头部等引起意外，肿瘤消耗导致营养不良等情况。④肿瘤高凝状态，可引起肺栓塞、脑梗死、心肌梗死等栓塞事件。⑤如果肿物压迫或侵犯上腔静脉、头臂干等血管，可出现头部、双上肢静脉回流障碍，严重时可出现脑水肿、脑疝等引起死亡。并可能出现血管突发破裂致大出血，严重时可危及生命。

2. 患者因存在病情差异尤其病理分型及体质差异，对不同治疗存在特异的敏感性，可能出现不同疗效及不同概率及程度的并发症与不良反应。除上述风险外，也存在其他不可预知的风险、意外，即使积极治疗、抢救，仍可能效果不佳，严重者可能出现不可逆的器官损伤甚至危及生命。

上述风险存在主要受限于当前医疗水平，目前并无有效方法完全规避，患者及其家属治疗前应对此知悉并认可。

（二）目前可以选择的治疗方案

1. **内科姑息治疗** 包括氧气吸入、营养支持及应用抗生素、平喘药和中药等治疗。但其对肿瘤本身无控制作用。

2. **化疗、免疫治疗及靶向治疗** 根据肿瘤相关指南选择化疗药物，患者可出现化疗、免疫治疗、靶向治疗相关并发症。

3. **放疗** 根据肿瘤相关指南可以选择放疗，患者可能出现并发症，如骨髓抑制、放射性肺炎、放射性食管炎等。

4. **外科手术** 需要根据肿瘤 TNM 分期等判断是否可以手术治疗，如有手术机会，应

请外科会诊，必要时转外科治疗。相应手术方案及相关风险请外科进行评估。

5. 支气管镜下介入治疗　①即刻效应治疗，包括气道内肿瘤削瘤术，包括热消融及冷消融肿瘤削瘤术，此治疗是姑息治疗，以改善患者通气为目的，非根治性治疗，如病变主要为气道管腔内病变，治疗后可能会出现通气改善，但每项操作技术可能引起相应的并发症，详见知情同意书。②支架置入治疗，如病变以气管腔外为主，可考虑行气管内支架置入治疗，支撑管腔改善通气。术中可能出现咳嗽、排痰困难，术后可能出现支架移位、支架两端再狭窄、支架断裂、出血、气道破裂等，详见知情同意书。③延迟效应治疗，目前有光动力治疗、化疗药物注射等，对局部肿瘤有控制作用。④并发症，食管气管瘘、黏膜水肿，引起管腔狭窄加重，导致呼吸困难，肿瘤坏死吸收，瘢痕形成，导致管腔再狭窄。存在问题：气管管腔狭窄，照射范围可能不够全面，影响效果，有肿瘤残存。气管管腔因治疗后坏死物形成而阻塞，可能需要反复多次行支气管镜下治疗。另光动力治疗费用均为自费，费用高昂。

局部治疗首选电子支气管镜/硬质镜检查及镜下治疗，针对气管内肿瘤进行消融（通过圈套、冷冻、氩等离子体凝固术、激光等方式），必要时可能需要行气管支架置入，术中可能出现以下风险：心脑血管意外，如严重心律失常、心搏骤停、急性心肌梗死、急性脑血管病；大出血、低氧血症、喉痉挛、喉头水肿、支气管痉挛和窒息，需要行气管插管、气管切开；纵隔气肿、气胸、空气栓塞、肺部感染、气管内着火、气管穿孔；其他，如声带缺失，可导致发音障碍、进食呛咳等。以上操作均存在较高风险，包括出血、呼吸衰竭等，以及由病情严重复杂导致治疗不成功，肺功能差、麻醉恢复不佳需要呼吸机支持，需要转入重症监护室，甚至危及生命。如治疗成功，可有效改善患者症状，但各项治疗均存在时效，且难以准确评估，均不能达到根治效果，远期预后不佳。治疗伴随较高的治疗费用，部分项目需要自费，且无医保项目替代。

六、良性气道狭窄病情告知内容

（一）目前病情、存在的医疗风险、患者及其家属注意事项

1. 气道狭窄诊断明确，目前考虑良性气道狭窄。

2. 良性气道狭窄多因患者敏感体质而发病，也因其体质特性容易出现反复肉芽组织增生及瘢痕组织形成，治疗难度增加并可能因治疗刺激而加重，目前仍为现代医学中难以解决的问题，导致治疗效果的差异化及部分患者治疗效果不佳。

（二）目前可以选择的治疗方案

1. 内科保守治疗　通过氧疗（高流量吸氧等）及药物治疗可部分缓解症状，但因无法根治气道狭窄、梗阻，仍存在易发生低氧血症、呼吸衰竭甚至痰堵窒息等风险，严重者可危及生命。

2. 外科手术治疗　通过外科手术方式治疗气道狭窄，治疗包括但不限于局部松解术、狭窄段气管切除术及人工气管植入术等，需要请胸外科等相关科室会诊，如存在治疗可能，可转至相应科室做进一步治疗。部分患者治疗效果好，甚至可达根治效果，但外科治疗多

存在创伤大、难度大及风险高的问题，也有手术相关并发症发生风险。有些患者可能不具备手术适应证，可请外科会诊明确。

3. **气管切开术**　狭窄位置较高的患者可行气管切开术，置入气管套管或T形管，通过导管跨越狭窄段改善气道狭窄问题，该方案存在需要长期置管、套管/T管拔除困难及继发肉芽组织增生、瘢痕狭窄导致狭窄范围扩大及需行其他手术等风险。一般需要耳鼻喉科会诊明确手术适应证后在手术室进行，或转至相应科室。

4. **介入治疗**　包括但不限于通过电子支气管镜、硬质支气管镜对病变段气管进行检查、评估及治疗，可在局部麻醉或全身麻醉下进行，根据镜检结果选择气管切开、球囊扩张、瘢痕松解消融、支架置入（包括放置T管）、药物注射、二氧化碳冷冻、低温等离子射频消融、自体富血小板血浆注射术、自体血管间质细胞注射术等多种治疗合理组合，以及气管支架、T形管置入治疗。

上述治疗一般可在短期内取得较明显疗效，迅速缓解气道梗阻，但患者因体质问题局部肉芽组织及瘢痕组织反复再生，目前该病仍是国内、国际治疗难题，对良性气道狭窄目前没有相关指南，受临床医学技术所限，目前难以对远期治疗效果及疗程进行准确预测。

七、复发性多软骨炎病情告知内容

（一）目前病情、存在的医疗风险、患者及其家属注意事项

复发性多软骨炎是一种罕见的自身免疫性疾病，主要累及全身的软骨组织，包括耳、鼻、咽喉、气管和支气管、关节等部位。此疾病的特点是反复发作和缓解，病情进展较为缓慢，但也可能在某些情况下迅速恶化。目前复发性多软骨炎的病因尚不明确，其可能与遗传、免疫异常、感染等因素有关。

（二）目前可以选择的治疗方案

1. **药物治疗**　①糖皮质激素，是治疗复发性多软骨炎的主要药物，可以减轻炎症反应，缓解症状；②免疫抑制剂，如环磷酰胺、甲氨蝶呤等，可用于病情较重或对糖皮质激素不敏感的患者；③生物制剂，对于难治性复发性多软骨炎，生物制剂如肿瘤坏死因子拮抗剂等可能有一定的疗效。

2. **对症治疗**　对于呼吸困难的患者，可能需要吸氧，严重者可能需要气管插管、机械通气等治疗。对于关节疼痛的患者，可以应用非甾体抗炎药或采取物理治疗缓解症状。对于眼部病变患者，需要眼科医师进行专科治疗。

3. **手术治疗**　对于严重的气道狭窄，药物治疗效果不佳时，可考虑进行气管切开、气管成形或放置气管支架等手术治疗。手术风险较高，需要在充分评估患者病情和身体状况的基础上进行。

八、原发性呼吸道淀粉样变性病情告知内容

（一）目前病情、存在的医疗风险、患者及其家属注意事项

呼吸道淀粉样变性是一种罕见疾病，主要是由于淀粉样物质在呼吸道内沉积，导致呼

吸道结构和功能异常。这种疾病可以影响气管、支气管、肺等部位，引起咳嗽、呼吸困难、咯血、声音嘶哑等症状。

（二）目前可以选择的治疗方案

1. 内科姑息治疗　包括氧气吸入、营养支持及应用抗生素、平喘药和中药等治疗。

2. 药物治疗　目前尚无特效药物治疗呼吸道淀粉样变性。一些药物可能对部分患者有一定的疗效，如化疗药物、免疫调节剂等。但是，药物治疗的效果因人而异，且可能存在一定的副作用。

3. 手术治疗　对于局限性病变，手术切除可能是一种选择。但是，手术风险较高，且可能无法完全切除病变。

4. 介入治疗　支气管镜下介入治疗，如激光治疗、冷冻治疗、支气管内支架置入等，可以缓解呼吸道狭窄或阻塞的症状。但术后可能出现支架移位、支架两端再狭窄、支架断裂、出血、气道破裂等。经皮穿刺介入治疗：对于肺部病变，可以考虑经皮穿刺进行局部治疗，如射频消融、微波消融等。

总之，呼吸道淀粉样变性是一种罕见而复杂的疾病，介入治疗是一种有效的治疗手段，但也存在一定的风险。在选择治疗方案时，医师会根据患者的具体情况进行综合评估，制订个性化治疗方案。同时，患者及其家属也需要充分了解治疗的风险和获益，积极配合医师治疗。

九、气管支气管软化症病情告知内容

（一）目前病情、存在的医疗风险、患者及其家属注意事项

气管狭窄诊断明确，目前考虑气管支气管软化症所致气管狭窄。气管支气管软化症是由气管软骨结构异常或支撑力减弱导致气管在呼气或咳嗽时出现不同程度塌陷的一种疾病。这种疾病可能会影响患者的呼吸功能及引起咳嗽、呼吸困难等症状，严重时可能危及生命。

（二）目前可以选择的治疗方案

1. 内科保守治疗　通过氧疗（高流量吸氧等）及药物治疗可部分缓解症状，但因无法根治气道狭窄、梗阻，患者仍存在易发生低氧血症、呼吸衰竭甚至痰堵窒息等风险，严重时可危及生命。

2. 外科手术治疗　通过外科手术方式治疗气道狭窄，包括但不限于局部松解术、狭窄段气管切除术及气管成形术等，但外科治疗多存在创伤大、难度大及风险高的问题，也有手术相关并发症发生风险。

3. 气管切开术　狭窄位置较高的患者可行气管切开术，置入气管套管或 T 形管，通过导管跨越狭窄段改善气道狭窄问题，该方案存在需要长期置管、套管/T 管拔除困难及继发肉芽组织增生、瘢痕狭窄导致狭窄范围扩大及需行其他手术的风险。一般需要耳鼻喉科会诊明确手术适应证后在手术室进行，或转至相应科室。

4. 介入治疗

（1）气管内支架置入术：通过支气管镜将支架放置在气管内以支撑软化的气管壁保持

气道通畅，支架可以是金属支架或生物可降解支架。其操作相对简单，创伤小，能迅速缓解呼吸困难等症状，但可能出现支架移位、支架阻塞、感染等并发症，长期使用支架可能会导致气管黏膜损伤和肉芽组织增生。

（2）球囊扩张术：利用球囊导管对软化的气管进行扩张增加气管内径，从而改善通气，操作相对简便，可重复进行，用于轻度至中度气管软化症患者。但其可能引起气管黏膜撕裂出血等并发症，效果可能不持久，需要多次治疗。

（3）局部药物注射：向气管软化部位注射生物制剂或硬化剂促进气管软骨修复和再生，增强气管的支撑力。但治疗效果不稳定，可能需要多次注射，存在药物过敏、局部感染等风险。

除以上所述风险，也存在其他不可预知的风险。

十、气管支气管结石及异物病情告知内容

（一）目前病情、存在的医疗风险、患者及其家属注意事项

患者支气管结石诊断明确。气管结石常见的病因是肺结核、长期粉尘接触，相对少见的病因为真菌感染、寄生虫感染、组织胞浆菌病等。肺结核、粉尘易引起肺门及纵隔淋巴结钙化，在呼吸运动、吞咽动作、咳嗽气压的长期作用下，少数钙化灶逐渐侵蚀、穿透支气管壁，进入腔内，形成支气管结石。支气管结石分为管内型、管壁型、管外型。患者常表现为咳嗽，可咳出结石，长期反复出现远处感染、结石，并发阻塞性肺炎，累及胸膜可导致胸痛，可出现大咯血、失血性休克、窒息等情况，继发支气管扩张、肺不张、阻塞性肺气肿、肺部感染加重及后续出现反复感染，受侵部位形成肉芽肿，引起管腔进行性狭窄，严重时可导致失血性休克、感染性休克、窒息、呼吸循环衰竭，严重者存在死亡风险。部分患者后续治疗费用较高，治疗周期长。

（二）目前可以选择的治疗方案

1. **内科保守治疗** 包括吸氧、镇静、营养支持、抗感染、止咳化痰、雾化等对症处理等，但单纯内科保守治疗不能去除或消融气管结石/异物，导致气管结石/异物长期存在，上述症状逐渐加重及相关风险提高可能。

2. **外科手术** 采用常规开胸手术或者外科胸腔镜手术等方法切除气管结石及必要时切除周围病变组织等治疗气管结石。需要请外科会诊，判定是否存在适应证及治疗方案，并需要转至外科进行治疗。手术操作相对创伤大，手术风险系数较高，对患者体质要求高，具体可联系外科专家会诊。

3. **内镜下介入治疗** 在内镜（电子支气管镜/硬质支气管镜）下进行局部治疗，将支气管腔内结石取出并进行相应处理。手术难度及风险与患者具体病情相关，如结石位置、体积、侵犯范围及邻近器官情况等。同时若钳夹失败，也可分离结石，从而较易咳出，最大限度保护肺功能。若结石/异物体积大，存在二次内镜下治疗可能。取石过程存在的风险：出血、纵隔气肿、气胸等，严重时出现大出血、呼吸衰竭等，甚至可危及生命。一旦出现上述情况，应积极救治，包括镜下止血、球囊压迫止血、药物注射止血、支气管动脉

栓塞术等，必要时可能需要行开胸手术止血治疗，以及行气管插管及转至重症监护室进行进一步救治。一旦出现严重不良反应，虽经积极救治，仍可能出现治疗效果不佳，抢救失败，或因缺氧时间长，导致脑死亡，患者处于植物状态。

4. 其他治疗方案　必要时进行多学科会诊，评估有无其他治疗方案。

十一、肺泡蛋白沉积症病情告知内容

（一）目前病情、存在的医疗风险、患者及其家属注意事项

1. 呼吸功能受限　肺泡内蛋白质异常沉积致使肺泡弹性降低，正常的扩张和收缩功能受影响，气体难以顺畅进出，患者会出现进行性加重的呼吸困难，活动耐力显著下降，生活质量严重受损。

2. 肺部感染　该疾病会破坏肺部的正常结构与功能，使肺部更易遭受细菌、病毒等病原体侵袭，引发肺部感染，若感染加重，还可能导致败血症、感染性休克等并发症，进一步加重肺功能损害，甚至危及生命。

3. 肺源性心脏病　由于肺部病变，肺动脉压力升高，右心室负荷增大，久而久之可引起右心衰竭，形成肺源性心脏病。

4. 呼吸衰竭　病情严重时，患者的呼吸功能会严重受损，进而引起呼吸衰竭，此时患者会存在严重的缺氧和二氧化碳潴留，若不及时治疗，生命安全将受到极大威胁。

（二）目前可以选择的治疗方案

1. 药物治疗　对于不能进行全肺灌洗，或因重症肺泡蛋白沉积症进行全肺灌洗后无明显改善的患者，可将补充外源性粒细胞-巨噬细胞集落刺激因子作为首选方案，作用机制为通过中和患者体内抗粒细胞-巨噬细胞集落刺激因子抗体，降低粒细胞-巨噬细胞集落刺激因子的生物利用度，减少其损耗，从而起到治疗作用；利妥昔单抗作为血浆细胞耗竭剂，可以减少自身免疫性疾病患者血浆中B淋巴细胞数量，进而减少抗体分泌，包括抗粒细胞-巨噬细胞集落刺激因子抗体；可以应用调节肺泡巨噬细胞脂质稳态的药物，如他汀类药物。

2. 介入治疗　全肺灌洗：在中度及中重度肺泡蛋白沉积症患者应用最普遍且最有效。目前支气管肺泡灌洗多在全身麻醉下进行，采用选择性双腔插管，一侧肺通气，另一侧肺注入大量生理盐水（最多50L），反复注入、洗涤、回收，直至灌洗液清澈。全肺灌洗可能会导致感染、发热、惊厥、气胸、胸腔积液、肺水肿、低氧血症甚至死亡等。

3. 手术治疗　肺移植为肺部多种疾病的终末治疗方案，关于肺泡蛋白沉积症患者接受肺移植的病例报道鲜见，原因可能为该病临床症状可耐受，以及全肺灌洗和相关药物能使患者病情得到控制，而且肺移植手术难度大、风险高，术后可能出现排异反应、感染等并发症，且供体器官的获取也存在一定难度。因此，鉴于该方案风险较高，治疗效果不确定，造成的经济负担较大等因素，不推荐将其应用于肺泡蛋白沉积症患者。

十二、继发性消化道 – 气道瘘病情告知内容

（一）目前病情、存在的医疗风险、患者及其家属注意事项

消化道 - 气道瘘可分为恶性瘘和良性瘘。恶性瘘口愈合的可能性较小。消化道 - 气道瘘患者存在以下风险：①瘘口或瘘管出血，并存在突发性大咯血及消化道大出血风险，可无明显诱因突然发生，一旦发生，病情凶险，可导致出血性休克、气道梗阻窒息，抢救困难，死亡率高；②虽经积极治疗，瘘口及瘘管仍持续扩大、病情进展；③消化道动力障碍及胃食管反流、严重营养不良，继发水、电解质紊乱及器官功能障碍；④消化道 - 气道瘘可进展为恶病质状态或多器官功能衰竭；⑤反复发作肺部感染甚至重度肺部感染，伴多重耐药菌感染、吸入性肺炎、化学性肺炎，并可诱发呼吸衰竭、呼吸窘迫综合征（RDS），继发感染中毒性休克、心源性休克、多器官功能衰竭等；⑥其他不良反应及难以预计的突发意外情况。虽经积极救治，患者仍可因上述问题疗效不佳，病情加重或恶化，直至危及生命。

（二）目前可以选择的治疗方案

1. **内科保守治疗** 包括营养支持治疗、氧疗、抗感染治疗及应用免疫调节剂、抑酸等药物治疗。营养支持包括静脉营养、肠内/肠外营养支持等。营养支持治疗：①经鼻放置鼻胃/空肠营养管或三腔营养管；②胃、空肠造瘘：根据瘘口位置选择胃或空肠造瘘术，胃或空肠造瘘保持肠内营养，创伤大，需要警惕造瘘口周围组织感染及留置管移位。以内科治疗为基础治疗，治疗相关性风险小。单纯采取内科保守治疗，则治疗手段有限，针对性不强，可能导致疗效不佳。

2. **外科治疗** 如瘘管切除术、食管和气管部分切除及吻合术、外科胸腔镜清创术、胸廓成形术、修补术等，如存在手术适应证，支气管胸膜瘘有可能得到根治，但部分患者无手术适应证，或存在禁忌证无法手术，上述手术操作创伤大，手术风险系数较高，手术风险较大，加之多数患者存在营养不良、感染严重等不利因素，可导致手术效果不佳，术后仍可能出现瘘口未能修补、瘘口扩大、大出血及其他并发症和严重不良反应，甚至危及生命。如倾向外科治疗，可请胸外科等专业科室会诊评估，转科后进行相关治疗。

3. **介入治疗** 主要为内镜介入治疗，通过支气管镜、胃镜等对气道及消化道病变进行介入治疗，包括但不限于以下治疗。

（1）镜下消融病变组织、清理气道、排痰、改善通气及胃镜下置入钛夹以封闭瘘口、局部药物注射等。

（2）内支架置入术：通过不同方式（经支气管镜、硬质支气管镜、胃镜及DSA引导等）向病变段气管/食管一侧或双侧置入支架，以实现瘘口即刻或渐进性部分封堵或者完全封堵，缓解症状，以及创造/增加瘘口愈合可能性。能否行支架置入术及单侧或双侧支架置入如何选择与患者病情有关，有相应适应证及禁忌证，可参考临床指南。注意即使可行内支架置入术，仍存在以下风险：①支架放置失败；②瘘口无法完全封堵；③支架虽能遮挡瘘口，但因原发病进展、抗肿瘤治疗后病变组织坏死等原因出现瘘口及瘘管可随病情及治疗变化动态改变，一段时间后支架的适配性变差，并因此出现封堵不良、支架移位及支架

两端组织增生或损伤、溃烂致再狭窄和局部出血等各种情况；④周围组织受压狭窄，包括气管、支气管受压引起喘憋，喉返神经受压加重引起吞咽饮水呛咳，血管受压狭窄导致静脉血栓、栓塞事件；⑤患者不能耐受要求取出支架；⑥因以上原因需要取出支架；⑦一般选择置入可回收支架，但因病情变化导致支架取出失败；⑧其他手术相关风险，如呼吸衰竭、痰液潴留、感染、食管和血管受压加重、喉返神经受压等；⑨其他难以预见的及少见并发症和不良反应、意外发生等。

4. **其他物质堵塞法** 如生物胶堵塞法及硅胶假体、房间隔封堵器等堵塞治疗。

5. **良性瘘口可选择内镜下注射治疗物质** 包括硬化剂注射、自体富血小板血浆注射术、自体血管间质细胞注射术等，适用于小瘘口。有时可联合注射多种治疗物质，需要多次注射，存在瘘口愈合欠佳的可能。

十三、支气管胸膜瘘/肺泡胸膜瘘病情告知内容

（一）目前病情、存在的医疗风险、患者及其家属注意事项

1. 患者确诊为（良性/恶性）支气管胸膜瘘、肺泡胸膜瘘，是肺泡、各级支气管与胸膜腔之间相互交通而形成的瘘管，多由结核性脓肿、大叶性肺炎、全肺切除术、胸部恶性肿瘤侵及所致，主要表现发热、刺激性咳嗽、咳脓痰或血痰、呼吸困难、疲倦、气短等，因疾病特点存在以下风险：咯血（含突发性大咯血），可无明显诱因突然发作，一旦发生，病情凶险，可能导致出血性休克、气道梗阻窒息，抢救困难，死亡率高；顽固性咳嗽、胸痛、肺部感染反复出现，甚至发生急性呼吸窘迫综合征，脓胸加重并转变为慢性脓胸；营养不良、贫血、反复感染、瘘口进一步扩大、瘘口长期不愈合；顽固性气胸、张力性气胸；严重者可因大量脓痰而出现窒息，继发呼吸衰竭、感染性休克。其他严重并发症如失血性休克、弥散性血管内凝血、心源性猝死、大量胸腔积液等，均可危及生命。如病情迁延不愈，后续可能需要长期放置胸导管引流，难以拔除。

2. 该病较重，情况复杂，愈合可能性低，疗程长，需要长期反复治疗，但效果欠佳。除与治疗方案相关外，患者病情特点及自身体质等因素也严重制约治疗效果，客观上存在治疗难度大、疗程长、易反复的情况，加之因常设计个体化治疗可能用到各种自费物品，存在治疗费用高昂及最终治疗效果不佳的风险。

（二）目前可以选择的治疗方案

1. **内科保守治疗** 包括营养支持、抗感染、反复吸痰、负压引流、糖皮质激素抑制炎症反应等对症处理，治疗本身风险低，但存在针对性不强而导致治疗效果不佳的情况，虽积极采用药物治疗，但仍可能出现瘘口不愈合、瘘口扩大、转为慢性脓胸及感染加重、呼吸窘迫综合征等可能。慢性脓胸继续保守治疗效果不佳，消耗大，导致患者体质变差，引流管置管处形成瘘管，后续不得不选择开胸手术或胸腔开放引流术以避免危及生命。

2. **外科治疗** 如外科胸腔镜清创术、胸廓成形术、修补术、胸膜肺切除术等，如存在手术适应证，支气管胸膜瘘有可能得到根治，但部分患者无手术适应证或存在禁忌证无法手术，上述手术操作创伤大，手术风险系数较高，手术风险较大，需要充分肺复张配合，

加之多数患者存在营养不良、感染严重等不利因素，可导致手术效果不佳，术后仍可能出现瘘口未能修补、瘘口扩大、大出血及其他并发症和严重不良反应，甚至危及生命。如倾向外科治疗，可请胸外科等专业科室会诊评估，转科后进行相关治疗。

3. 介入治疗　包括电子支气管镜/内科胸腔镜介导下的相应治疗，包括但不限于以下治疗。

（1）瘘口封堵术：通过选择性使用封堵假体/单向活瓣/硅酮支架/金属覆膜支架/房间隔封堵器等进行瘘口封堵，以实现瘘口即刻或者渐进性部分封堵或者完全封堵，缓解症状，以及创造/增加瘘口愈合可能性。对比外科手术治疗，该治疗损伤小、风险小、流程相对简单，疗效确切，但疗程较长，因患者病情及个体因素需要定制封堵器，因需要封堵气体及分泌物，封堵器完全贴合实现较好封堵效果需要一定过程与时间，可能需要多次治疗反复调节；封堵器置入后可能出现瘘口未能完全封堵、封堵器破损和断裂，置入术后发生感染、排痰困难、封堵器两端肉芽增生导致管腔狭窄，封堵物移位甚至脱落至胸腔内或气管内致气道梗阻甚至窒息。以上情况均可能导致疗程延长，病情反复，个体化治疗情况下可能因部分耗材需要自费而治疗费用高等；同时全身麻醉下内镜介入治疗也存在相应麻醉风险及心脑血管意外、大出血等风险。

（2）气管镜下药物注射（硬化剂、生物胶等）：根据瘘口情况可考虑通过局部注射特殊药物如硬化剂、生物胶等进行封堵。此方法一般适用于较小瘘口及瘘管患者，部分患者效果良好，但因病情及体质差异，患者可能出现对注射药物不敏感，导致瘘口封堵不理想、封堵失败，甚至病情迁延致瘘口扩大、大出血、呼吸衰竭等严重不良反应；或因注射药物过敏等出现过敏相关情况，目前技术水平无法准确预测治疗效果，对于上述风险，患者及其家属应知悉。

（3）胸腔镜下治疗：胸腔镜下吸引脓液，剥除部分脓苔，同时局部冲洗胸腔，可促进感染吸收及瘘管愈合，但治疗过程中存在出血风险；胸腔镜下瘘口硬化剂注射、生物胶注射、补片粘合等疗效和风险与电子支气管镜下介入治疗等同。该项治疗可能会因肋间隙过窄导致戳卡（胸腔镜进镜通路）无法置入等因素而无法成功实施。

4. 其他　如新材料、新药物临床试验等。

十四、胸腔积液病情告知内容

（一）目前病情、存在的医疗风险、患者及其家属注意事项

患者胸腔积液诊断明确。患者胸腔积液常见的病因为肿瘤、结核、脓胸、肺炎、创伤、胸膜病变、心功能不全、营养不良等。常见表现：胸闷、气短、咳嗽、低热、盗汗、下肢水肿、消瘦、乏力及病灶累及胸膜可导致胸痛等情况，严重者可出现肺不张、感染加重、呼吸循环衰竭等。患者胸腔积液性质不明，存在反复生长可能，后续存在反复治疗、周期长、费用高可能。

（二）目前可以选择的治疗方案

1. 内科保守治疗　包括营养支持、抗感染等对症处理等，但单纯内科保守治疗不能

改善症状及明确病因，采用单纯内科保守治疗后存在胸腔积液增加及上述症状逐渐加重可能。

2.胸腔穿刺引流　可行床旁胸腔穿刺引流，以缓解胸闷、气短症状，并将积液送生化及病理学、病原学检测以明确病因。其较胸腔镜及外科手术风险小，但胸腔穿刺引流也存在风险，如气胸、出血、感染、肺水肿、肺不张、穿刺部位局部感染、皮肤坏死。

3.外科手术　如采取外科手术治疗，如开胸手术、胸腔镜手术等，需要请外科会诊，判定是否存在适应证及制订治疗方案，并需要转诊至外科进行治疗。手术操作相对创伤大，手术风险系数较高，对患者体质要求高，具体可联系外科专家会诊。

4.内镜下介入治疗　在内镜（内科胸腔镜）下吸引积液并清理脓胸及粘连带，同时送生化及病理学、病原学检测，无死角观察胸腔内病变情况，无须开胸，手术风险相对低，但可能出现如下问题：①可因患者肋间隙情况受影响，如肋间隙过窄可导致戳卡（胸腔镜进镜通路）无法置入，故无法行胸腔镜检查及治疗；②术后可能用到较粗胸腔闭式引流管，存在疼痛、胸腔内出血等不适症状，待评估后才可拔除；③术后可能出现纵隔摆动，出现喘憋、胸闷等不适症状，严重者可危及生命；④术中可能损伤神经或转至重症监护室继续治疗；⑤术中存在出血、气胸等风险，严重时出现大出血、呼吸衰竭等，甚至可危及生命。一旦出现上述情况，应积极救治，必要时可能需要气管插管及转至重症监护室进行进一步救治。

十五、恶性胸膜疾病病情告知内容

（一）目前病情、存在的医疗风险、患者及其家属注意事项

1.恶性胸膜疾病是由恶性肿瘤引起的胸膜炎症反应，通常由原发肺部肿瘤（如支气管肺癌和肺泡细胞癌）或肺转移癌所致。临床表现：胸痛，可能位于胸部中央或一侧，有时可放射至肩背；胸腔积液，可导致呼吸困难、咳嗽等症状，严重时甚至会出现端坐呼吸的现象；心悸，由于呼吸困难和胸腔积液，患者可能出现心悸症状；咳嗽，多为干咳，或有痰，且难以通过常规镇咳药物缓解；体重减轻，食欲减退、消化吸收功能下降，进而影响机体营养状态，使体重减轻。

2.恶性胸膜疾病主要包括：①原发性胸膜癌，起源于胸膜上皮细胞或间质组织的恶性肿瘤；②转移性胸膜癌，肺内或肺外器官的肿瘤转移至胸膜所致；③胸膜间皮瘤，一种罕见的肿瘤，细胞通常局限于胸膜，很少扩散至邻近器官，恶性胸膜间皮瘤是胸膜间皮瘤的恶性类型；④胸膜肉瘤，起源于胸膜间皮细胞的恶性肿瘤，可能出现在纵隔、肺部、心包等部位。

（二）目前可以选择的治疗方案

1.内科保守治疗　包括营养支持、抗感染等药物治疗及对症处理等，但单纯内科保守治疗不能确保改善症状及治愈疾病，单纯内科保守治疗存在上述症状逐渐加重可能。

2.胸腔穿刺引流　若存在胸腔积液，可行床旁胸腔穿刺引流，以缓解胸闷、气短症状，但仅进行上述治疗无法控制疾病整体情况。

3. **外科手术** 对于原发性胸膜癌和部分转移性胸膜癌，如果病情处于早期且患者身体状况允许，可考虑进行手术治疗，如胸膜切除术或胸膜剥脱术。但需要请外科会诊，判定是否存在适应证及治疗方案，并需要转诊至外科进行治疗。手术操作相对创伤大，手术风险系数较高。化疗：可作为术后辅助治疗，或用于无法手术的患者，通过药物抑制癌细胞生长和扩散。

4. **放化疗及靶向治疗、免疫治疗** 利用放射线、化疗药物、免疫治疗药物、靶向药物杀灭或抑制恶性肿瘤细胞，常用于术后辅助治疗或无法手术的晚期病例。

5. **内镜下介入治疗** 针对侵及气管管腔内的病灶，可行内镜（内科胸腔镜）下消融治疗，切除部分肿瘤组织，改善喘憋症状，但可能出现如下问题：①术中可能损伤神经，或转至重症监护室继续治疗。②术中存在出血、气胸等风险，严重时出现大出血、呼吸衰竭等，甚至可危及生命。一旦出现上述情况，应积极救治，必要时可能需要气管插管及转至重症监护室进行进一步救治。

十六、肺部感染性病变病情告知内容

（一）目前病情、存在的医疗风险、患者及其家属注意事项

1. 肺部感染性病变是指包括终末气道、肺泡腔及肺间质在内的肺实质炎症，病因以感染最为常见，如细菌、病毒、真菌、支原体、衣原体等病原体感染。

2. 肺部感染的症状多样。常见的有咳嗽，可能是偶尔轻咳，也可能是频繁剧烈咳嗽；咳痰，痰液的性状有多种情况，如白色黏痰、黄色脓痰或者带有血丝的痰。发热也是主要症状之一，体温可能会达到38℃甚至更高，同时可能伴有寒战。患者还会感觉呼吸困难，活动后可能加重。呼吸困难严重时患者在安静状态下也会觉得喘不过气，活动耐力明显下降。若病情持续恶化，可出现呼吸衰竭，严重者存在发绀（皮肤和黏膜呈青紫色）、精神错乱、嗜睡等症状，甚至可能昏迷，需要依靠机械通气维持呼吸。也可出现感染引发的炎症反应，导致心律失常（如期前收缩、心动过速等）、心力衰竭、水肿（如双下肢水肿、腹水等）。可能影响中枢系统，如出现头痛、头晕、烦躁不安、意识障碍（如嗜睡、昏迷）等，也可能引发癫痫发作。消化系统问题：缺氧和感染产生的毒素会影响胃肠功能，导致食欲减退、恶心、呕吐、腹泻等。长期感染还可能引起营养不良，影响身体的恢复能力。感染可能引起肾脏灌注不足，出现少尿或无尿。长期卧床者容易发生泌尿系统感染。

（二）目前可以选择的治疗方案

1. **内科保守治疗** 包括休息、营养支持、药物治疗如根据致病菌培养和药敏试验结果选用敏感抗生素进行治疗等对症处理。但上述提到的抗生素及其他药物可能引起不良反应，如感染控制不佳、呼吸功能受损等。

2. **外科手术** 如通过外科手段常规开胸手术等，需要请外科会诊，判定是否存在适应证及制订治疗方案，并需要转诊至外科进行治疗。手术操作相对创伤大，手术风险系数较高，对患者体质要求高，具体可联系外科专家会诊。

3. **内镜下介入治疗** 在内镜下行肺泡灌洗，灌洗液送生化、病原学检测明确病因，改

善症状，无须开胸，手术风险相对低，但可能出现如下问题：①术中可能损伤神经，或转至重症监护室继续治疗；②术中存在出血、气胸等风险，严重时出现大出血、呼吸衰竭等，甚至可危及生命。一旦出现上述情况，应积极救治，必要时可能需要气管插管及转至重症监护室进行进一步救治。

十七、放射性肺炎/免疫性肺炎病情告知内容

（一）目前病情、存在的医疗风险、患者及其家属注意事项

1. **放射性肺炎**　是肺癌、乳腺癌、食管癌、恶性淋巴瘤或胸部其他恶性肿瘤经放射治疗后，放射野内正常肺组织受损伤而引起的炎症反应；轻症者可能无症状，炎症可自行消散。重者可能出现刺激性干咳、胸痛、发热、咳痰、呼吸急促或呼吸困难等症状。部分患者还可能出现胸腔积液、自发性气胸或并发急性呼吸窘迫综合征。肺部广泛、严重纤维化时，可能导致肺动脉高压及肺源性心脏病。

2. **免疫性肺炎**　是一种免疫系统异常攻击肺部组织引起的肺部炎症性疾病，其发病原因较为复杂，如感染、药物因素。患者可出现以下症状：呼吸困难，呼吸急促、气喘或胸闷，活动或躺下时症状加剧；咳嗽，干咳或有痰，痰液可能带有血丝；胸痛，胸部出现疼痛或不适感，深呼吸、咳嗽或活动时疼痛加重；发热，体温调节中枢紊乱，导致身体产热增多、散热减少，引起发热；疲劳和虚弱，患者感到非常疲倦和虚弱，休息后也难以恢复；关节疼痛、肌肉疼痛、皮疹、口腔溃疡等。

（二）目前可以选择的治疗方案

1. **内科保守治疗**　包括吸氧、休息、营养支持及应用糖皮质激素等对症治疗，因两种疾病常合并细菌感染，可根据药敏试验结果选用敏感抗生素进行治疗等。

2. **免疫抑制剂治疗**　应用免疫抑制剂阻止免疫系统攻击肺部，减缓疾病进程。

3. **外科手术**　针对病情严重患者，通过外科手段行肺移植手术。需要请外科会诊，判定是否存在适应证及制订治疗方案，手术操作相对创伤大，手术风险系数较高。

4. **内镜下介入治疗**　在内镜下行肺泡灌洗，灌洗液送生化、病原学检测，除外特殊病原菌感染，明确病因，无须开胸，手术风险相对低。但可能出现以下问题：①术中可能损伤神经，或转至重症监护室继续治疗；②术中存在出血、气胸等风险，严重时出现大出血、呼吸衰竭等，甚至可能危及生命。

十八、支气管扩张症病情告知内容

（一）目前病情、存在的医疗风险、患者及其家属注意事项

1. 支气管扩张症是一种由于支气管及其周围肺组织慢性化脓性炎症和纤维化，支气管壁的肌肉和弹性组织破坏，支气管变形及持久扩张的疾病。患者可能会出现反复咳嗽、咳痰，有大量脓痰，有时可伴有臭味。部分患者可能会有咯血症状，咯血量从少量痰中带血到大量咯血，严重时出现大咯血，可能会危及生命。患者还可能出现呼吸困难，尤其是在病变范围广泛或伴有其他肺部疾病时，活动后呼吸困难会更加明显。

2. 支气管扩张可能与多种因素有关。如儿童时期患过麻疹、百日咳、支气管肺炎等感染性疾病，导致支气管扩张。其也可能是遗传因素导致的，如存在先天性免疫缺陷疾病等，继发引起支气管扩张。另外，肺部其他疾病如肺结核、慢性阻塞性肺疾病等长期发展也可能继发支气管扩张。上述因素中最常见导致疾病加重的诱因为感染，如感冒、流感等上呼吸道感染，同时过度劳累、精神紧张等因素可导致机体免疫力下降，增加感染风险，从而诱发支气管扩张发作。

（二）目前可以选择的治疗方案

1. 内科保守治疗　包括休息、营养支持、抗感染、止咳、体位引流等对症治疗，但存在药物不良反应，如胃肠道不适等。根据病变部位的不同，采取相应的体位，以利于痰液引流。但存在耐药和病情反复情况。同时治疗周期较长，需要长期管理，也存在治疗效果欠佳等情况。

2. 手术治疗　对于少数经内科治疗无效，且病变范围局限的患者，或反复大量咯血，经药物、介入等治疗无效者，病变局限，内科治疗难以控制等情况，请外科会诊后决定是否行手术治疗，手术风险和并发症相对较多，如手术可能导致肺功能受损、术后感染、出血等并发症，需要严格评估患者的身体状况和手术耐受性。手术操作相对创伤大，手术风险系数较高。

3. 内镜下介入治疗　如果患者有咯血症状，药物等治疗无效时需要内镜下介入治疗如填塞纱布、海绵及支架封堵等达到止血目的。但内镜下治疗存在以下风险：①术中可能出现低氧、窒息情况，严重者需要入重症监护室继续治疗；②术中存在出血、气胸等风险，严重时出现大出血、呼吸衰竭等，甚至可危及生命。一旦出现上述情况，应积极救治，必要时可能需要气管插管及转至重症监护室进行进一步救治。

十九、慢性阻塞性肺疾病病情告知内容

（一）目前病情、存在的医疗风险、患者及其家属注意事项

1. 患者确诊为慢性阻塞性肺疾病，因疾病特点存在以下风险：气胸、血胸、肺部感染、呼吸困难等；严重可导致窒息、肺性脑病、呼吸衰竭、感染性休克、失血性休克、弥散性血管内凝血、心源性猝死等，严重者甚至危及生命。

2. 该病病情轻重不一，疗程长，且可能逐渐加重，除与治疗方案相关外，患者病情特点及自身体质等因素也严重制约治疗效果，客观上治疗难度大，疗程长，易反复，因常涉及个体化治疗，可能用到各种自费物品，存在治疗费用高昂的情况及最终治疗效果不佳的风险。

（二）目前可以选择的治疗方案

1. 内科保守治疗　包括营养支持、抗感染、长期吸入药物、反复吸痰及引流等对症处理，治疗本身风险低，但存在针对性不强而导致治疗效果不佳情况，虽积极应用药物治疗，但仍可能出现病情好转不明显的情况。

2. 肺气肿表型介入治疗　包括电子支气管镜介导下的相应治疗但不限于以下治疗。

（1）支气管内活瓣（EBV）和经支气管镜单向活瓣肺减容术（BLVR-EBV）在慢性阻塞性肺疾病中的应用：旨在通过置入单向活瓣为异质性肺气肿患者获得更微创、可逆和更安全的肺容积减小。GOLD 指南也推荐 EBV 介入治疗可用于治疗重度慢性阻塞性肺疾病。基于肺减容的"单向放气"原理，治疗慢性阻塞性肺疾病也可以通过单向活瓣允许慢性阻塞性肺疾病患者在呼气时从肺段远端将空气和分泌物排出，同时在吸气时阻止空气进入，导致气流重新分布，远离被阻塞的肺段，从而缓解症状。但其存在疗程较长的情况，因患者病情及个体因素需要选择合适活瓣，因需要封堵气体及分泌物，可能需要多次治疗反复调节；EBV 置入后可能出现支气管未能完全封堵、封堵器破损或断裂、置入术后感染、排痰困难、肉芽增生导致管腔狭窄，EBV 脱落至气管内致气道梗阻甚至窒息。以上情况均可能导致疗程延长，病情反复，个性化治疗并可能因部分耗材需要自费导致治疗费用高等问题；同时全身麻醉下内镜介入治疗也存在相应麻醉风险及心脑血管意外、大出血等风险。

（2）支气管线圈肺减容术：通过支气管镜将镍钛记忆合金线圈放置于靶肺区域，线圈挤压肺实质导致肺容积减小，使肺弹性回缩力增加；同时线圈可以减少目标肺段的气流，进而引起气流重新分布至相对阻塞较轻的区域，达到肺减容的目的。最常见的不良事件是自限性轻度咯血、慢性阻塞性肺疾病急性加重、肺炎和气胸（通常在手术后数小时内）。但支气管线圈置入后很难被移除，并且长期置入的风险仍不可知。

（3）经支气管镜热蒸汽消融术：通过将水蒸气输送至靶肺部位进行消融，导致肺实质纤维化，实现肺减容。经支气管镜热蒸汽消融术是不可逆操作，需要严格控制消融靶区域和蒸气剂量。术后的主要不良事件是慢性阻塞性肺疾病急性加重、肺炎和气胸。

（4）生物胶或密封剂封堵术：在支气管镜引导下将生物胶或密封剂通过专用装置注射至过度充气的靶肺组织，使靶区肺组织萎缩伴灶性纤维化、瘢痕形成，达到减小肺容积的目的，但同时可能会导致急性炎症反应并发症，包括呼吸困难、发热、胸痛等。

3. 慢性支气管炎表型的呼吸介入治疗

（1）靶向肺去神经消融术：通过支气管镜将射频导管放置于主支气管内进行激发，产生狭窄的消融带，破坏迷走神经，阻断乙酰胆碱与支气管树胆碱能受体结合，从而抑制气道平滑肌收缩，减少气道黏液分泌和调节局部炎症反应。

（2）支气管脉冲电流成形术：使用脉冲电场治疗系统（RheOx 系统），通过支气管镜将非热能脉冲电场局部作用于支气管及其分支，促使病变气道黏膜层上皮细胞和杯状细胞坏死脱落，之后再生出覆盖结构和功能趋向正常气道黏膜的细胞，达到治疗支气管慢性炎症的目的。

（3）经支气管镜冷冻喷雾术：经支气管镜向气道内输送低温液氮，以引起慢性支气管炎患者的气道壁黏膜层 0.1～0.5mm 深度的上皮组织冷冻消融。

但上述治疗方法目前仍缺乏关于安全性和有效性的长期随访数据。

二十、支气管哮喘病情告知内容

（一）目前病情、存在的医疗风险、患者及其家属注意事项

支气管哮喘是一种以慢性气道炎症和气道高反应性为特征的异质性疾病，常由宿主因素和环境因素导致。临床表现为反复发作的喘息、气急、胸闷或咳嗽等，常在夜间及凌晨发作或加重，多数患者可自行缓解或经治疗后缓解。长期反复发作哮喘可能会引发多种并发症，如肺部感染、气胸、纵隔气肿、肺不张、慢性支气管炎、肺气肿、支气管扩张、间质性肺炎、肺纤维化和肺源性心脏病等。这些并发症会进一步加重病情，影响患者的生活质量和预后。

（二）目前可以选择的治疗方案

1. **保守治疗** 首先明确引起哮喘发作的变应原或其他非特异刺激因素，采取环境控制措施，尽可能减少暴露于变应原中，是防治哮喘最有效的方法。也可用一些药物控制症状，常见的治疗药物包括糖皮质激素、β_2受体激动剂、吸入性糖皮质激素加长效β_2受体激动剂复合制剂、白三烯受体调节剂、茶碱、抗胆碱能药物、生物靶向药物、甲磺司特等，也可进行脱敏治疗。

2. **介入治疗——支气管热成形术** 通过支气管镜导入射频探头，利用射频能量（或热量）打薄气道壁上增生的气道平滑肌，从而降低气道在哮喘症状发作时的收缩幅度，并降低发作的频率与严重程度。其主要是针对经药物治疗效果较差的重度哮喘患者，是一种微创治疗方法，具有创伤小、恢复快、安全性高等优点，但是存在一定的风险和并发症，如气胸、出血等，因此需要严格掌握适应证。气管热成形术后，患者虽然在短期内哮喘恶化的风险增加，且呼吸道的不良反应也有增多，但可通过掌握支气管热成形术的适应证，选择合适的患者，完善围术期管理，包括评估术前肺功能和合并疾病的控制情况、遵守手术操作规程、选择麻醉方式及术后随访观察，以保障支气管热成形术的安全性和有效性。

二十一、气胸/纵隔气肿病情告知内容

（一）目前病情、存在的医疗风险、患者及其家属注意事项

患者目前气胸/纵隔气肿诊断明确。可能出现的医疗风险，患者及其家属注意事项：气胸/纵隔气肿是指胸膜腔内积气。气胸可以是自发的，也可以继发于外伤、诊断性或治疗性操作。其多为肺组织、支气管、食管破裂，空气逸入胸膜腔，或胸壁伤口穿破胸膜，外界空气进入胸膜腔所致。患者可能出现胸痛、呼吸困难，严重时可能引起纵隔摆动而出现血流动力学障碍，如血压降低等；严重的张力性气胸可能引发急性呼吸衰竭，危及生命；除以上所述风险，也存在其他不可预知的风险。

（二）目前可以选择的治疗方案

1. **内科保守治疗** 通过持续高流量吸氧及对症抗感染、营养支持等治疗手段行保守治疗，一般适用于轻度气胸/纵隔气肿，单肺压缩比例低于15%者，优点为无创，治疗并发症及风险小，缺点为病情恢复缓慢，无效，或出现进展导致病情加重。

2. 穿刺引流及置管治疗　通过穿刺置管迅速排气、缓解症状、促使肺复张，尤其是张力性气胸，必须争分夺秒，积极抢救。常用排气方法有紧急简易排气法、胸腔闭式引流或连续负压吸引水封瓶引流。对于少量气胸患者，一般经吸氧等对症处理后，气体可渐渐自行吸收，不需要特殊处理。

3. 外科手术治疗　对于病情严重或经内科积极治疗肺仍不能复张者，慢性气胸或有支气管胸膜瘘者，张力性气胸者，建议考虑胸外科手术治疗，如胸腔镜手术、切开置管及胸外科手术处理原发病灶等，反复发作性气胸可采用胸膜粘连术治疗。

4. 介入治疗　一些病情复杂、常规治疗方法疗效欠佳的气胸患者可考虑行介入治疗，以下介入治疗技术可以单独实施，也可根据病情联合应用，以取得更好的治疗效果。

（1）选择性支气管封堵术（SBO）：通过支气管镜定位引发气胸"责任支气管"，注入封堵剂（如自体血+凝血酶）或置入封堵器（如单向活瓣、支气管塞），阻断漏气通路，促进其远端瘘口愈合，达到治疗气胸的目的。手术风险及并发症同支气管镜检查。

（2）胸膜固定术：向胸膜腔注入硬化剂（如滑石粉、自体血、四环素），刺激胸膜炎症反应，促使脏层与壁层胸膜粘连，封闭漏气，治疗气胸。可选择CT引导下精准注射，提高硬化剂覆盖的准确性。自体血胸膜固定术（ABP）：自体血注入胸腔，生物相容性好，并发症少，尤其适合高龄或体弱患者。如果治疗联合微创胸腔镜可进一步提升效果。

（3）微创胸腔镜手术（VATS）：可应用辅助技术如荧光导航（如吲哚菁绿）精确定位漏气点，使用胸腔镜进行封堵等操作，达到封闭破口，治疗气胸的效果。该操作创口小，较常规胸外科手术可减少术后疼痛和恢复时间；尤其适合复发性气胸、巨大肺大疱患者。

二十二、肺栓塞病情告知内容

（一）目前病情、存在的医疗风险、患者及其家属注意事项

目前根据患者症状及相关检查结果考虑肺栓塞诊断明确，肺栓塞是指肺动脉或其分支被栓子阻塞，导致肺循环和呼吸功能障碍的一种严重疾病。栓子的来源主要包括深静脉血栓形成后脱落、脂肪滴、空气、肿瘤细胞等，但最常见的是来自下肢深静脉的血栓。该疾病起病急骤，病情进展迅速，对患者的生命健康构成严重威胁。

（二）目前可以选择的治疗方案

1. 内科姑息治疗　包括吸氧、卧床休息，严密监测生命体征，避免用力排便、维持呼吸和循环功能等，以缓解患者的呼吸困难和缺氧症状。如果患者出现呼吸衰竭，可能需要进行机械通气治疗。

2. 药物治疗　对于急性肺栓塞，溶栓治疗是第一位的，常用药物有尿激酶、链激酶等。抗凝治疗也非常重要，包括短暂的低分子肝素抗凝，一般情况下与华法林重叠3～5天，再有就是华法林抗凝。

3. 手术治疗　病情严重者可给予外科血栓清创、经皮导管介入、选择性静脉滤器置入等治疗。如果下肢有深静脉血栓，为防止急性脱落，可以放置滤网。

二十三、肺动脉高压病情告知内容

（一）目前病情、存在的医疗风险、患者及其家属注意事项

1. 肺动脉高压是一种由多种原因引起的肺动脉血压异常升高的病理生理状态。正常情况下，人体在静息状态下的肺动脉平均压为 12～16mmHg，肺动脉平均压在海平面、静息状态下≥ 25mmHg 时，即可诊断为肺动脉高压。该疾病会导致肺血管阻力增加，心脏需要更大的力量才能将血液泵入肺部，久而久之会对心脏和肺部造成严重的损害。

2. 肺动脉高压是一种严重的疾病，预后通常较差。如果不及时治疗，患者的病情会逐渐加重，最终可能出现右心衰竭、呼吸衰竭甚至死亡。

（二）目前可以选择的治疗方案

1. *内科姑息治疗*　包括吸氧、营养支持及应用抗生素、平喘药和中医中药等治疗。

2. *药物治疗*　包括血管扩张药、利尿剂及抗凝药物等。

3. *手术治疗*

（1）肺移植：对于病情严重、药物治疗效果不佳的患者，肺移植是一种有效的治疗方法，但手术风险较高，且需要合适的供体。

（2）心肺联合移植：在某些情况下，患者的心脏和肺部功能都严重受损，可能需要进行心肺联合移植。

（3）介入治疗：对于一些由先天性心脏病、肺动脉栓塞等原因引起的肺动脉高压，可能可以通过介入治疗的方法纠正病因，缓解肺动脉高压的症状。例如，对于一些存在较大的房间隔缺损、室间隔缺损等先天性心脏病导致的肺动脉高压，在一定条件下可以通过介入封堵术纠正心脏结构异常，从而缓解肺动脉高压。对于肺栓塞引起的肺动脉高压，可以采用介入溶栓、碎栓等方法去除血栓，恢复肺血管的通畅。

（马洪明　任中缘　牛迎春　刘海洋　邹　珩　王　峰　孟繁杰　王洪武）

参 考 文 献

陈剑波，朱锦琪，曾晓媛，等，2018. CT 引导下经皮肺穿刺胸腔巨大肺大疱减容术的临床应用 [J]. 临床肺科杂志，23(2): 305-307.

邓旖，郭晓华，胡晓钢，等，2024. 特发性支气管扩张伴咯血患者的介入治疗疗效及复发危险因素分析 [J]. 浙江医学，46(8): 851-855.

丁琳娜，赵海珠，2022. 肺脓肿患者的 CT 特征及脓胸的危险因素 [J]. 吉林医学，43(5): 1323-1326.

高婷婷，2021. 纤维支气管镜吸痰联合肺泡灌洗对老年呼吸机相关性肺炎患者呼吸力学及炎性指标的影响 [J]. 中国现代医药杂志，23(5): 29-33.

国家心血管病中心肺动脉高压专科联盟，国家心血管病专家委员会右心与肺血管病专业委员会，2023. 中国肺动脉高压诊治临床路径 [J]. 中国循环杂志，38(7): 691-703.

韩瑛，2021. 莫西沙星联合纤维支气管镜灌洗治疗对重症肺炎患者白细胞介素 -6、白细胞介素 -10、C 反应蛋白、肿瘤坏死因子 -α 的影响 [J]. 实用医技杂志，28(3): 381-382.

何倩颖，鲁际，2024. 气管支气管软化症的诊断研究进展 [J]. 中国医学创新，21(8): 170-174.

刘莉云，2024. 结核性胸膜炎发生脓胸的临床分析 [J]. 中国药物与临床，24(10): 655-657.

刘松，李亚明，李宗海，等，2024.9 例咽峡炎链球菌致脓胸的临床特征分析 [J]. 重庆医学，53(15): 2362-2365, 2369.

刘鑫，仵倩红，陈其亮，等，2024. Ⅲ 期结核性脓胸继发胸廓塌陷畸形情况及相关影响因素分析 [J]. 结核与肺部疾病杂志，5(4): 283-288.

刘雪，王慧林，徐栓红，2019. 肺脓肿的介入治疗进展 [J]. 国际呼吸杂志，39(8): 637-640.

刘宇健，郑开福，唐希阳，等，2020. 气管支气管软化症的治疗与进展 [J]. 中华胸部外科电子杂志，7(3): 186-190.

马世鑫，王伦青，2024. 肺癌胸腔镜术后并发肺部感染的列线图模型构建 [J]. 现代肿瘤医学，32(13): 2374-2379.

倪碧宇，田茂良，温友利，2024. 纤维支气管镜吸痰联合肺泡灌洗对肺癌术后合并肺部感染患者呼吸功能和血清 IL-6、TNF-α 和 hs-CRP 水平的影响 [J]. 分子诊断与治疗杂志，16(5): 821-825.

秦志强，2020. 中高危组肺栓塞溶栓治疗的有效性和安全性 [J]. 中国临床新医学，13(1): 24-27.

万钧，翟振国，2023. 肺动脉高压临床诊治和管理中需要关注的热点问题：基于《2022 ESC/ERS 肺动脉高压诊治指南》与《中国肺动脉高压诊断与治疗指南 (2021 版)》的比较与解读 [J]. 中国全科医学，26(3): 255-261, 267.

王婷，张杰，2020. 靶向肺去神经技术治疗中重度慢性阻塞性肺疾病患者的研究进展 [J]. 中华结核和呼吸杂志，43(12): 1100-1103.

王宛莹，史展，贺思琪，等，2024. 血清标志物对老年慢性阻塞性肺疾病合并肺部感染临床诊断及预后评估的价值分析 [J]. 中国医药，19(7): 1005-1009.

王永平，王辉，郑翔，等，2024. 自发性气胸单孔胸腔镜手术后肺部并发症预测模型的构建 [J]. 腹腔镜外科杂志，29(5): 321-325.

杨俊伟，邝土光，焦小净，等，2024.10 年间住院肺脓肿患者临床特征变化的研究 [J]. 中国医刊，59(6): 649-652.

叶芬芬，周锐，2020. 气管支气管淀粉样变的诊治研究进展 [J]. 中华结核和呼吸杂志，43(9): 816-820.

翟宋玉，温树信，王斌全，等，2022. 以气道受累为主的复发性多软骨炎临床诊治进展 [J]. 中国耳鼻咽喉颅底外科杂志，28(3): 116-120.

张华，段存玲，薛广伟，等，2022. 经内科胸腔镜行医用胶辅助氩等离子体凝固术联合巨型肺大疱减容术治疗胸膜下肺大疱所致自发性气胸的疗效及安全性 [J]. 中华结核和呼吸杂志，45(12): 1204-1208.

张莉娜，张甜艺，马玲玲，2024. 常规、早期进行膨肺治疗对 ICU 呼吸机辅助通气患者肺不张率的影响 [J]. 黑龙江医学，48(4): 399-402, 406.

赵志军，2022. 纤维支气管镜局部灌洗术联合甲硝唑和莫西沙星治疗肺脓肿患者的效果 [J]. 中国民康医学，34(13): 23-26.

郑仕钰，郑在勇，王洁，等，2022. 复发性多软骨炎的诊治进展 [J]. 风湿病与关节炎，11(6): 72-76.

中华医学会呼吸病学分会慢性阻塞性肺疾病学组，中国医师协会呼吸医师分会慢性阻塞性肺疾病工作委员会，2021. 慢性阻塞性肺疾病诊治指南 (2021 年修订版)[J]. 中华结核和呼吸杂志，44(3): 170-205.

朱晶，尹雯，肖阳，等，2024. 介入呼吸病学技术在肺大疱治疗中的研究进展 [J]. 中华结核和呼吸杂志，47(2): 84-89.

Adeloye D, Song P G, Zhu Y J, et al., 2022. Global, regional, and national prevalence of, and risk factors for, chronic obstructive pulmonary disease(COPD)in 2019: a systematic review and modelling analysis[J]. The Lancet Respiratory Medicine, 10(5): 447-458.

Aslam A, De Luis Cardenas J, Morrison R J, et al., 2022. Tracheobronchomalacia and excessive dynamic airway collapse: current concepts and future directions[J]. Radiographics, 42(4): 1012-1027.

Burgos L M, Scatularo C E, Cigalini I M, et al., 2021. The addition of echocardiographic parameters to PESI risk score improves mortality prediction in patients with acute pulmonary embolism: PESI-Echo score[J]. European Heart Journal Acute Cardiovascular Care, 10(3): 250-257.

Cai X D, Yang Y, Li J Z, et al., 2019. Logistic regression analysis of clinical and computed tomography features of pulmonary abscesses and risk factors for pulmonary abscess-related empyema[J]. Clinics, 74: e700.

Chen X W, Shao X, Zhang Y X, et al., 2020. Assessment of the Bova score for risk stratification of acute normotensive pulmonary embolism: a systematic review and meta-analysis[J]. Thrombosis Research, 193: 99-106.

Criner G J, Mallea J M, Abu-Hijleh M, et al., 2024. Sustained clinical benefits of spiration valve system in patients with severe emphysema: 24-month follow-up of EMPROVE[J]. Annals of the American Thoracic Society, 21(2): 251-260.

Fisher J, Linder A, 2017. Heparin-binding protein: a key player in the pathophysiology of organ dysfunction in sepsis[J]. Journal of Internal Medicine, 281(6): 562-574.

Fujita N, Ando M, Goto A, et al., 2020. Diffuse large B-cell lymphoma arising from the lesion of chronic lobar atelectasis[J]. The Tohoku Journal of Experimental Medicine, 250(2): 129-135.

Havelka A, Sejersen K, Venge P, et al., 2020. Calprotectin, a new biomarker for diagnosis of acute respiratory infections[J]. Scientific Reports, 10(1): 4208.

Huang H Y, Chung F T, Lo C Y, et al., 2020. Etiology and characteristics of patients with bronchiectasis in Taiwan: a cohort study from 2002 to 2016[J]. BMC Pulmonary Medicine, 20(1): 45.

Lee B J, Lee H N, Chung J Y, et al., 2021. Effect of deep versus moderate neuromuscular blockade on quantitatively assessed postoperative atelectasis using computed tomography in thoracic surgery: a randomized double-blind controlled trial[J]. Journal of Clinical Medicine, 10(15): 3228.

Lin H H, Zhang H P, Yang D Y, et al., 2022. Bronchoscopic treatment of giant emphysematous bullae with endobronchial silicone plugs[J]. International Journal of Chronic Obstructive Pulmonary Disease, 17: 1743-1750.

Lou Q, Zhang S X, Yuan L, 2021. Clinical analysis of adenovirus pneumonia with pulmonary consolidation and atelectasis in children[J]. Journal of International Medical Research, 49(2): 300060521990244.

Maron B A, Abman S H, Greg Elliott C, et al., 2021. Pulmonary arterial hypertension: diagnosis, treatment, and novel advances[J]. American Journal of Respiratory and Critical Care Medicine, 203(12): 1472-1487.

Sagar A S, Sabath B F, Eapen G A, et al., 2020. Incidence and location of atelectasis developed during bronchoscopy under general anesthesia[J]. Chest, 158(6): 2658-2666.

Tverring J, Nielsen N, Dankiewicz J, et al., 2020. Repeated measures of heparin-binding protein(HBP) and procalcitonin during septic shock: biomarker kinetics and association with cardiovascular organ dysfunction[J]. Intensive Care Medicine Experimental, 8(1): 51.

Wang R C, Ding S Z, Lei C, et al., 2021. The contribution of Pseudomonas aeruginosa infection to clinical outcomes in bronchiectasis: a prospective cohort study[J]. Annals of Medicine, 53(1): 459-469.

Zhang J C, He X J, Hu J, et al., 2021. Application of extracorporeal membrane oxygenation to treatment of serious tracheal stenosis caused by relapsing polychondritis: a case report and literature review[J]. Journal of International Medical Research, 49(4): 3000605211009489.

第 2 章

介入肺病学介入技术知情同意书范例

第一节 概 述

医学知情同意书的产生源于对患者自主决定权和知情权的尊重，以及医疗行为合法性的需求。其目的是保护患者的自主决定权，即患者有权在充分了解医疗信息的基础上做出自主决定，同时确保医疗行为的合法性，即未经患者同意而进行的医疗操作可能构成侵权行为。其也可提高医疗质量和患者满意度，通过充分沟通并获得患者同意，有助于增强患者对医疗团队的信任感，提高治疗依从性。最后其还可以促进医患沟通，签署知情同意书的过程也是医患双方进行深入沟通的过程，有助于增进彼此的理解和信任。

签署流程和规范的内涵应包括：①医疗机构应向患者详细说明医疗状况，包括所患疾病、治疗方案、预期效果及潜在风险等；②提供知情同意书，知情同意书应简明扼要地呈现相关信息，避免使用过于专业或技术性的术语；③解答患者疑问，医疗工作人员应耐心解答患者对知情同意书中内容的疑问；④签署知情同意书，患者在了解知情同意书的内容后，应在上面签字确认。

医疗机构应保留一份已签署的知情同意书作为文件记录，并为患者提供一份副本。若为儿童、无民事行为能力或限制民事行为能力的人，应由其监护人或法定代理人签字，并在患者或其监护人可理解的范围内告知相关信息。总之，医学知情同意书的签署是一个严谨的过程，旨在确保患者的权益得到保护，同时规范医疗行为，提高医疗质量和患者满意度。

呼吸内镜是用于检查、诊断和治疗气道、肺、纵隔及胸膜疾病的设备。呼吸内镜的介入技术根据手术目的和手术难度分为基础诊断、高级诊断、治疗三方面。基础诊断和高级诊断在复杂性、所需设备和应用范围方面有所不同。基础诊断侧重于常规检查和初步诊断，包括电子支气管镜检查及各种支气管镜检查、经支气管镜支气管肺泡灌洗、全肺灌洗、经支气管镜刷检、经支气管镜黏膜活检术、经支气管镜肺活检术及经支气管镜针吸活检术等。其目的是明确病变部位和性质，进行病理学、细菌学和细胞学检查，发现早期病变，明确诊断。高级诊断是在基础诊断的基础上，结合更为先进的技术和设备，对病变进行更深入、更精准诊断的方法。主要包括超声支气管镜技术和各种导航技术。其目的是通过复杂的操作和高级图像处理技术，提高诊断的准确性和精确性，对复杂病变进行更深入分析，实现对微小病变的精准定位和诊断。呼吸内镜治疗是指利用呼吸内镜及其附属器械对气管、支气管及其周围组织的病变进行治疗的方法。呼吸内镜治疗包括球囊导管扩张、支气管镜下药物注射、二氧化碳冷冻、高频电切/电凝等。其目的是改善患者的呼吸功能，缓解或消除症状，提高患者的生活质量。

本章将按照呼吸内镜基础诊断、高级诊断及治疗3个层面介绍相关技术知情同意书核心内容。部分节最后一部分会提供至少一份完整版知情同意书模板范例以供参考。

第二节　呼吸内镜基础诊断技术知情同意书

一、电子支气管镜检查

电子支气管镜检查是将细长的支气管镜经鼻或口腔插入患者的下呼吸道，以便直接观察气管和支气管的病变，观察有无出血、炎症、新生物、异物及管腔是否通畅等，同时可进行病理学、细菌学和细胞学检查，有利于发现早期病变，明确诊断，进行针对性治疗。

1. 适应证　①不明原因慢性咳嗽、咯血或痰中带血患者，有助于明确出血部位和出血原因；②不明原因肺部各类阴影、肺不张、阻塞性肺炎、炎症不吸收、淋巴结肿大、支气管扩张或狭窄的患者；③不明原因声音嘶哑的患者；④痰中发现癌细胞或可疑癌细胞；⑤怀疑有气管支气管断裂及气管支气管瘘时，可明确诊断；⑥肺或支气管感染性疾病的病因学诊断；⑦不明原因胸腔积液患者；⑧气管吸入异物或清除呼吸道分泌物时，可用电子支气管镜吸痰，取出异物，进行抗感染治疗并加强气道管理等。

2. 禁忌证　①急性心肌梗死后4周内不建议行支气管镜检查；急性心肌梗死后4～6周若需要行支气管镜检查，建议请心内科医生会诊，充分评估心脏病的风险。②活动性大咯血时行支气管镜手术风险较高，若必须行支气管镜检查，应做好建立人工气道及急救的准备，以应对出血加重可能导致的窒息。③血小板计数$< 20 \times 10^9$/L时不推荐行支气管镜检查。血小板计数$< 60 \times 10^9$/L时不推荐行支气管镜下黏膜活检或经支气管肺活检。④妊娠期间不推荐行支气管镜检查，若病情需要，除非紧急情况，尽量推迟至分娩或妊娠28周以后进行，并提前与妇产科医生充分沟通，评估风险。⑤恶性心律失常、不稳定型心绞痛、严重心肺功能不全、高血压危象、严重肺动脉高压、颅内高压、急性脑血管事件、主动脉夹层、主动脉瘤、严重精神疾病及全身极度衰竭等患者，并发症风险通常较高，若必须行支气管镜检查，需要权衡利弊，提前做好抢救准备。

3. 相关医疗风险及应对措施　①麻醉操作相关风险，个体差异致患者对局部麻醉药或其他药物过敏，严重时可出现过敏性休克，需要静脉推注大剂量激素急救或抢救等，详见麻醉相关知情同意书；②困难气道，需要使用口咽通气道、喉罩、气管插管、硬质气管镜或支气管镜，甚至无法进行气管镜下检查或者治疗，喉痉挛、喉头水肿、支气管痉挛导致窒息；③新生物、病变、周围组织大出血，需要药物止血、输血、气管插管入ICU、介入或开放手术止血等处理，严重者可能出现植物状态或者危及生命；④在支气管镜操作时严重低氧血症可导致呼吸衰竭或呼吸衰竭加重，可引起各器官变化导致肺性脑病、肺性肾病、循环障碍等需要气管插管入ICU；⑤感染，肺内及气道感染，气道为有菌器官，因治疗后细菌经伤口入血可出现一过性菌血症，严重者可出现呼吸窘迫综合征、败血症、感染性休克，可危及生命；⑥术中根据病情变化，有更改手术方式可能；⑦术后喘憋加重，治疗后坏死物或痰液、血液或者血凝块阻塞气管/支气管引起喘憋加重，严重时可出现肺不张，必要时需要再次行气管镜/支气管镜检查或治疗或者气管插管。

二、自发荧光支气管镜检查

自发荧光支气管镜是利用特定波长的光线照射人体组织，通过激发自身细胞的荧光基团发出荧光，通过观察和分析荧光信号判断组织的性质，辨别正常组织与病变组织。

1. 适应证　①对包括不典型增生、原位癌等在内的早期肺癌的阳性诊断率均明显高于白光支气管镜，更有利于及时发现肺癌术后复发情况；②清晰显示肺癌浸润边界，因此可为手术方式的选择和切缘提供准确可靠的依据，同时也可以为病理取材部位的选择提供更加准确的信息；③结合多种刷片细胞学检查、活体组织检查等结果，可进一步提高自发荧光支气管镜诊断支气管肺癌的准确率。

2. 禁忌证　参见本节电子支气管镜检查禁忌证。

3. 相关医疗风险及应对措施　请参考本节电子支气管镜检查部分。

三、窄带成像支气管镜检查

窄带成像支气管镜是利用光学滤光器产生两种带宽的窄光谱（蓝色窄谱光和绿色窄谱光），通过观察这两种窄谱光在黏膜表面和内部的反射情况，清晰地显示不同深度的组织结构。它能增强黏膜的对比度和清晰度，调强黏膜血管形态及表面结构，对于血管发生异常的肿瘤组织，具有"电子染色"作用，有助于医生确诊肺癌。

1. 适应证　①不明原因的咳嗽、咯血或痰中带血；②可疑气管、支气管异物或肿瘤，或不明原因的气管狭窄；③肺部弥漫性病变或肺周边肿块，需要进行肺活检、刷检或灌洗行细胞学或细菌学检查以明确诊断者；④有支气管阻塞表现者，如局限性哮鸣音、局限性肺气肿、阻塞性肺炎或任何肺不张等；⑤临床表现或胸部X线片、CT怀疑肺癌或支气管病变，或原因不明的胸腔积液者；⑥气管切开后长期留置套管的患者，需要了解其气管有无损伤及变化。

2. 禁忌证　参见本节电子支气管镜检查禁忌证。

3. 相关医疗风险及应对措施　请参考本节电子支气管镜检查部分。

四、共聚焦支气管镜检查

共聚焦支气管镜检查是一种将微型化的共聚焦激光显微镜整合至电子内镜头端，实现活体组织细胞水平实时成像的内镜技术。

1. 适应证　其可应用于冷冻肺活检前寻找最佳活检部位，减少胸膜损伤导致的并发症并提高诊断率；可用于叶段支气管腔内肿瘤的良恶性判定等。

2. 禁忌证　①严重心肺功能不全、肺动脉高压、循环呼吸衰竭、严重高血压及心律失常患者；②哮喘发作或大咯血患者；③主动脉瘤有破裂危险者；④未治疗的开放性肺结核患者；⑤出血倾向不能纠正者；⑥严重的上腔静脉阻塞综合征患者；⑦严重精神疾病患者；⑧全身情况极度衰竭者。

3. 相关医疗风险及应对措施　请参考本节电子支气管镜检查部分。

五、硬质支气管镜检查

硬质支气管镜是现代医学设备，为一根空心不锈钢管，管径均一，管壁较厚，包括光源系统和配套操作器械，又称通气支气管镜，其前端有斜面，便于通过声门和气管狭窄区域，也利于铲切去除气管壁上的肿瘤。硬质支气管镜前端有用于通气的侧孔，可连接呼吸机，保持气管通畅。其后部有多个接口，可连接吸引装置和光源系统等，以方便各种器具进入，进行大气管疾病的诊治，是一种同时将气管内可视性、治疗性操作与患者通气性相结合的技巧性很高的技术，是呼吸介入一体化诊疗平台的重要工具。

1. 适应证　①气管异物取出；②威胁生命的大咯血处理；③气管支气管狭窄扩张；④大气道肿瘤诊断与切除；⑤气管支气管支架的置入与取出；⑥有原因不明的咳嗽者；⑦怀疑有食管气管瘘者；⑧肺和支气管感染性疾病的病原学诊断；⑨评估肺部弥漫性病变和肺门或淋巴结肿大的原因；⑩良、恶性气管病变的激光治疗。

2. 禁忌证　①致死性心律失常及近期新发心肌梗死；②颈椎关节活动过度或受限；③颌骨和面部创伤或任何限制上下颌骨活动的疾病，以致影响镜体通过；④血流动力学不稳定；⑤难以纠正的低氧血症；⑥喉部狭窄或阻塞性喉癌。

3. 相关医疗风险及应对措施　①麻醉操作和使用药物存在的相关风险。②插入并发症，口腔和口咽结构损伤，严重时可导致窒息，需要药物止血、输血或开放手术止血等处理；咽部肿胀和损伤，引起低氧血症，严重时需要气管插管或者气管切开；声带损伤，杓状软骨脱位，必要时会诊治疗；颈椎病患者有导致脊髓损伤的可能；气管损伤和穿孔，尤其是气管后壁和声门下区域，可出现黏膜坏死物引起阻塞、通气不良，必要时需要气管镜清理；气管穿孔时可出现纵隔气肿、周围结构如血管损伤等，严重者可能危及生命。③操作并发症，黏膜损伤引起气管感染，严重时可引起感染性休克；邻近组织气管损伤出血，严重时可出现大出血、失血性休克或者窒息危及生命，需要相应的医疗处理；硬镜铲切或硬镜扩张时存在气管黏膜撕裂、穿孔及支气管破裂或支气管嵴损伤，引起张力性气胸、皮下气肿、纵隔气肿、空气栓塞，严重者需要行气管插管、气管切开，后续存在气管插管入重症监护室可能；术中存在心脑血管意外。

六、经支气管镜支气管肺泡灌洗

经支气管镜支气管肺泡灌洗是通过纤维支气管镜向支气管肺泡内注入生理盐水并进行抽吸，以收集肺泡表面有效液体进行检查的一种技术。它主要用于诊断多种肺部疾病，如肺泡炎、肺纤维化、肺癌等，也可用于评估疗效和预后。

1. 适应证　①肺部感染，特别是免疫受损、免疫缺陷性肺部感染的病原学诊断；②弥漫型和周围型肺部肿瘤的细胞学诊断；③间质性肺疾病，如结节病、特发性肺间质纤维化、外源性变应性肺泡炎、肺泡蛋白沉积症、胶原血管伴肺纤维化等的诊断、治疗及疗效和预后评估；④呼吸道感染，包括重症支气管肺炎、大叶性肺实变或大面积肺炎、塑形性支气管炎、黏液栓导致肺不张、怀疑合并其他病原体感染等；⑤肺水肿、肺栓塞、肺纤维化等；⑥恶性肿瘤，特别是腺癌和肺泡细胞癌的诊断。

2. 禁忌证　①严重心脏病变者，如心力衰竭、严重心律失常、新近发生心肌梗死患者；肺功能严重受损者，如呼吸衰竭、动脉血氧分压低于60mmHg的患者。②新近（1周内）发生大咯血的患者。③活动性肺结核未经治疗者。④全身状态或其他器官极度衰竭者。⑤严重营养不良、不能耐受手术者。⑥高热患者，如持续高热又急需支气管镜检查者，应将体温降至38.5℃以下再行手术。⑦严重出血性疾病、凝血功能障碍、严重肺动脉高压患者及可能诱发大咯血者。⑧不合作的患者。

3. 相关医疗风险及应对措施　①出血，支气管黏膜可能会受损导致出血，某些特殊情况下（如有出血倾向、使用抗凝药物等）出血风险可能会增加，需要气管镜介入止血治疗；②感染，应用支气管镜时需要将仪器插入气道，存在感染的风险，必要时可适当应用抗生素降低感染风险；③支气管痉挛，必要时应用糖皮质激素缓解患者气道反应，严重时需要行气管插管保持患者通气；④低氧血症，支气管镜检查时可能会损伤气道黏膜，从而引起低氧血症，出现呼吸困难、胸闷等症状，立即予以呼吸机辅助通气，必要时行气管插管。

七、全肺灌洗

全肺灌洗是一种在全身麻醉状态下通过灌洗液将肺内有害物质清除的治疗手段。它主要用于治疗尘肺、肺泡蛋白沉积症等职业性肺病，通过大容量灌洗液灌洗病变肺部，去除肺泡内充填物、细菌代谢产物，恢复肺泡内巨噬细胞的功能，增加巨噬细胞吞噬异物的能力，从而改善呼吸功能，减轻患者痛苦。

1. 适应证　①尘肺，如硅沉着病、煤工尘肺、水泥尘肺、电焊工尘肺等各种无机尘肺；②肺泡蛋白沉积症，是一种罕见的肺部疾病，全肺灌洗是其主要治疗手段；③吸入性肺炎，包括吸入粉末或液体状异物的清除；④重症或难治的下呼吸道感染；⑤通过灌洗清除感染源，改善病情；⑥慢性哮喘持续状态；⑦通过灌洗减轻气管炎症和狭窄；⑧黏液黏稠病、慢性非局限性化脓性支管扩张症、慢性以痰栓阻塞为主的感染性支气管炎及放射性粉尘吸入等也是全肺灌洗的适应证。

2. 禁忌证　①高龄合并老年病的肺部有活动性结核和肺部感染者；②胸膜下存在直径大于2cm的肺大疱者；③重度肺功能低下，单肺不能维持通气者；④严重气管及支气管畸形，致使双腔管不能插到位者；⑤合并严重的心、肝、肾等重要器官功能障碍者；⑥凝血功能障碍、免疫功能下降者；⑦有近期胸部手术史者；⑧可能增加术后感染或其他并发症风险者；⑨合并活动性肺结核者；⑩重度肺气肿患者。

3. 相关医疗风险及应对措施　①支气管痉挛或支气管哮喘发作，在术前应对患者进行充分的气道管理，包括使用适当的麻醉技术和药物，以最小化气道刺激和痉挛的风险。

②气道黏膜损伤及出血，在灌洗过程中，应确保灌洗液的温度适当和灌洗速度合适，避免灌洗速度过快导致黏膜损伤。同时，应充分麻醉以抑制咳嗽反射，减少黏膜损伤的概率。③影像学检查显示的短暂性磨玻璃影或肺不张，这类影像学异常通常为暂时性的，如果没有感染的迹象，一般不需要特殊处理，若有感染迹象，应及时开始抗生素治疗。④术中及术后肺功能暂时性降低，对于肺功能较差的患者，可以考虑分期手术或采用更小范围的灌洗。

八、经支气管镜刷检

经支气管镜刷检是通过支气管镜深入到患者的气管内，在可疑病变部位取样，利用刷检的方式将上皮细胞和其组织成分收集起来，然后将其送至实验室进行分析的一种检查方法。其主要用于获取下呼吸道分泌物进行细胞学检查，帮助医生诊断感染、肿瘤或其他肺部疾病。

1. 适应证　①疑似肺癌或其他肺部肿瘤的诊断；②肺部感染，尤其是免疫受损患者的病原学诊断；③弥漫性肺部疾病的诊断，如间质性肺疾病；④气管狭窄或梗阻的病因诊断；⑤肺部阴影或结节的性质确定；⑥气管、支气管内新生物的治疗前评估；⑦疑有气管支气管裂伤或断裂的诊断；⑧疑有气管或支气管瘘的诊断。

2. 禁忌证　参见本节电子支气管镜检查禁忌证。

3. 相关医疗风险及应对措施　①气道黏膜损伤及出血，评估凝血功能，必要时应用止血药物；②感染，可能破坏呼吸道黏膜屏障，导致细菌、真菌等病原体感染，若有感染迹象，及时应用抗生素治疗；③心律失常，术中及术后严密监测患者生命体征，必要时请心内科医师指导治疗。

九、经支气管镜黏膜活检术

经支气管镜黏膜活检术是指在支气管镜的直视下，使用活检钳对支气管黏膜的病变部位进行钳取，以获取组织标本进行病理学检查的一种方法。

1. 适应证　①疑诊气管、支气管、肺肿瘤或肿瘤性病变需要确定病理分型，或需确定浸润范围及分期时；②不能明确诊断、进展迅速、抗菌药物效果欠佳、病变持续存在或吸收缓慢、临床诊断为下呼吸道感染或伴有免疫功能受损的患者；③器官或骨髓移植后新发肺部病变，或疑诊移植物抗宿主病、移植肺免疫排斥时；④临床上难以解释、病情进展或治疗效果欠佳的咳嗽患者，怀疑气管支气管肿瘤、异物或其他病变者；⑤原因不明的弥漫性肺实质疾病，如间质性肺炎、结节病、肺泡蛋白沉积症及职业性肺病等。

2. 禁忌证　①气道内血管瘤如支气管 Dieulafoy 病（杜氏病），活检可能导致大出血，死亡率高；②严重心肺功能受损，如并发呼吸衰竭、心功能不全和严重心律失常等；③近期发生急性心肌梗死；④严重肺动脉高压者；⑤长期服用抗凝药物且近 5~7 天未停用药物的患者。

3. 相关医疗风险及应对措施　①出血，是活检常见的并发症，尤其有血管瘤或凝血功能障碍的患者，必要时进行气管镜介入止血治疗；②低氧血症，检查时支气管镜占据气道，可能影响呼吸功能，立即给予呼吸机辅助通气，必要时停止操作，行气管插管；③气胸，对于高风险患者，延长术后观察时间，出现呼吸困难、胸痛等不适时行胸部X线检查，确诊气胸后及时处理；④心律失常、心搏骤停，术前评估心功能，做好患者思想工作，术中加强监测，及时处理异常情况；⑤喉、支气管痉挛，保证良好的表面麻醉效果与适当的镇静/麻醉深度，发生严重喉、支气管痉挛时应立即停止操作，必要时应用激素冲击缓解患者痉挛反应。

十、经支气管镜肺活检术

经支气管镜肺活检术是在支气管镜直视下，利用活检工具钳取肺组织样本，进行病理学检查以诊断疾病。

1. 适应证　①肺部弥漫性病变，如肺部感染、血行播散型肺结核、肺泡蛋白沉积症、肺间质性疾病、肺泡细胞癌等。②肺周边肿块、结节和浸润病灶。③痰中发现癌细胞或可疑癌细胞；肺不张、肺部结节或块影、阻塞性肺炎、炎症不吸收等肺部异常改变者。④原因未明的胸腔积液等异常改变者，尤其是当病变部位随着时间延长逐渐扩大时。

2. 禁忌证　①肺功能障碍、严重肺气肿、肺动脉高压、支气管扩张、凝血功能障碍等疾病。②病灶周围存在肺大疱，体质极度衰竭者，应慎做此项检查。③严重心律失常；不能纠正的出血倾向，如凝血功能严重障碍。④严重上腔静脉阻塞综合征；新近发生心肌梗死，或有不稳定型心绞痛或心电图有明显心肌缺血、心肌损伤表现。⑤已诊断主动脉瘤，有破裂危险者。⑥病变不能除外血管畸形及肺部囊性病变所致者。⑦怀疑病变为肺包虫囊肿者。⑧对于周围型肺癌有手术切除可能的患者，不宜进行活检，以免癌细胞扩散。

3. 相关医疗风险及应对措施　请参考本节经支气管镜黏膜活检术部分。

十一、经支气管镜针吸活检术

经支气管镜针吸活检术是一种微创标本采集技术，它通过支气管镜的活检孔道进入气管内，利用穿刺针穿透气管壁，对气管、支气管腔外病变进行针刺吸引，获取细胞或组织标本，并进行细胞学或病理学检查。

1. 适应证　①对纵隔和肺门淋巴结进行取样，以明确诊断，同时对支气管源性肿瘤进行分期；②对气管、支气管旁的肿块及黏膜下病变和肺外周结节进行取样；③对支气管内坏死和出血性病灶的病因诊断；④对纵隔囊肿和脓肿的病因诊断及引流；⑤对肺癌进行分期。

2. 禁忌证　①肺功能障碍、严重肺气肿、肺动脉高压、支气管扩张、凝血功能障碍等疾病。②病灶周围存在肺大疱，体质极度衰竭者，应慎做此项检查。③严重心律失常；不能纠正的出血倾向，如凝血功能严重障碍。④严重上腔静脉阻塞综合征。⑤新近发生心肌梗死，或有不稳定型心绞痛或心电图有明显心肌缺血、心肌损伤表现。

3. 相关医疗风险及应对措施　①出血，是最常见的并发症，术前完善凝血功能检查，根据病灶调节穿刺针长度，术中注意观察针尖位置，术后严密观察生命体征，必要时应用止血药物或进行血管造影。②感染，如纵隔脓肿、肺脓肿、心包炎等，可能由口咽部常见菌群污染穿刺针导致，避免穿刺针全部伸出，确保操作全程视野中能看到针尖；严格避免污染穿刺针；对于特殊病变部位穿刺，可考虑预防性使用抗生素；出现感染性并发症时积极抗感染治疗。③气胸，可能由穿刺活检时损伤正常肺组织或意外刺入肺大疱导致，操作前确定患者有无危险因素，如重度肺气肿等；操作后严密监测；根据患者情况选择氧疗、胸腔穿刺抽气或胸腔闭式引流等操作。

十二、呼吸内镜基础诊断知情同意书模板范例

呼吸内镜基础诊断知情同意书模板范例见表 2-2-1、表 2-2-2。

表 2-2-1　电子支气管镜检查知情同意书

患者姓名		性别		年龄		病历号	
术前诊断						电话	
手术名称	电子支气管镜						

电子支气管镜检查是将细长的支气管镜经鼻或口腔插入患者的下呼吸道，以便直接观察气管和支气管的病变，观察有无出血、炎症、新生物、异物及管腔是否通畅等，同时可进行病理学、细菌学和细胞学检查，有利于发现气道早期病变，明确诊断，进行针对性治疗。

现患者因病情需要且具备电子支气管镜检查及治疗的适应证，无明显禁忌证，拟行电子支气管镜检查及治疗，医生已将本术式目的、方法、局限性及相关医疗风险详尽告知患者本人及其家属，具体如下。

1. 任何麻醉操作和任何所使用的药物都存在相关的风险（麻醉、术中、术后时的麻醉意外及心脑血管意外等）。可见麻醉相关知情同意书，个体差异致患者对局部麻醉药或其他药物过敏，严重时可出现过敏性休克，危及生命，需要静脉推注大剂量激素急救或抢救等，也可出现心律失常、肺栓塞、心肌梗死、脑梗死、循环系统障碍、呼吸衰竭等其他无法预知情况（详见麻醉相关知情同意书）。
2. 困难气道，需要使用口咽通气道、喉罩、气管插管及使用硬质气管镜或者支气管镜，甚至无法进行气管下检查或者治疗；喉痉挛、喉头水肿、支气管痉挛导致窒息。
3. 心律失常、心肌缺血、心肌梗死和心搏骤停。
4. 新生物、病变、周围组织大出血，需要药物止血、输血、气管插管入ICU。介入或开放手术止血等处理，严重者可能出现植物状态或者危及生命。真菌感染性病变、结核、空洞性病变、血管畸形、血管瘤、假性动脉瘤破裂出血，严重者可危及生命。
5. 低氧血症，若患者因气道狭窄已经存在低氧血症及存在长期吸烟、肺功能差或者因疾病已经存在呼吸衰竭，在支气管镜操作时严重者可出现呼吸衰竭或呼吸衰竭加重，包括低氧血症和二氧化碳潴留，可引起各器官变化导致肺性脑病、肺性肾病、循环障碍等需要气管插管入ICU，严重时可危及生命。
6. 感染：可出现肺内及气道感染，气道为有菌器官，因治疗后细菌经伤口入血可出现一过性菌血症，严重者可致呼吸窘迫综合征、败血症、感染性休克，危及生命。
7. 气管黏膜撕裂、纵隔瘘、食管气管瘘、支气管残端瘘、纵隔气肿、皮下气肿，严重时有危及生命的可能，严重者需要引流或者外科处理。
8. 合并其他技术如活检、冷冻等操作，存在种植转移或播散可能。
9. 可能出现气管内着火、气道灼伤的风险。
10. 术中根据病情变化，有更改手术方式可能。

续表

11. 患者因其他原因，无法继续进行治疗。
12. 术后喘憋加重：治疗后坏死物阻塞引起气管支气管阻塞导致喘憋加重；或痰液、血液或者血块阻塞气管/支气管引起喘憋加重，严重时可出现肺不张，必要时需要再次行气管镜/支气管镜检查或者治疗或者气管插管。
13. 可能引发多器官功能衰竭，危及生命。
14. 手术引起水、电解质紊乱。
15. 术后疼痛及乏力、全身不适、恶心、呕吐等。
16. 术后出现精神相关性异常。
17. 手术引发原有疾病恶化。严重者可能出现多器官功能衰竭，危及生命。
18. 出现气胸或血气胸、皮下气肿或纵隔气肿、胸腔积液的可能，严重者需要引流处理。
19. 胸部手术存在以下特定风险：气体栓塞、肺栓塞、心脏压塞、咯血等，严重者可发生心脑血管意外，危及生命。
20. 如果患者患有高血压、心脏病、糖尿病、肝肾功能不全、静脉血栓、恶性肿瘤等疾病或者有长期吸烟史、慢性阻塞性肺疾病、出血倾向疾病，以上风险可能会增加，或者在术中或术后出现相关的病情加重或心脑血管意外甚至死亡。
21. 其他事先无法预知的医疗风险及罕见并发症。

特殊风险（根据患者病情特点列出）：_____

患者若拒绝进行本项检查，可选择的替代方案：_____

医务人员将会通过术前认真准备、术中细致操作，避免或最大限度减小上述医疗风险发生率；但由于患者个体差异及不同疾病差异等复杂因素，难以完全避免上述医疗风险发生。

手术全程中，常规对患者进行心电图及血压、血氧饱和度监测，一旦发生上述医疗风险，我们将从医疗角度进行最积极的救治及实施应对措施，并尽最大努力避免或减轻上述可能情况给患者带来的不利影响及危害，但不能保证取得期望效果。您可能出现组织器官损害、残疾、死亡后果，导致医疗费用支出增加。

患者知情同意
- 我已明确知晓，基于本人疾病状况及临床诊断，有必要实施上述手术以达到对本人疾病进一步诊疗的目的。
- 我的医生已告知我将要进行的手术方式、术中及术后可能发生的并发症和风险并且解答了我关于此次手术的相关问题。
- 我同意在术中医生可以根据我的病情对预定的手术方式做出调整。
- 我理解我的手术可能需要多位医生共同进行。
- 我并未得到手术百分之百成功的许诺。
- 我授权医生对活检取材标本进行处置：包括但不限于病理学检查、基因检测和医疗废物处理等。
- 我对术中和术后可能发生的并发症及其严重性已充分了解。愿意选择应用上述手术方法进行治疗。愿意承担相应的风险与后果。
- 医院所从事的医疗活动有义务严格遵循国家有关法律、法规和诊疗护理的规范要求。我同意在这家医院诊疗过程中引起的任何争议按照国家有关法律、法规所提供的途径合法解决。

医生陈述
我们将以高度的责任心，认真执行手术操作规程，并做好抢救物品的准备及手术过程中的监测，一旦发生上述风险和意外，我们会按照操作常规采取积极应对措施，对危及生命的并发症，我们可能来不及征求家属意见，希望家属授权采取紧急措施抢救患者生命。

医生签名：　　　　　　签名日期　　年　　月　　日　　时　　分

续表

患者或代理人意见：医生已向我（们）解释了手术的目的、意义、危险性及其术中和术后可能出现的并发症、意外情况。我（们）已完全理解术中及术后可能会出现一些未曾预料到的问题及意外。
我（请手签同意）　　　　　手术并授权医生，在术中或术后发生紧急情况下，为保障本人的生命安全，医生有权按照医学常规予以紧急处置，更改并选择最适宜的手术方案实施必要的抢救。 患者签名： （若有委托，请另签授权委托书） 委托代理人、家属签名：　　　　　　　　　　与患者的关系： 　　　　　　　　　　　　　　　　　　　　　　签名日期　　　年　　月　　日　　时　　分
患者或代理人意见：医生已向我（们）解释了手术的目的、意义、危险性及其术中和术后可能出现的并发症、意外情况。我（们）已完全理解术中及术后可能会出现一些未曾预料到的问题及意外。 我（请手签不同意）　　　　　手术并授权医生，在术中或术后发生紧急情况下，为保障本人的生命安全，医生有权按照医学常规予以紧急处置，更改并选择最适宜的手术方案实施必要的抢救。 患者签名： （若有委托，请另签授权委托书） 委托代理人、家属签名：　　　　　　　　　　与患者的关系： 　　　　　　　　　　　　　　　　　　　　　　签名日期　　　年　　月　　日　　时　　分

表 2-2-2　硬质支气管镜检查知情同意书

患者姓名		性别		年龄		病历号	
术前诊断						电话	
手术名称	硬质支气管镜检查及治疗						

硬质支气管镜又称通气支气管镜，其前端有斜面，便于通过声门和气道狭窄区域，也利于铲切去除气道壁上的肿瘤。硬质支气管镜前端有用于通气的侧孔，可连接呼吸机，保持气道通畅。

现患者因病情需要且具备硬质支气管镜检查及治疗的适应证，无明显禁忌证，拟行硬质支气管镜检查及治疗，医生已将本术式目的、方法、局限性及相关医疗风险详尽告知患者本人及其家属，具体如下。

1. 任何手术和麻醉都存在风险（麻醉、术中、术后时的麻醉意外及心脑血管意外等）。任何所用药物都可能产生副作用，包括轻度恶心、皮疹等症状到严重的过敏性休克甚至危及生命。因个体差异致患者对局部麻醉药或其他药物过敏，严重程度不同，需要及时采取相应的医疗处理。详细手术风险见手术麻醉知情同意书。
2. 插入并发症：①可能出现口腔和口咽结构损伤，包括口腔软组织和口唇损伤、牙齿脱落损伤引起的出血，严重时可导致窒息，需要药物止血、输血或开放手术止血等处理。②喉部肿胀和损伤，包括会厌、声门水肿及喉痉挛，可引起低氧血症，严重时需要气管插管或者气管切开；可能出现声带损伤，杓状软骨脱位，必要时需要及时会诊治疗。③脊髓损伤，如颈椎病和严重骨质疏松患者，甚至可能出现截瘫等严重并发症，患者需要及时告知医生相关病史。④气道损伤和穿孔，尤其是气管后壁和声门下区域，可出现黏膜坏死物引起阻塞、通气不良，必要时需要气管镜清理；气道穿孔时可出现纵隔气肿、周围结构如血管损伤等，严重者可能危及生命。

续表

3. 操作并发症：①可出现黏膜损伤引起的气道感染，严重可引起感染性休克；②可能出现邻近组织器官损伤出血，严重可出现大出血、失血性休克或者窒息危及生命，并需要相应的医疗处理；③硬质支气管镜铲切或硬质支气管镜扩张时有可能出现气管黏膜撕裂、穿孔、支气管破裂或支气管嵴损伤，引起张力性气胸、皮下气肿、纵隔气肿、气体栓塞，上述情况严重者存在危及生命可能，需要行气管插管、气管切开，后续存在气管插管入ICU可能。
4. 术中存在心脑血管意外可能，如血压异常及心律失常，严重者出现室性心动过速、心室颤动及心搏骤停及严重者存在死亡可能，危及生命。
5. 操作不成功及术中根据病情变化更改手术方式可能。
6. 手术后出现精神相关性异常。
7. 手术引发原有疾病恶化，严重者可能发生多器官功能衰竭，危及生命。
8. 手术引起水、电解质紊乱。
9. 若患者存在基础心肺疾病，如冠状动脉粥样硬化性心脏病、慢性阻塞性肺疾病、肺间质纤维化等出现低氧血症后不容易恢复情况，可出现植物状态。
10. 术中或术后疼痛可能。
11. 如果患有高血压、心脏病、糖尿病、肝肾功能不全、静脉血栓、恶性肿瘤等疾病或者有吸烟史，以上这些风险可能会增加，或者在术中或术后出现相关的病情加重甚至死亡。
12. 其他无法事先预知的医疗风险及罕见的并发症。

特殊风险（根据患者病情特点列出）：_____

患者若拒绝进行本项检查，可选择的替代方案：_____

医务人员将会通过术前认真准备、术中细致操作，避免或最大限度减小上述医疗风险发生率；但由于患者个体差异及不同疾病差异等复杂因素，难以完全避免上述医疗风险发生。

手术全程中，常规对患者进行心电图及血压、血氧饱和度监测，一旦发生上述医疗风险，我们将从医疗角度进行最积极的救治及采取应对措施，并尽最大努力避免或减轻上述可能情况给患者带来的不利影响及危害，但不能保证取得期望效果。您可能出现组织器官损害、残疾、死亡后果，导致医疗费用支出增加。

患者知情同意
- 我已明确知晓，基于本人疾病状况及临床诊断，有必要实施上述手术以达到对本人疾病进一步诊疗的目的。
- 我的医生已告知我将要进行的手术方式、术中及术后可能发生的并发症和风险并且解答了我关于此次手术的相关问题。
- 我同意在术中医生可以根据我的病情对预定的手术方式做出调整。
- 我理解我的手术可能需要多位医生共同进行。
- 我并未得到手术百分之百成功的许诺。
- 我授权医生对活检取材标本进行处置：包括但不限于病理学检查、基因检测和医疗废物处理等。
- 我对术中和术后可能发生的并发症及其严重性已充分了解。愿意选择应用上述手术方法进行治疗。愿意承担相应的风险与后果。
- 医院所从事的医疗活动有义务严格遵循国家有关法律、法规和诊疗护理的规范要求。我同意在这家医院诊疗过程中引起的任何争议按照国家有关法律、法规所提供的途径合法解决。

续表

医生陈述
我们将以高度的责任心，认真执行手术操作规程，做好抢救物品的准备及手术过程中的监测，一旦发生上述风险和意外，我们会按照操作常规采取积极应对措施，对危及生命的并发症，我们可能来不及征求家属意见，希望家属授权采取紧急措施抢救患者生命。 医生签名：　　　　　　签名日期　　　年　　月　　日　　时　　分
患者或代理人意见：医生已向我（们）解释了手术的目的、意义、危险性及术中和术后可能出现的并发症、意外情况。我（们）已完全理解术中及术后可能会出现一些未曾预料到的问题及意外。 我（请手签同意）　　　　　手术并授权医生，在术中或术后发生紧急情况下，为保障本人的生命安全，医生有权按照医学常规予以紧急处置，更改并选择最适宜的手术方案实施必要的抢救。 患者签名： （若有委托，请另签授权委托书） 委托代理人、家属签名：　　　　　　与患者的关系： 　　　　　　　　　　　　　　　　　　签名日期　　　年　　月　　日　　时　　分
患者或代理人意见：医生已向我（们）解释了手术的目的、意义、危险性及术中和术后可能出现的并发症、意外情况。我（们）已完全理解术中及术后可能会出现一些未曾预料到的问题及意外。 我（请手签不同意）　　　　　手术并授权医生，在术中或术后发生紧急情况下，为保障本人的生命安全，医生有权按照医学常规予以紧急处置，更改并选择最适宜的手术方案实施必要的抢救。 患者签名： （若有委托，请另签授权委托书） 委托代理人、家属签名：　　　　　　与患者的关系： 　　　　　　　　　　　　　　　　　　签名日期　　　年　　月　　日　　时　　分

第三节　呼吸内镜高级诊断技术知情同意书

一、支气管内超声引导下经支气管针吸活检/淋巴结活检/纵隔冷冻活检

支气管内超声引导下经支气管针吸活检/淋巴结活检/纵隔冷冻活检是一种在支气管镜前端安装超声探头，通过超声图像对气管、支气管周围病变组织实施监视，使用多种器械进行活检。技术目的是明确病原学、明确病变性质。

1. 适应证　①原发性肺癌的肺门/纵隔淋巴结评估；②转移性肿瘤的肺门/纵隔淋巴结评估；③不明原因的肺门/纵隔淋巴结评估；④纵隔肿瘤的诊断；⑤肺内肿瘤的诊断；⑥化疗或放疗后再分期；⑦肺癌的术前分期及术后评估。

2. 禁忌证　①严重心肺功能不全、肺动脉高压、循环呼吸衰竭、严重高血压及心律失常患者；②哮喘或大咯血患者；③主动脉瘤有破裂危险的患者；④未治疗的开放性肺结核患者。

3. 相关医疗风险及应对措施　①病变本身、周围组织或者血管大出血，或者气管-纵隔瘘、食管气管瘘大出血，需要药物止血、输血、气管插管入重症监护室、介入或开放手术止血等处理，严重者可能出现植物状态或者危及生命。如为真菌感染性病变、结核、空洞性病变、血管畸形、血管瘤、假性动脉瘤破裂出血，严重者可危及生命。②感染，可出现肺内及气管感染，气管为有菌器官，因治疗后细菌经伤口入血可出现一过性菌血症，或者引起肺部感染，严重者可出现呼吸窘迫综合征、败血症、心包脓肿、化脓性心包炎、感染性休克，危及生命。③术中因病变周围或者病变本身的血管丰富无法避开血管等其他原因，无法穿刺或者穿刺不成功。④穿刺病理结果阴性或标本量无法同时满足基因检测要求，需要二次活检可能。⑤活检病理结果与既往病理或手术病理结果不一致可能。⑥种植转移或播散可能。⑦穿刺活检针折断，无法取出可能。

二、电磁导航支气管镜

电磁导航支气管镜是将电磁导航技术、支气管镜检查术及三维重建技术相结合，利用体外磁场定位板引导气管内传感器进行肺部靶病灶的定位、活检及治疗。

1. 适应证　①肺外周病变的活检；纵隔、肺门淋巴结病变的活检。②周围型肺癌手术前的定位标记。③周围型、中央型肺癌立体放疗的粒子植入。④周围型肺癌近距离放疗的导管放置。⑤对于肺外周感染性病灶，导航支气管镜可以引导医生进行精确的取样和灌洗，以获取病原学依据，指导抗感染治疗。⑥导航支气管镜能够深入气管，观察狭窄或阻塞的部位或程度，同时可以进行活检或刷检，以明确狭窄或阻塞的病因。⑦对于良性或恶性肿瘤导致的气管狭窄，导航支气管镜可以引导进行球囊扩张、置入支架等介入治疗，缓解大气管梗阻，以改善患者的呼吸功能。

2. 禁忌证　①活动性大咯血；②严重心肺功能障碍；③严重心律失常；④新近发生心肌梗死或不稳定型心绞痛；⑤不能纠正的出血倾向；⑥主动脉瘤、尿毒症或严重肺动脉高压；⑦近4周内急性心肌梗死；⑧不能纠正的凝血功能障碍；⑨其他心脑血管危险因素，如恶性心律失常、高血压危象、颅内高压、急性脑血管事件、主动脉夹层等。

3. 相关医疗风险及应对措施　请参考本节支气管内超声引导下经支气管针吸活检/淋巴结活检/纵隔冷冻活检部分。

三、机器人辅助支气管镜

机器人辅助支气管镜检查（简称机器人支气管镜）是利用患者影像资料，提供实时三维导航，并在机械臂驱动下控制柔性内镜抵达肺结节，确保对微小结节进行精准定位和诊断，并根据诊断结果，直接进行外科切除、消融或其他治疗。

1. 适应证　其用于经自然腔道的支气管镜检查、治疗的术前规划，以及术中对一次性使用电磁定位电子支气管内镜导管的导航定位和操作控制。

2. 禁忌证　①严重心肺功能不全患者；②凝血功能障碍或血小板计数过低者；③严重心律失常者；④新近发生心肌梗死或有不稳定型心绞痛发作史者；⑤尿毒症或严重的肺动脉高压、主动脉瘤患者；⑥患者存在精神疾病，无法配合检查；⑦疑似或确诊的肺动静脉瘘、动脉瘤；⑧颅内高压患者。

3. 相关医疗风险及应对措施　①出血，在检查前评估患者的凝血功能，并在检查过程中小心操作以降低出血风险。若发生出血，必要时采取气管镜介入止血治疗。②感染，特别是对于免疫系统较弱的患者，医院会确保机器人支气管镜的消毒达到标准，以降低感染风险。同时，对于免疫力低下的患者，可预防性应用抗生素。③气道梗阻，在检查过程中，患者的气道可能因分泌物或其他原因出现梗阻，密切监测患者的呼吸状况，并在必要时进行气道清理或采取其他急救措施。④医院会定期对机器人支气管镜进行检查和维护，以确保其正常运行。同时，医生也会接受相关培训，以提高操作技能并减少操作失误。

四、支气管内超声引导下（联合鞘管）经支气管肺活检

支气管内超声引导下（联合鞘管）经支气管肺活检是一种在电子支气管镜的操作通道插入超声小探头，对肺外周小气管内的病变进行定位，并通过引导鞘管将活检钳插入进行活检的技术。

1. 适应证　其主要用于CT引导下经皮肺穿刺无法获得组织样本的肺外周病变。

2. 禁忌证　①重型肺气肿、肺源性心脏病、心力衰竭及严重呼吸功能障碍患者；②意识或精神障碍，无法配合者；③凝血功能障碍者；④超声显示不清的病灶，或病灶虽可以显示，但被肋骨遮挡，缺乏合适进针路线的情况。

3. 相关医疗风险及应对措施　①出血，活检过程中可能损伤肺组织或血管导致出血，术前评估凝血功能，术中轻柔操作，术后密切观察，必要时给予止血药物或输血治疗。②感染，活检后可能发生肺部感染，术前预防性使用抗生素，术后加强护理，密切观察体温、咳嗽等症状，及时给予抗感染治疗。③气胸，少数情况下，活检可能导致气体进入胸膜腔，形成气胸，操作后严密监测；根据患者情况选择氧疗、胸腔穿刺抽气或胸腔闭式引流等操作。④支气管狭窄，活检可能导致支气管壁受损，进而引发支气管狭窄。术后定期随访，观察支气管恢复情况，必要时给予扩张支气管治疗。

五、影像（X线检查、锥形线束CT）引导下经支气管肺活检

影像（X线检查、锥形线束CT）引导下经支气管肺活检是一种在影像学（如CT、X线检查等）的引导下，通过支气管镜对肺外周病变进行精确定位，并获取病变组织样本进行病理学检查的技术。其主要用于诊断肺外周的结节、肿块等病变，特别是常规支气管镜检查难以直接观察到的病变。

1. 适应证　①肺结节的诊断与治疗；②能够准确到达常规支气管镜无法到达的肺外周病灶，进行活检和诊断，给肺结节的微创诊断及治疗提供了参考。

2. 禁忌证　①患者生命体征不平稳；②严重出血倾向；③严重心肺功能不全；④无法配合操作者；⑤孕妇及哺乳期妇女；⑥患有严重心肺疾病者。

3. 相关医疗风险及应对措施　①麻醉操作和使用药物存在的相关风险。②气胸、血气胸、皮下气肿、纵隔气肿，必要时需要引流。若出现张力性气胸，严重者可危及生命。③可由感染引起发热，少见时可引起肺炎、脓胸，需要抗感染治疗或引流。④空气栓塞，严重者可引发心脑血管意外，危及生命。⑤突发肺栓塞，严重者可引发心脑血管意外，危及生命。⑥心脏压塞，心脑血管意外，可危及生命。⑦术中大出血、中转开胸、休克、植物状态，危及生命。⑧肿瘤播散。⑨伤口并发症，出血、血肿、感染、不愈合，瘘管及窦道形成等可能。

六、呼吸内镜高级诊断技术知情同意书范例

呼吸内镜高级诊断技术知情同意书范例见表 2-3-1。

表 2-3-1　支气管内超声引导下经支气管针吸活检/淋巴结活检/纵隔冷冻活检知情同意书

患者姓名		性别		年龄		病历号	
术前诊断						电话	
手术名称	支气管内超声引导下经支气管针吸活检/淋巴结活检/纵隔冷冻活检						

现患者因病情需要且具备支气管内超声引导下经支气管针吸活检/淋巴结活检/纵隔冷冻活检的适应证，无禁忌证，拟行支气管内超声引导下经支气管针吸活检/淋巴结活检/纵隔冷冻活检，医生已将本术式目的、方法、局限性及相关医疗风险详尽告知患者本人及家属，具体如下：

1. 任何麻醉操作和任何所使用的药物都存在相关的风险（麻醉、术中、术后时的麻醉意外及心脑血管意外等）。可见麻醉相关知情同意书，个体差异致患者对局部麻醉药或其他药物过敏，严重时可出现过敏性休克，危及生命，需要静脉推注大剂量激素急救或抢救等，也可出现心律失常、肺栓塞、心肌梗死、脑梗死、循环系统障碍、呼吸衰竭等其他无法预知情况（详见麻醉相关知情同意书）。
2. 困难气道，需要使用口咽通气道、喉罩、气管插管及使用硬质气管镜或者支气管镜，甚至无法进行气管下检查或者治疗；喉痉挛、喉头水肿、支气管痉挛导致窒息。
3. 心律失常、心肌缺血、心肌梗死和心搏骤停。
4. 病变本身、周围组织或者血管大出血，或者气管-纵隔瘘、食管气管瘘大出血，需要药物止血、输血及气管插管入ICU、介入或开放手术止血等处理，严重者可能出现植物状态或者危及生命。如为真菌感染性病变、结核、空洞性病变、血管畸形、血管瘤、假性动脉瘤破裂出血，严重者可危及生命。
5. 低氧血症，若患者因气道狭窄已经存在低氧血症及存在长期吸烟、肺功能差或者因疾病已经存在呼吸衰竭，在支气管镜操作时严重者可出现呼吸衰竭或呼吸衰竭加重，包括低氧血症和二氧化碳潴留，可引起各器官变化导致肺性脑病、肺性肾病、循环障碍等需要气管插管入ICU，严重时可危及生命。
6. 感染：可出现肺内及气道感染，气道为有菌器官，因治疗后细菌经伤口入血可出现一过性菌血症，或者引起肺部感染，严重者可致呼吸窘迫综合征、败血症、感染性休克，危及生命。
7. 术中因病变周围或病变本身的血管丰富无法避开血管等其他原因，无法穿刺或者穿刺不成功。
8. 穿刺病理结果阴性或标本量无法同时满足基因检测要求，需要二次活检可能。
9. 活检病理结果与既往病理或手术病理结果不一致可能。
10. 种植转移或播散可能。
11. 穿刺活检针折断，无法取出可能。

续表

12. 术中根据病情变化，更改手术方式可能。 13. 患者因其他原因，无法继续进行治疗可能。 14. 术后喘憋加重：因痰液、血液或血凝块阻塞气管/支气管，喘憋加重，严重时可出现肺不张，必要时需要再次行气管镜/支气管镜检查或治疗或者气管插管。 15. 术后疼痛及乏力、全身不适、恶心、呕吐等。 16. 手术后出现精神相关性异常。 17. 手术引发原有疾病恶化。严重者可能引发多器官功能衰竭，危及生命。 18. 手术引起水、电解质紊乱。 19. 出现气胸或血气胸、皮下气肿或纵隔气肿、胸腔积液的可能，严重者需要引流处理。 20. 胸部手术存在以下特定风险：气体栓塞、肺栓塞、心脏压塞、咯血等，严重者可引发心脑血管意外，危及生命。 21. 如果患者患有高血压、心脏病、糖尿病、肝肾功能不全、静脉血栓、恶性肿瘤等疾病或者有长期吸烟史、慢性阻塞性肺疾病、出血倾向疾病，以上这些风险可能会增加，或者在术中或术后出现相关的病情加重或心脑血管意外甚至死亡。 22. 其他事先无法预知的医疗风险及罕见并发症。 特殊风险（根据患者病情特点列出）：_____ 患者若拒绝进行本项检查，可选择的替代方案：_____ 医务人员将会通过术前认真准备、术中细致操作，避免或最大限度减小上述医疗风险发生率；但由于患者个体差异及不同疾病差异等复杂因素，难以完全避免上述医疗风险发生。 手术全程中，常规对患者进行心电图及血压、血氧饱和度监测，一旦发生上述医疗风险，我们将从医疗角度进行最积极的救治及采取应对措施，并尽最大努力避免或减轻上述可能情况给患者带来的不利影响及危害，但不能保证取得期望效果。您可能出现组织器官损害、残疾、死亡后果，导致医疗费用支出增加。
患者知情同意 ● 我已明确知晓，基于本人疾病状况及临床诊断，有必要实施上述手术以达到对本人疾病进一步诊疗的目的。 ● 我的医生已告知我将要进行的手术方式、术中及术后可能发生的并发症和风险并且解答了我关于此次手术的相关问题。 ● 我同意在术中医生可以根据我的病情对预定的手术方式做出调整。 ● 我理解我的手术可能需要多位医生共同进行。 ● 我并未得到手术百分之百成功的许诺。 ● 我授权医生对活检取材标本进行处置：包括但不限于病理学检查、基因检测和医疗废物处理等。 ● 我对术中和术后可能发生的并发症及其严重性已充分了解。愿意承担相应的风险与后果。 ● 医院所从事的医疗活动有义务严格遵循国家有关法律、法规和诊疗护理的规范要求。我同意在这家医院诊疗过程中引起的任何争议按照国家有关法律、法规所提供的途径合法解决。
医生陈述 我们将以高度的责任心，认真执行手术操作规程，做好抢救物品的准备及手术过程中的监测，一旦发生上述风险和意外，我们会按照操作常规采取积极应对措施，对危及生命的并发症，我们可能来不及征求家属意见，希望家属授权采取紧急措施抢救患者生命。 　　　　　　　医生签名：　　　　　　　签名日期　　　年　　月　　日　　时　　分

续表

患者或代理人意见：医生已向我（们）解释了手术的目的、意义、危险性及术中和术后可能出现的并发症、意外情况。我（们）已完全理解术中及术后可能会出现一些未曾预料到的问题及意外。 我（请手签同意）　　　　手术并授权医生，在术中或术后发生紧急情况下，为保障本人的生命安全，医生有权按照医学常规予以紧急处置，更改并选择最适宜的手术方案实施必要的抢救。 患者签名： （若有委托，请另签授权委托书） 委托代理人、家属签名：　　　　　　与患者的关系： 　　　　　　　　　　　　　　　　　签名日期　　年　　月　　日　　时　　分
患者或代理人意见：医生已向我（们）解释了手术的目的、意义、危险性及术中和术后可能出现的并发症、意外情况。我（们）已完全理解术中及术后可能会出现一些未曾预料到的问题及意外。 我（请手签不同意）　　　　手术并授权医生，在术中或术后发生紧急情况下，为保障本人的生命安全，医生有权按照医学常规予以紧急处置，更改并选择最适宜的手术方案实施必要的抢救。 患者签名： （若有委托，请另签授权委托书） 委托代理人、家属签名：　　　　　　与患者的关系： 　　　　　　　　　　　　　　　　　签名日期　　年　　月　　日　　时　　分

第四节　呼吸内镜介入治疗技术与相关医疗风险及应对措施

一、球囊导管扩张术

球囊导管扩张术是一种介入治疗技术，通过向置于狭窄或阻塞气管内的球囊注入空气或水，挤压狭窄部位气管，扩大管腔，恢复气体正常流动。

目前有普通球囊和药物球囊可以选择，药物球囊在球囊外膜上涂有药物，扩张后使药物贴合于狭窄部位，从而恢复血液或气体的正常流动。

1. 适应证　①气管、支气管结核性狭窄；②医源性气管狭窄；③炎性疾病累及气管；④外伤后气管狭窄；⑤先天性气管狭窄；⑥内科药物治疗不佳的支气管活动性出血等；⑦外压性恶性气管狭窄；⑧内生性或混合性气管狭窄；⑨辅助支架或其他介入器具置入前的气管狭窄；⑩气管内长期异物刺激引起的狭窄。

2. 禁忌证　①狭窄远端肺功能丧失；②严重的凝血功能障碍；③严重的心肺功能不全；④外科袖状吻合术后；⑤气管/支气管软化；⑥活动性肺结核；⑦严重哮喘患者；⑧妊娠

期妇女。

3. **相关医疗风险及应对措施** ①血管损伤，可能导致出血或血肿形成；轻微损伤可通过药物治疗和密切观察处理，严重损伤可能需要进行血管修复手术。②血栓形成，血管受损时，血小板和凝血因子可能聚集形成血栓，导致血管再次狭窄或完全阻塞，术后给予抗血栓药物治疗，如阿司匹林、硫酸氢氯吡格雷等。③感染，存在细菌进入体内并引起感染的风险，术前严格消毒，术后加强护理，密切观察体温、红肿等症状，及时给予抗感染治疗。④血管痉挛，球囊扩张可能刺激血管，导致血管平滑肌痉挛，引起疼痛、局部发冷等不适症状，应用血管扩张药或冷敷等方法减轻炎症或肿胀。⑤气道黏膜撕裂、气胸、纵隔气肿等，严重时可危及生命。

二、支气管镜下药物注射

支气管镜下药物注射是通过气管镜应用专用注射针将药物注射入肺实质或气管黏膜内。该技术可以更加精准地将药物送至病变部位，使病变局部获得较高的药物浓度，而全身其他部位的药物浓度较低。其属于气管支气管病变的多元化治疗，全身不良反应小。

1. **适应证** ①将药物注射至肺内或气管内病变处；②气管及支气管内病变的局部治疗；③结核性淋巴结支气管瘘、肺不张、肺结核等局部治疗；④原因不明的剧烈阵发性、刺激性干咳，以及不明原因的咯血，且胸部 CT 检查不能明确病变部位的情况；⑤ X 线检查发现可疑支气管结核或支气管阻塞；⑥临床上有可疑支气管瘘的患者，如食管气管瘘等。

2. **禁忌证** ①凝血功能障碍；②发病时有咯血症状；③严重心肺功能损伤；④大出血；⑤对麻醉药物过敏；⑥低氧血症（血氧饱和度未达 80% 左右）；⑦急性呼吸性酸中毒；⑧严重心律失常或高血压控制不佳；⑨未经治疗的开放性肺结核。

3. **相关医疗风险及应对措施** ①麻醉操作和使用药物存在的相关风险；②气胸、血气胸、皮下气肿、纵隔气肿，必要时需要引流，若出现张力性气胸，严重者可危及生命；③可由感染引起发热，少数可发生肺炎、脓胸，需要抗感染治疗或引流；④空气栓塞，严重者可引发心脑血管意外，危及生命；⑤突发肺栓塞，严重者可引发心脑血管意外，危及生命；⑥心脏压塞，心脑血管意外，可危及生命；⑦术中大出血、中转开胸、休克、植物状态，危及生命；⑧肿瘤播散；⑨伤口并发症，出血、血肿、感染、不愈合及瘘管及窦道形成等可能。

三、二氧化碳冷冻

二氧化碳冷冻是根据焦耳-汤姆孙效应，高压的二氧化碳气体通过小孔释放、节流膨胀制冷产生低温，最低温度可达到 -80℃，在冷冻探针的前段形成一定大小的冰球。冷冻治疗通过冻结的细胞毒作用破坏生物学物质。冻结可使细胞内的水结成冰，细胞停止分裂并溶解，血流停止、微血栓形成。缺血性损伤在冷冻治疗后的几天中导致细胞坏死。支气管镜二氧化碳冷冻是在支气管镜引导下将二氧化碳冷冻探头送入支气管管腔内，对气管内、气管旁、肺内病变进行二氧化碳冷冻冻取或冻融。

1. 适应证　①气管或支气管内恶性肿瘤的冻取；②气管或支气管内良性肿瘤的冻取；③坏死物及异物的取出；④支气管内早期肺癌；⑤气管内良性病变如瘢痕狭窄或肉芽肿；⑥气管管壁病变。

2. 禁忌证　①气管腔外病变；②主气管重度狭窄；③麻醉药物过敏者；④基础状态差，不能耐受手术者；⑤有严重的心脑血管疾病，如脑出血、脑梗死、冠心病、高血压（血压未得到控制）及严重的心律失常等；⑥有凝血功能障碍或者出血倾向者；⑦肺部疾病未得到控制者，如支气管哮喘急性发作、慢性阻塞性肺疾病急性发作、呼吸道感染高热未得到控制的患者。

3. 相关医疗风险及应对措施　①呼吸道黏膜损伤，可能出现局部水肿、出血等症状，严重时可能导致长期咳嗽或呼吸困难；②气管狭窄加重，冷冻会使病变组织坏死脱落，可能导致气管狭窄程度增加，影响通气功能，必要时可能需要气管插管；③肺栓塞，冷冻操作中使用的导管可能携带血栓等物质进入肺部血管，引发肺栓塞，表现为胸痛、咯血等症状；④气胸，若患者存在潜在肺大疱，冷冻治疗可能使其破裂，导致气体进入胸腔；⑤感染扩散，支气管镜检查过程中，若医疗器械消毒不彻底或操作不当，可能导致感染。

四、高频电切/电凝

高频电切/电凝是通过高频电流产生热效应达到手术目的的技术。

高频电切是利用高频电通过人体时产生的热效应，使组织凝固、坏死，达到组织切除、止血等治疗目的的一种技术。

电凝是一种电解过程，通常用于不同的领域，有不同的解释。在医学领域，电凝指利用高频电流使血液凝固从而达到止血目的的技术。

1. 适应证　①气管、支气管良性肿瘤及肉芽组织等病变；②气管、支气管恶性肿瘤致气管狭窄而无手术治疗指征者；③气管插管、气管切开后吻合口肉芽组织增生导致气管狭窄；④气管、支气管腔内出血的止血治疗。

2. 禁忌证　①安装心脏起搏器的患者；②不能耐受常规支气管镜检查者；③管外型肿瘤；④无法耐受局部麻醉或全身麻醉手术患者。

3. 相关医疗风险及应对措施　①麻醉操作和使用药物存在的相关风险；②空气栓塞，少见，死亡风险高；③心律失常、心肌缺血、心肌梗死和心搏骤停；④新生物、病变、周围组织大出血，需要药物止血、输血、气管插管入重症监护室、介入或开放手术止血等处理，严重者可能出现植物状态或者危及生命；⑤若患者因气管狭窄已经存在低氧血症及存在长期吸烟、肺功能差或者因疾病已经存在呼吸衰竭，在支气管镜操作时严重者可出现呼吸衰竭或呼吸衰竭加重，严重时可危及生命；⑥感染；⑦气管黏膜撕裂、纵隔瘘、食管-气管瘘、支气管残端瘘、纵隔气肿、皮下气肿，严重时可危及生命；⑧种植转移或播散可能，存在气管内着火、气管灼伤的风险；⑨术后喘憋加重，必要时需要再次行气管镜/支气管镜检查或治疗或者气管插管；⑩患者若拒绝进行高频电凝/电切治疗，可选择的替代方案有氩等离子体凝固术。

五、氩等离子体凝固术

氩等离子体凝固术又称氩气刀，是临床普遍应用的新一代电外科手术设备，通过电离氩气产生氩等离子束，传导高频电流，使靶组织产生热效应，从而达到止血和组织失活的效果。

1. 适应证　①气管、支气管良性肿瘤，除外血管瘤、肉芽组织等病变；②不宜手术的气管恶性肿瘤且伴有气管狭窄；③支气管镜下可窥见的活动性出血病灶；④异物、支架的辅助治疗。

2. 禁忌证　①安装心脏起搏器的患者；②气管外压性狭窄，超出可视范围内的病灶或出血；③严重心、肺功能障碍或心律失常患者。

3. 相关医疗风险及应对措施　请参考本节高频电切/电凝部分。患者若拒绝进行氩等离子体凝固术治疗，可选择的替代方案有高频电切/电凝。

六、经支气管镜激光治疗

激光是一束聚焦的光谱，且方向极好，在传播中始终像一条笔直的线，不易发散，照射物体表面时，几秒内温度就可达到几百甚至上千摄氏度，在医学上被广泛应用于疾病诊断和微创治疗。支气管镜下激光治疗是经口或者鼻腔将支气管镜送入支气管管腔内，对支气管管腔内的病变进行激光治疗的技术。

1. 适应证　①良性肿瘤如乳头状瘤、平滑肌瘤、错构瘤等对化疗及放疗效果均不理想者；②对于不适合手术切除的患者，如年龄过大，合并其他基础疾病或伴有严重呼吸困难时，可用于保持气道通畅；③恶性肿瘤，包括支气管镜下可见，同时引起气管狭窄的所有原发性或转移性恶性肿瘤；④其他良性病变，如气管、支气管结核性肉芽肿及气管插管或气管切开、外伤等造成的气管狭窄，尤其是瘢痕性或环状、膜状的狭窄；⑤气管近端局灶性出血，如气管黏膜或肿瘤活检后的止血治疗等。

2. 禁忌证　①气管外病变；②病变侵入大血管周围（如肺动脉），伴瘘管形成的可能；③病变侵入食管，伴瘘管形成的可能；④病变侵入纵隔，伴瘘管形成的可能。

3. 相关医疗风险及应对措施　请参考本节高频电切/电凝部分。

七、气管/支气管支架置入术

气管/支气管支架置入术是一种介入治疗方法，是在支气管镜下将支架置入气管内，以支撑和扩张气管，改善患者呼吸功能及封堵瘘口，主要应用于严重气管狭窄、梗阻和气管瘘的封堵，目的是改善气管/支气管管腔狭窄、重建气管、封堵气管/支气管瘘口、隔离出血源。

1. 适应证　①结构性狭窄，经处理后气管狭窄在70%以上患者应选择支架置入；②功能性气管狭窄，如气管软化症、复发性多软骨炎，以及其他原因引起的气管塌陷，重度狭窄可短期放置支架；③气管消化道瘘及某些部位的肺叶或肺段支气管胸膜瘘等；④局部支气管管腔的封堵。

2. 禁忌证 ①严重心肺功能不全，无法耐受介入手术者；②出血倾向严重，如凝血功能障碍、血小板减少等；③气管狭窄位置过于靠近声门，支架置入困难者；④全身状况差，预计生存期短者；⑤自发性气胸；⑥脓胸（Ⅰ期或Ⅱ期）；⑦胸腔引流；⑧弥漫性肺疾病；⑨胸腔局灶性病灶；⑩胸壁、膈肌病灶。

3. 相关医疗风险及应对措施

（1）术中并发症：①出血，可出现黏膜出血、气管内出血、黏膜血肿、咯血、大出血，危及生命。②低氧血症；喉痉挛、喉头水肿、声门下水肿、支气管痉挛和窒息。③支架未越过狭窄部位可导致呼吸困难、窒息可能。④感染，置入时可出现黏膜损伤引起的气管感染、肺炎、肺不张，严重可引起感染性休克。⑤置入支架过程中存在气管黏膜撕裂、穿孔及张力性气胸、纵隔气肿可能，严重者需要行气管插管、气管切开、引流等处理。⑥可损伤邻近组织如食管、神经、血管等，发生食管穿孔、血管壁损伤大出血，出现相应的运动功能障碍或感觉功能异常，严重者或为不可逆性损伤，并需要进行相应的医疗处理。⑦支架放置失败、支架膨胀不全或不能膨胀、支架断裂。⑧置入鞘管需要导丝引导，存在导丝折断，无法取出的可能。

（2）术后并发症：①支架置入后可能存在反复咳嗽、口腔异味，支架遮挡黏膜导致痰液引流不畅；②肉芽/肿瘤组织增生，支架上下缘存在肉芽/肿瘤组织增生，引起气管再狭窄；③长时间金属疲劳、支架断裂、支架上皮化可能；④支架移位、咳出支架，严重时支架靠近声门引起声门水肿无法通气、失声、呕吐、呛咳，或靠近隆突遮挡支气管引起通气不良、肺不张，需要进行吸氧、无创呼吸机辅助通气、取出支架、气管插管或气管切开等治疗；⑤支架相关性感染，包括细菌、真菌等病原体感染，必要时需要抗感染治疗或者取出支架；⑥支架封堵瘘口可能无法完全贴合气管壁导致封堵失败；⑦分泌物潴留，导致管腔再狭窄，甚至呼吸困难窒息；⑧医生会根据术中病情变化，选择合适支架，存在更改手术方式可能；⑨支架置入短期内有效，但长期效果不定，后续存在支架取出可能；⑩病情变化后可能需要取出支架，但部分支架取出困难，或无法取出。

八、气管/支气管支架取出术

气管/支气管支架取出术是麻醉下通过使用呼吸内镜及其相应附件，将支架从气管内取出的技术，取出气管内已经置入的支架，是一种在专业医生指导下进行的手术，旨在移除内置于呼吸道内的气管支架医疗装置。该手术需要由经验丰富的医生操作，以减少对患者的潜在风险，并确保安全有效完成。取出气管支架的时机和方法需要由有资质的专业人员评估，综合考虑患者的整体健康状况、既往病史及是否存在合并症。

1. 适应证 ①继发严重咳嗽或支架相关感染；②支架断裂、破损；③支架严重移位；④肉芽或肿瘤组织过度增生；⑤支架任务已完成。

2. 禁忌证 ①严重心肺功能不全，无法耐受介入操作者；②出血倾向严重，如凝血功能障碍、血小板减少等；③肉芽或肿瘤组织过度增生导致支架取出困难；④全身状况差，预计生存期短者。

3. 相关医疗风险及应对措施　①因支架包裹于气管支气管内，因此取出时极易引起出血，需要药物止血、输血、介入或开放手术止血等处理，同时气管内病变较难止血，因此大出血严重者存在窒息危及生命的可能；②支架取出时扭曲的支架可阻塞气管，尤其是裸金属支架被气管壁包埋时，不排除无法取出、支架取出失败、支架膨胀不全或不能膨胀、支架移位或脱出、支架断裂可能，上述情况可引起持续的气管通气不良、低氧血症，引起肺不张甚至呼吸衰竭而危及生命；③也可引起喉痉挛、喉头水肿、支气管痉挛和窒息，需要行气管插管、气管切开；④支架取出部位的气管可能存在气管壁损伤，引起剧烈疼痛、声门水肿、气管痉挛、黏膜撕裂、气管/支气管壁穿孔、气管-纵隔瘘、气胸、血胸、皮下气肿及纵隔气肿、纵隔炎、纵隔脓肿等情况，严重时可危及生命，需要及时进行相应抢救及医疗处理（如吸氧、抗感染），严重时需要引流等；⑤支架取出时可出现黏膜损伤引起的气管感染、肺炎，严重可引起感染性休克；⑥支架取出后，可出现气管软化、塌陷导致气管狭窄，或者出现瘢痕增生引起气管再狭窄；⑦上述情况可导致胸闷气短，需要进行吸氧、无创呼吸机辅助治疗、内镜下扩张、再次置入气管支架、气管切开等治疗；⑧可损伤邻近组织如食管、神经、血管等，发生食管穿孔、血管壁损伤大出血，出现相应的运动功能障碍或感觉功能异常，严重者或为不可逆性损伤，并需要进行相应的医疗处理。

九、气管安全 T 管置入术

气管安全 T 管（有时简称 T 管）是硅胶材质的"T"形支架，可将其置入患者气管中，在确保不损害气管内壁的基础上，防止肉芽组织增生。气管安全 T 管置入术主要用于解决声门或声门下气管狭窄，适用于不宜放置普通气管支架的气管梗阻或狭窄患者，以及已进行或能进行气管切开造口的患者，保留患者发声功能。

1. 适应证　①良性气管或喉部狭窄；②无法外科手术、不可修复的颈段气管狭窄；③气管插管、气管切开等原因所致的良性气管狭窄；④声带麻痹所致的喉腔狭窄；⑤气管外科分期手术过渡，包括用于气管重建或再造、部分切除术及吻合术。

2. 禁忌证　①气管严重扭曲或变形，可能导致 T 管无法正确放置；②气管内存在严重感染，可能导致 T 管置入后感染加重；③患者存在严重的出血倾向，可能导致术中或术后出血不止。

3. 相关医疗风险及应对措施

（1）术中出血：如术中伤口少量出血，则可压迫止血，若出血较多，可能有血管损伤，需要应用药物治疗、输血治疗、更换为气管插管，以及外科手术处理。

（2）术后出血：可能导致血肿形成，压迫气管致呼吸困难；创面持续渗血，止血困难，需要持续治疗，或拔除气管切开套管更换气管插管，严重者可能需要入重症监护室进行介入或开放手术止血等，如治疗效果不佳，可能发展为植物状态或者危及生命；特别是一些真菌感染性病变、肿瘤、结核、空洞性病变、血管畸形、血管瘤、假性动脉瘤破裂出血，严重者可危及生命。

（3）感染：可出现肺内及气管感染，气管为有菌器官，伤口感染，不愈合或愈合延迟，细菌经伤口入血可出现一过性菌血症，或者引起肺部感染，严重者可发生急性呼吸窘迫综合征、败血症、感染性休克，危及生命。

（4）置入后并发症：①若患者咳痰能力差，尤其在封堵T管横支的情况下，极易出现痰堵支架，引起呼吸困难，严重可引起窒息，引起感染，必要时需要拔除T管，及时就医。② T管置入后可引起饮食呛咳、声门上及气管内肉芽形成、声门下水肿，瘢痕增生引起再狭窄。③ T管置入术中患者不能完全配合或其他原因，无法置入，或置入不成功。④损伤气管周围组织，可导致气管黏膜撕裂、纵隔气肿、皮下气肿、气胸或血气胸、胸腔积液，轻度并发症，大多数于数天后可自行吸收，不需要进行特殊处理，若严重，可危及生命，必要时行胸腔穿刺引流、闭式引流术；严重者需要外科处理。⑤气管-食管瘘，少见；较小的时间不长的瘘孔，有时可自行愈合，瘘口较大或时间较长上皮已长入瘘口者，只能手术修补。⑥神经损伤，包括喉返神经、喉上神经等损伤。⑦甲状腺损伤，出血。⑧术后喉狭窄；术后呼吸功能不佳，导致拔管延迟或终身带管。根据不同病因，酌情处理。⑨术后脱管。⑩置管位置不佳，必要时二次手术。

十、气管安全T管取出术

气管安全T管取出术是在静脉麻醉下在气管镜下取出T管，取出原因包括T管破裂、继发严重感染及完成其功能任务等。

1. 适应证　①继发严重感染；② T管破损；③肉芽组织或肿瘤组织过度增生；④气管安全T管完成自身功能任务。

2. 禁忌证　①严重心肺功能不全，无法耐受介入操作者；②出血倾向严重，如凝血功能障碍、血小板减少等；③肉芽或肿瘤组织过度增生导致支架取出困难者；④全身状况差，预计生存期短者。

3. 相关医疗风险及应对措施　①因T管包裹于气管内，因此取出时极易引起出血，需要药物止血、输血、介入或开放手术止血等处理，同时气管内病变较难止血，因此大出血严重者存在窒息危及生命的可能。② T管取出时扭曲的T管可阻塞气管，尤其是T管被气管壁包埋时，不排除无法取出，T管取出失败，T管膨胀不全或不能膨胀，T管移位或脱出，T管断裂可能，上述情况可引起持续的气管通气不良、低氧血症，引起肺不张甚至呼吸衰竭危及生命；也可引起喉痉挛、喉头水肿、支气管痉挛和窒息，需要行气管插管、气管切开。③ T管取出部位的气管可能存在气管壁损伤，引起剧烈疼痛、声门水肿、气管痉挛、黏膜撕裂、气管支气管壁穿孔、气管-纵隔瘘、气胸、血胸、皮下气肿及纵隔气肿、纵隔炎、纵隔脓肿等情况，严重时可危及生命，需要及时进行相应的抢救及医疗处理（如吸氧、抗感染），严重时需要引流等。④ T管取出时可出现黏膜损伤引起的气管感染，肺炎，严重可引起感染性休克。⑤ T管取出后，可出现气管软化、塌陷导致气管狭窄，或者出现瘢痕增生引起气管再狭窄。上述情况可导致胸闷气短，需要进行吸氧、无创呼吸机辅助治疗及内镜下扩张、再次置入气管支架、气管切开等治疗。⑥可损伤邻近组织如食管、神经、血管等，发生食管穿孔、血管壁损伤大出血，出现相应的运动功能障碍或感觉功能异常，严重者或为不可逆性损伤，并需要进行相应的医疗处理。

十一、经支气管镜封堵器置入术（支气管胸膜瘘）

经支气管镜封堵器（如房间隔封堵器/弹簧圈/生物补片等）置入术是支气管镜引导下在瘘口处置入封堵器/封堵材料，以达到封堵瘘口的一种介入治疗方法。

1. 适应证　①由原发病或继发感染等因素导致瘘发生，但拒绝外科手术治疗的患者；②一至三级段以上的瘘口封堵；③常规介入方法（如封堵剂）治疗无效的患者。

2. 禁忌证　①瘘口巨大无法放置封堵器；②一般情况差、恶病质或终末期肿瘤患者；③长期应用抗凝药物且未达到标准停药时间的患者；④稳定型心绞痛、近期发生心肌梗死、严重心律失常、心功能不全者；⑤有活动性大出血的患者；⑥血小板计数$< 60 \times 10^9$/L的患者；⑦血流动力学不稳定患者；⑧无法耐受局部麻醉或全身麻醉手术患者。

3. 相关医疗风险及应对措施　①感染：肺内及气管感染，气管为有菌器官，因治疗后细菌经伤口入血可出现一过性菌血症，置入封堵器后可出现细菌、真菌定植，为置入物相关性感染，严重者可致急性呼吸窘迫综合征、败血症、感染性休克、脓胸，危及生命。②损伤气管周围组织，可导致气管黏膜撕裂、纵隔气肿、皮下气肿、气胸或血气胸、胸腔积液，轻度并发症，大多数于数天后可自行吸收，不需要进行特殊处理，严重时可危及生命，必要时行胸腔穿刺引流、闭式引流。严重者需要外科处理。③存在置入封堵器封堵失败及瘘口扩大的可能。④存在封堵器移位、脱落至胸腔的可能。⑤必要时需要行气管镜或者胸腔镜取出，甚至有无法取出的可能。

十二、经支气管镜封堵剂置入术（支气管胸膜瘘/肺泡胸膜瘘）

经支气管镜封堵剂（如聚桂醇/自体富血小板血浆/自体血管间质细胞等）置入术是支气管镜引导下置入封堵剂，以达到封堵瘘口的一种介入治疗方法。

1. 适应证　①由原发病或继发感染等因素导致瘘发生，但拒绝外科手术治疗的患者；②直径< 3mm的瘘口封堵；③对封堵剂无过敏的患者。

2. 禁忌证　①瘘口巨大无法注射封堵剂；②一般情况差、恶病质或终末期肿瘤患者；③长期应用抗凝药物且未达到标准停药时间的患者；④稳定型心绞痛、近期发生心肌梗死、严重心律失常、心功能不全患者；⑤有活动性大出血的患者；⑥血小板计数$< 60 \times 10^9$/L的患者；⑦血流动力学不稳定患者；⑧无法耐受局部麻醉或全身麻醉手术患者；⑨对封堵剂过敏的患者。

3. 相关医疗风险及应对措施　①封堵物脱落，封堵剂可能因各种原因（如患者体位变化、咳嗽等）而脱落，导致治疗失败或需要再次治疗。②气胸和出血，封堵过程中可能因操作不当或患者自身因素导致气胸、出血，需要密切观察并及时处理。③感染，气管镜操作属于有创性操作，存在感染的风险；此外，若封堵剂选择不当或封堵效果不佳，也可能导致感染加重。④封堵失败，患者个体差异及瘘口位置、大小和形状等因素，可能导致封堵剂无法有效封堵瘘口，使治疗失败。⑤封堵剂过敏，因个体差异致患者对封堵剂过敏，严重时可出现过敏性休克，危及生命，需要静脉推注大剂量激素急救或抢救等，也可出现心律失常、肺栓塞、心肌梗死、脑梗死、循环系统障碍、呼吸衰竭等其他无法预知的情况。

十三、支气管镜下气管/支气管异物取出术

支气管镜下气管/支气管异物取出术是指通过内镜方式，将误入气管或支气管的异物安全有效移除的过程。

1. 适应证 ①异物明确存在于气管或支气管内，且无法通过咳嗽等方式自行排出；②异物导致患者出现咳嗽、喘息、呼吸困难等症状，或存在感染等并发症风险；③异物嵌顿时间较长，已引发肺部感染、支气管狭窄等并发症的患者。

2. 禁忌证 ①患者存在严重的心肺功能不全，无法耐受手术或内镜操作；②患者有凝血功能障碍，可能导致术中或术后出血不止；③患者对麻醉药物过敏，无法进行全身麻醉或局部麻醉；④异物过于尖锐或不规则，内镜操作难以取出，且存在支气管穿孔或破裂的风险。

3. 相关医疗风险及应对措施 ①麻醉药过敏，在进行气管镜手术时，通常需要全身麻醉或局部麻醉。少数患者可能对麻醉药物过敏，出现皮疹、呼吸困难等症状；呼吸抑制，麻醉药物可能抑制患者的呼吸功能，导致血氧饱和度下降。②气管损伤，气管镜在操作过程中可能损伤气管黏膜，导致出血、水肿等症状。若损伤严重，还可能引发气管穿孔等严重并发症。③异物钳取失败，异物位置、大小、形状等因素，可能导致异物钳取失败或需要多次钳取，增加手术时间和风险。④低氧血症，手术过程中，患者可能出现低氧血症，尤其是年龄较小、术前合并肺炎或异物种类为植物类的患者。⑤感染，术后患者可能出现气管感染，如肺炎、支气管炎等。这可能与手术操作、麻醉、术后护理等因素有关。⑥气胸、纵隔气肿和皮下气肿，术后患者可能出现气胸、纵隔气肿和皮下气肿等并发症，这可能是异物呛入时或手术过程中气管、支气管壁损伤所致。⑦急性呼吸衰竭，取异物时有可能出现呼吸停止，多由于迷走神经反射引起喉痉挛而影响心脏。⑧老年人或合并心血管疾病患者手术风险可能进一步增加，因为他们的心肺功能相对较弱，对手术和麻醉的耐受能力较差。

十四、光动力治疗

光动力治疗是由光敏剂在激光照射下产生"光动力"反应而起到抗肿瘤作用的一种治疗方法。"光动力"主要涉及光、光敏剂及活性氧（reactive oxygen species，ROS）。光敏剂在肿瘤组织中受到特定波长的光辐照，产生 ROS。ROS 可直接杀伤肿瘤细胞，包括过氧化物、自由基、离子和单线态氧等，其在肿瘤细胞的损伤或死亡中起着关键的病理作用。

1. 适应证 ①根治性治疗，主要用于早期肺癌和癌前病变，如病变表浅，直径 < 1cm；

内镜下能看到病灶，且肿瘤所在部位能被光纤对准，无远处血行或淋巴结转移。②姑息性治疗，主要用于晚期肺癌的治疗，先采用消融治疗，去除管腔内肿瘤，疏通管道、改善呼吸功能，然后采用光动力治疗，消灭残余肿瘤。③手术、放疗后的局部残留或复发的小病灶。④与激光、电凝、冷冻、放疗、化疗等配合应用。

2. **禁忌证** ①血卟啉病及其他因光而恶化的疾病；②已知对卟啉类或对任何赋形剂过敏者；③肿瘤已侵犯大血管或邻近主要血管者；④计划在30天内行手术治疗者；⑤存在眼科疾病在30天内需要灯光检查者；⑥现在正在用光敏剂进行治疗者；⑦光纤无法到达部位的肿瘤；⑧气管肿瘤致重度狭窄者。

3. **相关医疗风险及应对措施**

（1）任何所用药物都可能产生副作用，包括轻度恶心、皮疹等症状，以及严重的过敏性休克，甚至危及生命。因个体差异致患者对局部麻醉药或其他药物过敏，严重时可危及生命，需要及时进行相应的医疗处理。依据患者病情，需要静脉注射光敏剂；注射光敏剂禁忌证：皮肤划痕试验阳性；有光敏剂过敏史、严重心肝肾功能衰竭等。如存在上述情况，请主动告知医生。所用光敏剂专门用于光动力治疗，一般人对其耐受性较好，极少数患者在使用光敏剂后可能出现以下医疗风险，需要向患者及其家属告知：①热感、麻木感、局部疼痛；②恶心、呕吐、腹泻、腹部不适；③眩晕、痉挛、寒战、惊厥、心悸、心律失常、低血压或高血压；④荨麻疹、局部红斑、瘙痒、颈项强直、腰痛、坐骨神经痛；⑤呼吸困难、痉挛、血管性水肿；⑥喉头水肿，需要紧急气管切开；⑦过敏性休克，需要静脉推注大剂量激素急救或抢救，注射光敏剂局部皮下外溢所致局部皮肤、神经坏死等并发症；⑧动静脉血栓形成；⑨其他无法预知的情况。

（2）感染：可出现肺内及气管感染，气管为有菌器官，因治疗后细菌经伤口入血可出现一过性菌血症，或者引起肺部感染，严重者可出现急性呼吸窘迫综合征、败血症、感染性休克，危及生命。

（3）气管瘘，包括气管-纵隔瘘、食管气管瘘、支气管胸膜瘘的可能，出现瘘以后有大出血的风险。

（4）术后咳嗽、咳痰、呼吸困难加重，痰液、肿瘤坏死物质、血液或者血凝块阻塞气管/支气管引起喘憋加重，严重时可出现肺不张、气管痉挛及窒息的可能，必要时需要再次行支气管镜检查或治疗或者气管插管。

（5）照射部位及邻近组织器官损伤，严重者或为不可逆性损伤，并需要相应的医疗处理。光纤在体内断裂，无法取出可能。

（6）输入光敏剂后需要入住暗房、及时戴墨镜，1个月内随时注意患者皮肤暴露部分，出现光过敏性皮炎，需要及时抗过敏对症处理，1个月后先让小部分皮肤暴露在阳光下，证实无过敏症状才可外出。

（7）术后肿瘤凋亡不完全，需要再次进行光动力治疗或采用其他方法治疗；术后疼痛、发热、乏力、全身不适、恶心、呕吐等。

十五、经皮气管切开及更换气管切开套管

1. 气管切开术是指在患者的气管前壁切开以辅助呼吸。导管可以使空气直接进入气管和肺内，而不通过鼻腔、咽和喉。气管切开的目的是解决上呼吸道梗阻，防止气管误吸并使气管支气管分泌物容易清除，帮助使用呼吸机机械通气，减少通气无效腔及治疗梗阻性睡眠呼吸暂停。可以通过传统外科方式行开放式气管切开，或者通过牛角形扩张器经皮进行气管切开。

（1）适应证：①严重呼吸道梗阻；②急性呼吸衰竭；③喉阻塞；④下呼吸道分泌物潴留及气管异物；⑤吸入性肺炎；⑥大咯血；⑦颈部及胸部外伤；⑧颅脑外伤后吞咽困难；⑨预防性气管切开（如口腔、鼻咽、喉部等大手术，进行全身麻醉时防止血液流入下呼吸道）。

（2）禁忌证：①相对禁忌证。甲状腺扩大；气管切开部位已进行过外科手术，如甲状软骨切除等；存在严重出血风险患者。②绝对禁忌证。特别紧急的外科处理应使用环甲膜气管切开；儿童；无法识别气管解剖结构；气管切开部位已经感染、恶化。

2. 更换气管切开套管是将患者颈部原有的气管切开套管取出，置入新的气管切开套管的过程。这一过程通常用于减少肉芽肿形成、降低感染风险，以及应对套管阻塞、破损等情况。更换气管切开套管需要在医生的指导下进行，并确保操作流畅、迅速，以减少患者的风险和不适。

（1）适应证：①行气管切开术后1周以上；②原气管切开套管继发狭窄或阻塞；③原气管切开套管尺寸或类型不合适；④原气管切开套管破损。

（2）禁忌证：①血流动力学不稳定患者；②有严重出血倾向患者；③严重低氧血症患者；④患者或其家属拒绝更换。

3. 相关医疗风险及应对措施：①在气管切开置管时短暂阻塞气管，可能导致通气不良或者无法通气，严重时可出现呼吸衰竭或导致呼吸衰竭加重，包括低氧血症和二氧化碳潴留，可引起各器官变化导致肺性脑病、肺性肾病、循环障碍等，可能需要转入重症监护室，严重时可危及生命。②感染。伤口感染，不愈合或愈合延迟；肺内及气管感染，气管为有菌器官，因治疗后细菌经伤口入血可出现一过性菌血症，严重者可出现急性呼吸窘迫综合征、败血症、感染性休克，危及生命。③术后脱管或无法有效维持治疗效果，很快出现气管切开套管远端再狭窄及气管软化、塌陷等导致喘憋加重，外压性狭窄无法通过套管支撑完全解除；因痰液、血液或者血凝块阻塞气管/支气管引起喘憋加重，严重时可出现肺不张，必要时需要拔除气管切开套管，或更换为气管插管及其他治疗方式。④损伤气管周围组织，可导致气管黏膜撕裂、纵隔气肿、皮下气肿、气胸或血气胸、胸腔积液，轻度并发症，大多数于数天后可自行吸收，不需要进行特殊处理，严重时可危及生命，必要时行胸腔穿刺引流、闭式引流。严重者需要外科处理。⑤术中出血，术中伤口少量出血，可压迫止血，若出血较多，可能有血管损伤，需要应用药物治疗、输血治疗、更换为气管插管，以及外科手术处理。⑥术后出血，可能导致血肿形成，压迫气管致呼吸困难；创面持续渗

血，止血困难，需要持续治疗，或拔除气管切开套管更换气管插管，严重者可能需要入重症监护室进行介入或开放手术止血等处理，如治疗效果不佳，可能导致植物状态或者危及生命；心律失常、心肌缺血、心肌梗死和心搏骤停。⑦气管-食管瘘、气管-纵隔瘘，少见。较小的时间不长的瘘孔，有时可自行愈合，瘘口较大或时间较长上皮已长入瘘口者，只能手术修补。⑧神经损伤，包括喉返神经、喉上神经等损伤；甲状腺损伤。⑨术后喉狭窄。⑩术后呼吸功能不佳，导致拔管延迟或终身带管，根据不同病因，酌情处理。因局部压力等原因，有气管切开套管球囊破裂的可能。

十六、经支气管镜单向活瓣肺减容术

经支气管镜单向活瓣肺减容术是经支气管镜将单向活瓣置入目标支气管内（如肺气肿严重区域或瘘口处），通过活瓣的单向通气功能，使气肿肺叶内的气体在呼气时释放，吸气时阻止气体进入，从而使该处肺组织萎陷，达到肺减容或封堵瘘口的目的，是一种微创介入手术，具有创伤小、恢复快、并发症少等特点。

1. **适应证**　①肺气肿病变呈高度异质性及其以上叶病变为著者；②叶间裂完整，存在旁路通气的患者；③通过常规处理无效、持续超过1周的难治性肺漏气及系统内科治疗无效的重度肺气肿。

2. **禁忌证**　①拟封堵部位存在炎症或严重感染；②严重高碳酸血症（二氧化碳分压＞60mmHg）和（或）严重低氧血症（氧分压＜45mmHg）的患者；③一般情况差、恶病质或终末期肿瘤患者；④长期应用抗凝药物且未达到标准停药时间的患者；⑤稳定型心绞痛、近期发生心肌梗死、严重心律失常、心功能不全患者；⑥有活动性大出血患者；⑦血小板计数＜$60×10^9$/L的患者；⑧血流动力学不稳定患者；⑨无法耐受局部麻醉或全身麻醉手术的患者；⑩双肺移植或双肺肺减容术后的患者。

3. **相关医疗风险及应对措施**　①活瓣可因呼吸运动出现移位，多向远端移位，需要气管镜下观察活瓣移位后工作情况，若工作状态良好，可不处理；②若出现漏气或其他情况，可考虑移除活瓣；③单向活瓣刺激局部可能产生肉芽组织增生，继发感染，导致气管狭窄，肺不张可能；④活瓣置入失败。

十七、经支气管镜热蒸汽肺减容术

经支气管镜热蒸汽肺减容术是一种通过支气管镜向重度肺气肿区域的支气管内注入高温水蒸气，以在局部产生急性炎症，进而引发肺组织纤维化性修复的治疗手段。这种修复过程会导致远端肺组织塌陷或肺不张，从而达到肺减容的目的。该手术通常在双上肺进行，能精确选择治疗特定肺段，且不受隐匿通气限制，具有操作简便、恢复快、创伤小等优点。热蒸汽肺减容术适用于GOLD评级3级和4级，经充分药物治疗及康复治疗效果不佳的非均质性肺气肿患者，能够改善患者的肺功能和提高生活质量。

1. **适应证**　①肺气肿表型的慢性阻塞性肺疾病患者；②双上叶异质性肺气肿患者；③中重度慢性阻塞性肺疾病，且经充分药物治疗及康复治疗效果不佳的非均质性肺气肿患者。

2. 禁忌证　①年龄在 80 岁以上的患者；②近期内有吸烟史的患者（一般要求 6 个月内无吸烟史）；③肺动脉收缩压大于 45mmHg，或肺动脉平均压大于 35mmHg 的患者；④二氧化碳分压大于 55mmHg 的患者；⑤存在不稳定型冠心病的患者；⑥有其他限制生命的疾病如未控制的恶性肿瘤、严重的肝硬化、尿毒症等患者；⑦患有慢性支气管炎、支气管扩张、严重哮喘等疾病者。

3. 相关医疗风险及应对措施　①炎症反应，热蒸汽能量过高可能导致炎症过度反应，并出现组织大量坏死，引起严重的并发症如急性呼吸窘迫综合征、呼吸衰竭等，必要时需要气管插管呼吸机治疗；②慢性阻塞性肺疾病急性加重，通常发生于治疗后 6 个月内，特别是治疗后 1 个月内，但可以通过常规治疗而缓解；③其他不良事件，如肺炎、气胸和咯血等，这些不良事件也常在治疗后出现，需要及时处理。

十八、内科胸腔镜检查及治疗技术

内科胸腔镜检查及治疗技术是一项侵入性操作技术，又称胸膜腔镜检查及治疗技术。它以微创手术为目的，将带有摄像头及操纵孔的小导管（电子支气管镜、硬质或可弯曲胸腔镜）伸入人体胸腔内，进行相关检查及治疗。内科胸腔镜主要用于胸膜以内疑难疾病的诊治，可在直视下观察胸腔的变化并可进行胸膜各层活检。综上，内科胸腔镜检查是一种安全、有效的微创诊疗技术，对胸腔积液和气胸等胸膜疾病的诊断和治疗具有重要的临床应用价值。

1. 适应证　①不明原因的胸腔积液；②肺癌分期；③弥漫性恶性间皮瘤分期；④胸膜固定术（滑石粉喷洒或其他硬化剂）；⑤自发性气胸；⑥脓胸（Ⅰ期或Ⅱ期）；⑦胸腔引流；⑧弥漫性肺疾病；⑨胸腔局灶性病灶；⑩胸壁、膈肌病灶。

2. 禁忌证　①相对禁忌证。不能耐受侧卧位；心脏病和血流动力学状况不稳定；出现严重的非氧疗不能纠正的低氧血症；有出血倾向；肺动脉高压；难治性咳嗽；药物过敏；预期生存期较短，全身状况较差。②绝对禁忌证。无胸膜空间；晚期脓胸；不明原因胸膜增厚；疑似间皮瘤（脏胸膜与壁胸膜粘连融合）。

3. 相关医疗风险及应对措施　①因解剖位置异常或不定因素，胸腔镜的戳卡不能进入；检查过程中患者不能完全配合或其他原因，无法穿刺放置戳卡，导致无法手术；肋间动脉损伤致大出血，严重者可危及生命；胸膜反应可能，严重者可致休克。②穿刺部位及邻近组织器官出血，需要药物止血、输血、介入或开放手术止血等处理，严重者可能危及生命；穿刺部位及邻近组织器官神经损伤，出现相应的运动功能障碍或感觉功能异常，严重者或为不可逆性损伤，并需要相应的医疗处理。③当脏胸膜活检或经治疗后可能出现持续漏气，需要持续胸腔闭式引流，少见者包括支气管胸膜瘘，必要时需要外科手术处理；胸膜活检病理结果阴性或标本量无法同时满足基因检测要求，有二次活检可能；活检病理结果与既往病理或手术病理结果不一致可能。④气胸、血气胸、皮下气肿、纵隔气肿，必要时需要引流。若出现张力性气胸，严重者可危及生命。⑤发热，可由感染引起发热，少数情况下可引起肺炎、脓胸，需要抗感染或引流。⑥空气栓塞、肺栓塞、心脏压塞，严重者可引发心脑血管意外，危及生命。⑦术中大出血、中转开胸、休克、植物状态，危及生命。⑧复张性肺水肿，可引起呼吸困难、心力衰竭等。需要吸氧、利尿、正压通气。⑨伤口并发症，如出血、血肿、感染、不愈合及瘘管及窦道形成等可能。

十九、呼吸内镜介入治疗技术知情同意书范例

呼吸内镜介入治疗技术知情同意书范例见表 2-4-1、表 2-4-2。

表 2-4-1　气管/支气管支架置入术知情同意书

患者姓名		性别		年龄		病历号	
术前诊断						电话	
手术名称	气管/支气管支架置入术						

气管/支气管支架置入术是在支气管镜下将支架置入气管/支气管内，主要应用于严重气道狭窄的气道重建和气道瘘的封堵，目的是改善气管、支气管管腔狭窄，重建气道，封堵气管、支气管瘘口。支架类型：金属裸支架、金属覆膜支架（L形、Y形、直筒形）、硅酮支架、粒子支架等。
现患者因病情需要且具备气管支架置入适应证，无禁忌证，拟行气管支架置入术，医生已将本术式目的、方法、局限性及相关医疗风险详尽告知患者本人及其家属，具体如下。
1. 任何手术和麻醉都存在风险（麻醉、术中、术后时的麻醉意外及心脑血管意外等）。
2. 任何麻醉药物都存在相关使用风险（麻醉、术中、术后时的麻醉意外及心脑血管意外等）。详见麻醉药物使用知情同意书。因个体差异致患者对局部麻醉药或其他药物过敏，严重时可出现过敏性休克，危及生命，需要及时进行相应的医疗处理。
3. 气管支架置入术中并发症
(1) 出血：可出现黏膜出血、气道内出血、黏膜血肿、咯血、大出血，危及生命。
(2) 低氧血症：喉痉挛、喉头水肿、声门下水肿、支气管痉挛和窒息。
(3) 支架未越过狭窄部位可导致呼吸困难、窒息可能。
(4) 感染：置入时可出现黏膜损伤引起的气道感染，肺炎、肺不张，严重可引起感染性休克。
(5) 置入支架过程中存在气管黏膜撕裂、穿孔及张力性气胸、纵隔气肿，严重者需要行气管插管、气管切开、引流等处理。
(6) 可损伤邻近组织如食管、神经、血管等，发生食管穿孔、血管壁损伤大出血，出现相应的运动功能障碍或感觉功能异常，严重者或为不可逆性损伤，并需要相应的医疗处理。
(7) 支架放置失败、支架膨胀不全或不能膨胀、支架断裂。
(8) 置入鞘管需要导丝引导，存在导丝折断，无法取出的可能。
4. 支架置入术后并发症
(1) 支架置入后可能存在反复咳嗽、口腔异味，支架遮挡黏膜导致痰液引流不畅。
(2) 肉芽/肿瘤组织增生：支架上下缘存在肉芽/肿瘤组织增生，引起气道再狭窄。
(3) 长时间金属疲劳、支架断裂、支架上皮化可能。
(4) 支架移位、咳出支架，严重时支架靠近声门引起声门水肿无法通气、失声、呕吐、呛咳，或靠近隆突遮挡支气管引起通气不良、肺不张，需要进行吸氧、无创呼吸机辅助通气、取出支架、气管插管或气管切开等治疗。
(5) 支架相关性感染，包括细菌、真菌等病原体感染，必要时需要抗感染治疗或者取出支架。
(6) 支架封堵瘘口可能无法完全贴合气道壁导致封堵失败。
(7) 分泌物潴留：导致管腔再狭窄甚至呼吸困难窒息。

续表

（8）粒子支架

防护：因 ^{125}I 粒子主要释放伽马射线，虽然该射线穿透距离较短，置入体内后一段时间内仍会有一定剂量的射线逸出体外，存在对环境及他人造成放射性辐射风险，术后在亲属陪伴或外出就诊时需要采取防护屏蔽措施，如距离防护及穿戴铅衣、铅围脖等，相关辐射防护知识需要与主管医生沟通。如不能理解或配合执行上述措施，则不能行粒子支架置入术。

放置后并发症：^{125}I 粒子射线照射后肿瘤组织坏死可能导致气道瘘、纵隔气肿、大出血等情况；病灶缩小可能导致粒子支架移位、咳出，必要时需要取出支架。如出现上述情况，应与医院联系进行相应治疗或处理。因非专业人士无法判断其放射性大小，如发现离子排出体外，应采取金属屏蔽、距离防护（2m）预防放射损伤，并第一时间联系医院进行后续处理。如不能理解或配合执行上述措施，则不能行粒子支架置入术。

5. 医生会根据术中病情变化，选择合适支架，存在更改手术方式可能。
6. 支架置入短期内有效，但长期效果不定，后续存在支架取出可能。
7. 由于病情变化后可能需要取出，但部分支架取出困难，或无法取出。
8. 术后出现精神相关性异常。
9. 严重者可能引发多器官功能衰竭，危及生命。
10. 手术引起水、电解质紊乱、肺栓塞、气体栓塞等，严重者可引发心脑血管意外，危及生命。
11. 手术引发原有疾病恶化，危及生命。
12. 术中或术后疼痛可能。
13. 如果患有高血压、心脏病、糖尿病、肝肾功能不全、静脉血栓、恶性肿瘤等疾病或者有吸烟史，以上这些风险可能会增加，或者在术中或术后出现相关的病情加重甚至死亡。
14. 其他无法事先预知的医疗风险及罕见的并发症。

● 特殊风险（根据患者病情特点列出）：_____
● 若患者拒绝进行气管支架置入，可选择的替代方案：_____

医务人员将会通过术前认真准备、术中细致操作，避免或最大限度减小上述医疗风险发生率；但由于患者个体差异及不同疾病差异等复杂因素，难以完全避免上述医疗风险发生。

手术全程中，常规对患者进行心电图及血压、血氧饱和度监测，一旦发生上述医疗风险，我们将从医疗角度进行最积极的救治及采取应对措施，并尽最大努力避免或减轻上述可能情况给患者带来的不利影响及危害，但不能保证取得期望效果。您可能出现组织器官损害、残疾、死亡后果，导致医疗费用支出增加。

患者知情同意

● 我已明确知晓，基于本人疾病状况及临床诊断，有必要实施上述手术以达到对本人疾病进一步诊疗的目的。
● 我的医生已告知我将要进行的手术方式、术中及术后可能发生的并发症和风险并且解答了我关于此次手术的相关问题。
● 我同意在术中医生可以根据我的病情对预定的手术方式做出调整。
● 我理解我的手术可能需要多位医生共同进行。
● 我对术中和术后可能发生的并发症及其严重性已充分了解。愿意选择应用上述手术方法进行治疗。愿意承担相应的风险与后果。
● 医院所从事的医疗活动有义务严格遵循国家有关法律、法规和诊疗护理的规范要求。我同意在这家医院诊疗过程中引起的任何争议按照国家有关法律、法规所提供的途径合法解决。

续表

医生陈述
我们将以高度的责任心，认真执行手术操作规程，做好抢救物品的准备及手术过程中的监测，一旦发生上述风险和意外，我们会按照操作常规采取积极应对措施，对危及生命的并发症，我们可能来不及征求家属意见，希望家属授权采取紧急措施抢救患者生命。 医生签名：　　　　　　　　签名日期　　年　　月　　日　　时　　分
患者或代理人意见：医生已向我（们）解释了手术的目的、意义、危险性及术中和术后可能出现的并发症、意外情况。我（们）已完全理解术中及术后可能会出现一些未曾预料到的问题及意外。 我（请手签同意）　　　　手术并授权医生，在术中或术后发生紧急情况下，为保障本人的生命安全，医生有权按照医学常规予以紧急处置，更改并选择最适宜的手术方案实施必要的抢救。 患者签名： （若有委托，请另签授权委托书） 委托代理人、家属签名：　　　　　　　与患者的关系： 　　　　　　　　　　　　　　　　　　　签名日期　　年　　月　　日　　时　　分
患者或代理人意见：医生已向我（们）解释了手术的目的、意义、危险性及术中和术后可能出现的并发症、意外情况。我（们）已完全理解术中及术后可能会出现一些未曾预料到的问题及意外。 我（请手签不同意）　　　　手术并授权医生，在术中或术后发生紧急情况下，为保障本人的生命安全，医生有权按照医学常规予以紧急处置，更改并选择最适宜的手术方案实施必要的抢救。 患者签名： （若有委托，请另签授权委托书） 委托代理人、家属签名：　　　　　　　与患者的关系： 　　　　　　　　　　　　　　　　　　　签名日期　　年　　月　　日　　时　　分

表 2-4-2　气管/支气管支架取出术知情同意书

患者姓名		性别	年龄	病历号	
术前诊断				电话	
手术名称	气管/支气管支架取出术				

气管支架取出术是麻醉下通过使用呼吸内镜及其相应附件，将气道内已经置入的支架从气道内取出的技术。取出原因包括但不限于下述情况：支架破损、移位、治疗作用降低或者产生严重并发症等。
现患者因病情需要且具备气管支架取出的适应证，无禁忌证，拟行全身麻醉下经气管镜气管支架取出术，医生已将本术式目的、方法、局限性及相关医疗风险详尽告知患者本人及其家属，具体如下。
1. 任何麻醉操作和任何所使用的药物都存在相关的风险（麻醉、术中、术后时的麻醉意外及心脑血管意外等），可见麻醉相关知情同意书，个体差异致患者对局部麻醉药或其他药物过敏，严重时可出现过敏性休克，危及生命，需要静脉推注大剂量激素急救或抢救等，也可出现心律失常、肺栓塞、心肌梗死、脑梗死、循环系统障碍、呼吸衰竭等其他无法预知的情况（详见麻醉相关知情同意书）。

续表

2. 因支架包裹于气管内，因此取出时极易出血，需要药物止血、输血、介入或开放手术止血等处理，同时气道内病变较难止血，因此大出血严重者存在窒息而危及生命的可能。
3. 取出时扭曲的支架可阻塞气道，尤其是裸金属支架被气管壁包埋时，不排除无法取出、支架取出失败、支架膨胀不全或不能膨胀、支架移位或脱出、支架断裂可能，上述情况可引起持续的气道通气不良、低氧血症，引起肺不张，甚至呼吸衰竭，危及生命。其也可引起喉痉挛、喉头水肿、支气管痉挛和窒息，需要行气管插管、气管切开。
4. 支架取出部位的气管可能出现气道壁损伤，引起剧烈疼痛、声门水肿、气管痉挛、黏膜撕裂、气管/支气管壁穿孔、气管-纵隔瘘、气胸、血胸、皮下气肿和纵隔气肿、纵隔炎、纵隔脓肿等情况，严重可危及生命，需要及时进行相应的抢救及医疗处理（如吸氧、抗感染），严重时需要引流等。
5. 支架取出时可出现黏膜损伤引起的气道感染，肺炎，严重可引起感染性休克。
6. 支架取出后，可出现气管软化、塌陷导致气管狭窄，或者出现瘢痕增生引起气道再狭窄。上述情况可导致胸闷气短，需要进行吸氧、无创呼吸机辅助治疗、内镜下扩张、再次置入气道支架、气管切开等治疗。
7. 可损伤邻近组织如食管、神经、血管等，从而引起食管穿孔、血管壁损伤大出血，出现相应的运动功能障碍或感觉功能异常，严重者或为不可逆性损伤，并需要进行相应的医疗处理。
8. 术中根据病情变化，有更改手术方式可能。
9. 术后出现精神相关性异常。
10. 手术引发原有疾病恶化，严重者可能出现多器官功能衰竭，危及生命。
11. 手术引起水、电解质紊乱。
12. 肺栓塞、气体栓塞等，严重者可发生心脑血管意外，危及生命。
13. 如果患者患有高血压、心脏病、糖尿病、肝肾功能不全、静脉血栓等疾病或者有吸烟史，以上这些风险可能会增加，或者在术中或术后出现相关的病情加重或心脑血管意外甚至死亡。
14. 其他无法事先预知的医疗风险及罕见的并发症。
15. 如患者体内存在金属裸支架或者金属疲劳的合金支架，支架断裂及其他情况，导致行支架取出操作时所需要的力量、角度等超出内镜等器材合理技术规范，因而产生内镜等器材损伤，并由此不能得到厂家保修，导致器材损害及相应财务损失的风险，如目前无替代方案，必须冒险实施上述方案，医患双方约定按照以下方案承担相应损失：①因上述超常规操作实际出现器材损伤，超出保修范围的维修费用由患者及其家属负担；②因损伤导致内镜等器材耐久性降低及后续可能出现的故障率增加、维修费用增加、使用寿命缩短的风险及损失由医院承担；③维修方需持相应资质，维修费开具合法票据。

● 特殊风险（根据患者病情特点列出）：_____
● 患者若拒绝进行气管支架取出，可选择的替代方案：_____

医务人员将会通过术前认真准备、手术中细致操作，避免或最大限度减小上述医疗风险发生率；但由于患者个体差异及不同疾病差异等复杂因素，难以完全避免上述医疗风险发生。

手术全程中，常规对患者进行心电图及血压、血氧饱和度监测，一旦发生上述医疗风险，我们将从医疗角度进行最积极的救治及采取应对措施，并尽最大努力避免或减轻上述可能情况给患者带来的不利影响及危害，但不能保证取得期望效果。您可能出现组织器官损害、残疾、死亡后果，导致医疗费用支出增加。

续表

患者知情同意
● 我已明确知晓，基于本人疾病状况及临床诊断，有必要实施上述手术以达到对本人疾病进一步诊疗的目的。
● 我的医生已告知我将要进行的手术方式、术中及术后可能发生的并发症和风险并且解答了我关于此次手术的相关问题。
● 我同意在术中医生可以根据我的病情对预定的手术方式做出调整。
● 我理解我的手术可能需要多位医生共同进行。
● 我授权医生对活检取材标本进行处置：包括但不限于病理学检查、基因检测和医疗废物处理等。
● 我对术中和术后可能发生的并发症及其严重性已充分了解。愿意选择应用上述手术方法进行治疗。愿意承担相应的风险与后果。
● 医院所从事的医疗活动有义务严格遵循国家有关法律、法规和诊疗护理的规范要求。我同意在这家医院诊疗过程中引起的任何争议按照国家有关法律、法规所提供的途径合法解决。
医生陈述
我们将以高度的责任心，认真执行手术操作规程，做好抢救物品的准备及手术过程中的监测，一旦发生上述风险和意外，我们会按照操作常规采取积极应对措施，对危及生命的并发症，我们可能来不及征求家属意见，希望家属授权采取紧急措施抢救患者生命。

　　　　　　　　　　医生签名：　　　　　　　签名日期　　　　年　　　月　　　日　　　时　　　分 |
| 患者或代理人意见：医生已向我（们）解释了手术的目的、意义、危险性及术中和术后可能出现的并发症、意外情况。我（们）已完全理解术中及术后可能会出现一些未曾预料到的问题及意外。

我（请手签同意）　　　　手术并授权医生，在术中或术后发生紧急情况下，为保障本人的生命安全，医生有权按照医学常规予以紧急处置，更改并选择最适宜的手术方案实施必要的抢救。

患者签名：

（若有委托，请另签授权委托书）
委托代理人、家属签名：　　　　　　　　　与患者的关系：
　　　　　　　　　　　　　　　　　　　　签名日期　　　　年　　　月　　　日　　　时　　　分 |
| 患者或代理人意见：医生已向我（们）解释了手术的目的、意义、危险性及术中和术后可能出现的并发症、意外情况。我（们）已完全理解术中及术后可能会出现一些未曾预料到的问题及意外。

我（请手签不同意）　　　　手术并授权医生，在术中或术后发生紧急情况下，为保障本人的生命安全，医生有权按照医学常规予以紧急处置，更改并选择最适宜的手术方案实施必要的抢救。

患者签名：

（若有委托，请另签授权委托书）
委托代理人、家属签名：　　　　　　　　　与患者的关系：
　　　　　　　　　　　　　　　　　　　　签名日期　　　　年　　　月　　　日　　　时　　　分 |

第五节　经皮介入技术与相关医疗风险及应对措施

一、经皮穿刺肺活检术

经皮穿刺肺活检术是在局部麻醉或静脉麻醉下，超声、X线检查及CT引导下经皮穿刺至肺部病灶区，取材后行病原学和（或）病理学检查，达到确定肺部疾病性质的目的，无须开胸或其他创伤大、费用高的方法即可确定诊断。

1. 适应证　①需要明确病变性质的孤立结节或占位、多发结节或占位、肺实变等；②支气管镜检查、痰细胞学检查、痰培养无法明确诊断的局灶性肺实变；③怀疑恶性的磨玻璃病变；④已知恶性病变但需要明确组织学类型或分子病理学类型（再次活检）；⑤疾病进展或复发后局部组织学或分子病理学类型再评估（再程活检）；⑥其他，如支气管镜活检失败或阴性肺门占位、未确诊纵隔占位、疑似恶性纵隔淋巴结等。

2. 禁忌证　①绝对禁忌证。不可纠正的凝血功能障碍。②相对禁忌证。严重肺动脉高压；解剖学或功能上的孤立肺；穿刺路径上有明显的感染性病变；肺大疱、慢性阻塞性肺疾病、肺气肿、肺纤维化；机械通气（呼吸机）患者，或儿童全身麻醉状态下活检需要有麻醉医生配合。

3. 相关医疗风险及应对措施　①胸膜反应，继发心脑血管意外，必要时需要心肺复苏；②大出血、针道转移，可能需要血管栓塞、气管镜下止血，严重可危及生命；③气胸、压缩性肺不张，必要时需要胸腔穿刺引流；④麻醉药物过敏；⑤局部出血、渗液；⑥伤口感染；⑦穿刺不成功；⑧损伤局部神经，必要时请神经内科治疗；⑨急性肺栓塞、空气栓塞等其他不可预料的情况。

二、影像引导下热消融（射频、微波）治疗肺部病变

影像引导下热消融（射频/微波）治疗是在局部麻醉或静脉麻醉下，在CT引导下针对某一器官中特定的一个或多个肿瘤病灶，利用热产生的生物学效应直接使病灶组织中的肿瘤细胞发生不可逆损伤或凝固性坏死的一种治疗技术。

1. 适应证　①Ⅰ期或Ⅱa期非小细胞肺癌（NSCLC）不宜手术者；②Ⅲb期（同一肺叶内出现卫星结节）或Ⅳ期（其他肺叶或另一肺出现结节）NSCLC不宜手术者；③Ⅲa期或Ⅳ期肺癌标准治疗后残余孤立性结节者；④已控制或可控制原发疾病的肺转移瘤且不适宜手术者；⑤靶病变≤5cm者。

2. 禁忌证　①肿瘤紧靠肺门或肺部大血管；②恶性胸腔积液；③肺动脉高压；④同一肺中肿瘤数目＞3个；⑤靶病变直径＞5cm。

3. 相关医疗风险及应对措施　①出血和血肿，消融过程中需要进行血管穿刺等操作，可能会导致血管损伤，引起出血。如果血液在局部积聚，就会形成血肿。②感染，任何侵

入性手术都存在感染的风险；手术器械或操作环境没有严格消毒，或者患者术后伤口护理不当，都可能导致感染。③疼痛，消融术后患者可能会出现轻度至中度疼痛，通常可以通过药物缓解。但对于一些患者来说，疼痛可能会持续数周，严重影响生活质量。④邻近器官损伤，肿瘤邻近重要组织时，容易引起周围器官损伤，如气管穿孔、食管穿孔、气胸、纵隔气肿等。⑤心律失常，射频消融术虽然主要用于治疗心律失常，但手术过程中的电流刺激或心肌组织损伤可能会暂时引发新的心律失常。⑥复发，消融术可以摧毁癌细胞，但并不能保证所有的癌细胞都被消灭，因此存在复发的可能性。

三、影像引导下冷冻消融治疗肺部病变

影像引导下冷冻消融治疗是一种非血管介入的微创技术，通过影像导向定位后采用CT或MRI、超声引导经皮穿刺肺内占位进行治疗。其原理是利用特定设备产生的低温（通常低于-100℃），通过冷冻针将低温传导至肿瘤组织，使肿瘤细胞发生凝固性坏死。目前常用的冷冻消融方法包括液氮冷冻和冷冻微波。

适应证、禁忌证和相关医疗风险及应对措施可参考本节影像引导下热消融（射频、微波）治疗肺部病变。

四、影像引导下放射性粒子植入治疗

影像引导下放射性粒子植入治疗是一种在影像引导下进行的治疗技术。通过影像导向定位后采用CT或MRI、超声引导经皮将微小的放射性粒子（如 ^{125}I 粒子）植入肿瘤组织内或可能受肿瘤侵犯的组织内。这些粒子会发出低能量的γ射线，对肿瘤组织进行持续性照射，从而杀伤肿瘤细胞。这种方法是近距离内放疗的一种，具有对正常组织损伤小、并发症发生率少等优点。

1. 适应证　①未经治疗的较小原发肿瘤；②无法手术的原发肿瘤；③拒绝行根治性手术的肿瘤；④需要保留重要功能性组织或手术将累及重要器官的肿瘤；⑤转移性肿瘤病灶或术后孤立性肿瘤转移灶失去手术价值的患者；⑥外照射剂量不足的局部剂量补充；⑦外照射效果不佳或失败的患者；⑧预防肿瘤局部扩散或区域性扩散，增强根治性效果的预防性植入；⑨术中残留肿瘤或切缘距肿瘤太近的患者。

2. 禁忌证　①无法耐受局部麻醉或全身麻醉手术的患者；②病灶靠近大血管并有感染和溃疡者；③有严重出血倾向者；④重要器官功能严重衰竭者；⑤广泛转移的恶性肿瘤；⑥重要功能性组织或器官无法保留的患者；⑦预计生存期不足3个月的患者。

3. 相关医疗风险及应对措施　①因 ^{125}I 粒子主要释放伽马射线，虽然该射线穿透距离较短，但植入体内后一段时间内仍会有一定剂量的射线逸出体外，存在对环境及他人造成放射性辐射风险，术后在亲属陪伴或外出就诊时需要采取防护屏蔽措施，如距离防护及穿戴铅衣、铅围脖等，避免与孕妇、儿童密切身体接触，或保持1m以上距离，相关辐射防护知识需要与主管医生沟通。如不能理解或配合执行上述措施，则不能行粒子植入术。②存

在治疗效果不佳，仍有疾病进展的可能；即病变出现空洞、气管周围组织经放疗后形成瘢痕狭窄的可能，需要警惕空洞出现大出血的可能，瘢痕狭窄可能需要再次治疗的可能。③植入粒子有游走的可能，出现未在靶区或脱出的可能。

五、经皮介入技术知情同意书范例

经皮介入技术知情同意书范例见表2-5-1。

表2-5-1　经皮穿刺肺活检术知情同意书

患者姓名		性别		年龄		病历号	
术前诊断						电话	
手术名称	经皮穿刺肺活检术						

现患者因病情需要且具备经皮穿刺肺活检术的适应证，无明显禁忌证，拟行经皮穿刺肺活检术，医生已将本术式目的、方法、局限性及相关医疗风险详尽告知患者本人及其家属，具体如下：

1. 任何麻醉操作和任何所使用的药物都存在相关的风险（麻醉、术中、术后时的麻醉意外及心脑血管意外等），可见麻醉相关知情同意书，个体差异导致患者对局部麻醉药或其他药物过敏，严重时可出现过敏性休克，危及生命，需要静脉推注大剂量激素急救或抢救等，也可出现心律失常、肺栓塞、心肌梗死、脑梗死、循环系统障碍、呼吸衰竭等其他无法预知的情况（详见麻醉相关知情同意书）。
2. 胸膜反应。
3. 血胸。
4. 气胸、压缩性肺不张。
5. 麻醉药物过敏。
6. 局部出血、渗液。
7. 伤口感染。
8. 穿刺不成功。
9. 损伤局部神经。
10. 如果患者患有高血压、心脏病、糖尿病、肝肾功能不全、静脉血栓、恶性肿瘤等疾病或有吸烟史，以上风险可能会增加，或者在术中或术后出现相关的病情加重或心脑血管意外，甚至死亡。
11. 检查后如果患者体位不当或不遵医嘱，可能会增加以上风险的发生率。
12. 其他无法事先预知的医疗风险及罕见的并发症。

●特殊风险（根据患者病情特点列出）：_____
●患者若拒绝进行经皮穿刺肺活检术，可选择的替代方案：_____

医务人员将会通过术前认真准备、手术中细致操作，避免或最大限度减小上述医疗风险发生率；但由于患者个体差异及不同疾病差异等复杂因素，难以完全避免上述医疗风险发生。

手术全程中，常规对患者进行心电图及血压、血氧饱和度监测，一旦发生上述医疗风险，我们将从医疗角度进行最积极的救治及采取应对措施，并尽最大努力避免或减轻上述可能情况给患者带来的不利影响及危害，但不能保证取得期望效果。您可能出现组织器官损害、残疾、死亡后果，导致医疗费用支出增加。

续表

患者知情同意
● 我已明确知晓，基于本人疾病状况及临床诊断，有必要实施上述手术以达到对本人疾病进一步诊疗的目的。 ● 我的医生已告知我将要进行的手术方式、术中及术后可能发生的并发症和风险并且解答了我关于此次手术的相关问题。 ● 我同意在术中医生可以根据我的病情对预定的手术方式做出调整。 ● 我理解我的手术可能需要多位医生共同进行。 ● 我授权医生对活检取材标本进行处置：包括但不限于病理学检查、基因检测和医疗废物处理等。 ● 我对术中和术后可能发生的并发症及其严重性已充分了解。我愿意选择应用上述手术方法进行治疗。愿意承担相应的风险与后果。 ● 医院所从事的医疗活动有义务严格遵循国家有关法律、法规和诊疗护理的规范要求。我同意在这家医院诊疗过程中引起的任何争议按照国家有关法律、法规所提供的途径合法解决。
医生陈述 我们将以高度的责任心，认真执行手术操作规程，做好抢救物品的准备及手术过程中的监测，一旦发生上述风险和意外，我们会按照操作常规采取积极应对措施，对危及生命的并发症，我们可能来不及征求家属意见，希望家属授权采取紧急措施抢救患者生命。 　　　　　医生签名：　　　　　签名日期　　　年　　月　　日　　时　　分
患者或代理人意见：医生已向我（们）解释了手术的目的、意义、危险性及术中和术后可能出现的并发症、意外情况。我（们）已完全理解术中及术后可能会出现一些未曾预料到的问题及意外。 我（请手签同意）　　　　手术并授权医生，在术中或术后发生紧急情况下，为保障本人的生命安全，医生有权按照医学常规予以紧急处置，更改并选择最适宜的手术方案实施必要的抢救。 患者签名： （若有委托，请另签授权委托书） 委托代理人、家属签名：　　　　　　　与患者的关系： 　　　　　　　　　　　　　　　　　　签名日期　　　年　　月　　日　　时　　分
患者或代理人意见：医生已向我（们）解释了手术的目的、意义、危险性及术中和术后可能出现的并发症、意外情况。我（们）已完全理解术中及术后可能会出现一些未曾预料到的问题及意外。 我（请手签不同意）　　　　手术并授权医生，在术中或术后发生紧急情况下，为保障本人的生命安全，医生有权按照医学常规予以紧急处置，更改并选择最适宜的手术方案实施必要的抢救。 患者签名： （若有委托，请另签授权委托书） 委托代理人、家属签名：　　　　　　　与患者的关系： 　　　　　　　　　　　　　　　　　　签名日期　　　年　　月　　日　　时　　分

第六节 经血管介入技术与相关医疗风险及应对措施

一、支气管动脉造影/支气管动脉化疗栓塞术

支气管动脉造影/支气管动脉化疗栓塞术为一种侵入性血管介入诊疗技术,指在X线引导下将导管送入支气管动脉,经导管注射碘造影剂使血管显影进而进行介入治疗的一种操作手段。其用于诊断肺血管病变、明确肿瘤血供、进行靶血管灌注和化疗栓塞术等。

1. 适应证 ①肺血管疾病的诊断和治疗,包括肺栓塞、肺血管畸形、肺血管炎、肺动脉狭窄、肺动脉占位、先天性心脏病相关肺血管疾病等;②肺血管疾病的病变评估和治疗指导,包括病变部位、病变范围和严重程度等的评估和治疗指导;③肺癌的介入治疗,经过标准治疗后无效、进展或复发的肺癌,或者拒绝标准治疗的中晚期肺癌,尤其是中央型肺癌,无法切除的肺转移瘤;④气管肿瘤介入治疗,肺癌造成的气管狭窄或肺不张,气管内病灶内镜治疗前的预防性止血治疗;⑤咯血的介入治疗,不明原因咯血,血管畸形或肺癌咯血的治疗等。

2. 禁忌证 ①绝对禁忌证。既往有重度碘造影剂过敏史。②相对禁忌证。未控制的甲状腺功能亢进症;严重的心力衰竭、瓣膜病、心律失常、感染性心内膜炎等;肾功能不全;严重的凝血功能障碍和血小板减少症;因精神异常或其他疾病不能配合诊疗;妊娠;其他药物过敏;预期生存期较短、全身状况较差等。

3. 相关医疗风险及应对措施 ①穿刺部位及邻近组织器官出血,主要包括局部出血、血肿、假性动脉瘤和动静脉瘘,发生率约为0.5%,处理措施主要是加强局部压迫,如果出现严重的假性动脉瘤或动静脉瘘,可行介入或外科手术治疗;②碘造影剂导致包括发热、胸闷、皮疹、支气管痉挛等过敏反应,严重者可出现过敏性休克、呼吸心搏骤停,可给予抗组胺药物、肾上腺素和糖皮质激素治疗,积极抗休克甚至心肺复苏治疗;③如进行栓塞化疗等操作,可能发生骨髓抑制、厌食、乏力、脱发等类似系统化疗的并发症,以及轻微自限性并发症,如短暂性刺激性咳嗽、胸痛、吞咽困难等,可给予必要的短程小剂量激素、吸氧、止吐、镇痛等处理;④造影和栓塞治疗等,也可能出现少见的严重并发症,如脊髓梗死导致的截瘫,以及罕见并发症如短暂皮质性失明、卒中、急性食管损伤、气管损伤、气管-食管瘘、心肌缺血等,需要多学科合作进行积极对症治疗。

二、上腔静脉造影/上腔静脉成形术

1. 上腔静脉造影是一种介入性影像学检查方法,通过将造影剂注入上腔静脉直接观察其形态结构。

(1) 适应证:①上腔静脉狭窄、闭塞性病变;②上腔静脉阻塞性疾病、心血管疾病等的诊断,如肺栓塞、心肌病等;③胸部疼痛、呼吸困难等症状,需要明确病因的患者。

(2) 禁忌证:①碘过敏者;②患有严重的梗阻性黄疸者;③甲状腺功能亢进症患者;

④有严重的心、肝、肾功能损害者。

2. 上腔静脉成形术是一种介入治疗，主要用于治疗上腔静脉综合征。进行球囊扩张，或者常需要放置血管支架，撑开血管，恢复血液流通，缓解患者症状，提高生活质量。手术具有微创、高效、安全等特点，术后可增加患者对治疗的耐受性，此手术常用于肿瘤导致的上腔静脉压迫，可改善患者症状。

（1）适应证：①肿瘤引起的上腔静脉综合征，如肺癌、淋巴瘤、纵隔肿瘤等压迫或侵入上腔静脉，导致血流受阻；②手术后或血栓引起的狭窄，如胸部手术后瘢痕形成或中央静脉导管引起的血栓；③放疗或化疗后的狭窄，有些患者在接受放疗或化疗后会出现上腔静脉狭窄；④先天性血管问题，一些先天性疾病会导致上腔静脉狭窄，需要血管成形改善血流。

（2）禁忌证：①绝对禁忌证。既往有造影剂过敏史。②相对禁忌证。未控制的甲状腺功能亢进症；严重的心力衰竭、瓣膜病、心律失常、感染性心内膜炎等；肾功能不全；严重的凝血功能障碍和血小板减少症；急性血栓形成期可能造成栓子脱落，应先进行抗凝治疗；严重感染；因精神异常或其他疾病不能配合诊疗；妊娠；其他药物过敏；预期生存期较短，全身状况较差等。

3. 相关医疗风险及应对措施：①造影剂如碘造影剂所致包括发热、胸闷、皮疹、支气管痉挛等过敏反应，严重者可出现过敏性休克、呼吸心搏骤停，可给予抗组胺药物、肾上腺素和糖皮质激素治疗，积极抗休克甚至心肺复苏治疗。②穿刺部位及邻近组织器官出血，主要包括局部出血、血肿、假性动脉瘤和动静脉瘘，发生率约为0.5%，处理措施主要是加强局部压迫，如果出现严重的假性动脉瘤或动静脉瘘，可行介入或外科手术治疗。③因解剖位置异常或不定因素造成导丝不能进入相应血管；检查过程中患者不能完全配合或其他原因，可能造成操作失败。④造影和支架置入等，也可能出现少见的严重并发症，如脊髓梗死导致的截瘫，以及罕见并发症如短暂皮质性失明、卒中、急性食管损伤、气管损伤、气管-食管瘘、心肌缺血等，需要多学科合作进行积极对症治疗。⑤支架置入后可能出现支架移位、支架断裂、支架内血栓形成、支架相关感染等并发症，需要再次穿刺移除支架，甚至造成患者死亡等。⑥上腔静脉梗阻解除后可能出现心肺功能负担加重、血栓脱落、血管破裂甚至心脏压塞等严重并发症，危及生命，预后不佳。

第七节　经消化道介入技术与相关医疗风险及应对措施

本节以食管狭窄成形术为例。食管狭窄成形术除了在消化内镜下进行，也可以在数字减影血管造影（digital subtraction angiography，DSA）的引导下进行，包括球囊导管扩张术和支架置入术。

1. 球囊导管扩张术是利用DSA技术实时显示血管结构，帮助医生精确定位狭窄或阻塞的部位。通过送入球囊导管至狭窄部位，并进行充气或打造影剂使球囊扩张，从而恢复管腔的正常内径。

(1）适应证：①各种病因导致的食管非活动性炎性狭窄者；②食管术后吻合口狭窄者；③食管瘢痕性狭窄者；④不能切除的食管肿瘤的姑息性扩张；⑤食管发育异常者，如食管环；⑥异物或结石引起的狭窄。

（2）禁忌证：①狭窄伴重度急性炎症患者；②有瘘管和深部溃疡、狭窄部位有较大憩室者；③管腔狭窄过长者；④不能配合治疗的精神病患者；⑤一般情况差、心肺功能不全不能耐受手术者。

2. DSA下食管支架置入术是一种姑息性治疗方法，不需要开刀，通过人体正常腔道（如口腔、咽、食管），在DSA引导下通过一根导丝将金属支架放置至梗阻部位，撑开阻塞的食管腔道，从而迅速缓解吞咽困难，解决食管癌晚期、食管狭窄、食管瘘等患者的进食问题，提高生活质量。其具有创伤小、疗效高、风险低、并发症少、住院时间短等优点。

（1）适应证：①无法手术切除的食管恶性梗阻；②食管气管瘘；③食管穿孔；④纵隔恶性肿瘤导致食管外压性梗阻；⑤食管癌术后恶性吻合口瘘。

（2）禁忌证：①无法纠正的凝血功能障碍；②心肺功能障碍无法耐受手术；③败血症；④严重气管受压的风险，为相对禁忌，可同时置入气管支架；⑤颈段食管癌，为相对禁忌，因支架置入后有较高的移位率及难以忍受的异物感。

3. 相关医疗风险及应对措施：①气管支气管受压出现呼吸困难，纵隔器官出现受压的情况；②食管黏膜损伤、消化道出血甚至大出血导致死亡；③继发消化道感染，诱发心律失常、心搏骤停或猝死；④食管支架置入失败；⑤术后疼痛，大部分患者给予镇痛治疗后好转，部分患者可能出现剧烈疼痛，无法耐受食管支架；⑥支架被压扁、折断或破损；⑦支架移位；⑧食管穿孔；⑨食管再狭窄、阻塞；⑩胃食管反流，食管气管瘘等。

（高　鸿　郑舒月　乔　璐　才　旭　赵玉达　赵　静　陶梅梅）

参 考 文 献

北京健康促进会呼吸及肿瘤介入诊疗联盟, 2017. 恶性中心气管狭窄经支气管镜介入诊疗专家共识 [J/CD]. 中华肺部疾病杂志（电子版）, 10(6): 647-654.

高永平，付怀秀，郑敏，等, 2024. 经鼻高流量氧疗治疗尘肺全肺大容量灌洗术后伴Ⅱ型呼吸衰竭的疗效和安全性 [J]. 临床肺科杂志, 29(9): 1351-1353, 1359.

聂进，周亮，兰远波，等, 2021. 支气管镜刷检标本液基细胞学联合细胞块技术对肺癌诊断及分型的价值分析 [J]. 国际检验医学杂志, 42(21): 2640-2643, 2649.

苏东栋，李媛媛，常炜，等, 2023. 硬质气管镜套管联合电子气管镜在气管、支气管结核治疗中的价值 [J]. 新疆医学, 53(5): 512-515, 532.

王君宇，庞庆禄，贾同磊，等, 2024. 肺泡灌洗术对支气管扩张症患者肺功能改善情况的Meta分析 [J]. 内蒙古医学杂志, 56(10): 1204-1210.

王永平，王辉，郑翔，等, 2024. 自发性气胸单孔胸腔镜手术后肺部并发症预测模型的构建 [J]. 腹腔镜外科杂志, 29(5): 321-325.

徐源，刘群，郭超，等, 2024. 电磁导航支气管镜联合CT三维实时融合导航用于肺结节的热消融治疗一例 [J/OL]. 中国医学科学院学报: 1-5. (2024-10-15). https://kns.cnki.net/kcms/detail/11.2237.r.20241014.1327.004.html.

杨容娜，丁明，朱晓莉, 2024. 气管内超声引导下针吸活检术联合经支气管镜肺活检术对肺结节病诊断效能

的分析 [J]. 东南大学学报 (医学版), 43(4): 560-565.

中国抗癌协会肿瘤介入专家委员会 , 2018 胸部肿瘤经皮穿刺活检中国专家共识 . 中华介入放射学电子杂志 , 6(3):188-194.

中国临床肿瘤学会（CSCO）老年肿瘤防治专家委员会 , 2023. 导航引导下经支气管肺结节介入诊断与治疗中国专家共识 [J]. 解放军医学杂志 , 48(9): 993-999.

中华医学会 , 中华医学会肿瘤学分会 , 中华医学会杂志社 , 2018. 中华医学会肺癌临床诊疗指南(2018 版)[J]. 中华肿瘤杂志 , 40(12): 935-964.

中华医学会呼吸病学分会慢性阻塞性肺疾病学组 , 中国医师协会呼吸医师分会慢性阻塞性肺疾病工作委员会 , 2021. 慢性阻塞性肺疾病诊治指南 (2021 年修订版)[J]. 中华结核和呼吸杂志 , 44(3): 170-205.

朱晶 , 尹雯 , 肖阳 , 等 , 2024. 介入呼吸病学技术在肺大疱治疗中的研究进展 [J]. 中华结核和呼吸杂志 , 47(3): 259-264.

邹珩 , 张楠 , 王洪武 , 等 , 2015. 气管硅酮支架治疗创伤性气管狭窄的临床应用体会 [J]. 中华结核和呼吸杂志 , 38(9): 704-706.

Alaga A, Simhan V, Lokeshwaran S, et al., 2024. Management of postintubation tracheal stenosis with bronchoscope methods-An experience from two centers[J]. Respirology Case Reports, 12(9): e70014.

Bashour S I, Khan A, Song J, et al., 2024. Improving shape-sensing robotic-assisted bronchoscopy outcomes with mobile cone-beam computed tomography guidance[J]. Diagnostics, 14(17): 1955.

Gregor A, Sata Y, Hiraishi Y, et al., 2023. Preclinical feasibility of bronchoscopic fluorescence-guided lung sentinel lymph node mapping[J]. The Journal of Thoracic and Cardiovascular Surgery, 165(1): 337-350.e2.

Himeji D, Shiiba R, Tanaka G I, et al., 2024. Usefulness of endoscopic ultrasound with bronchoscope-guided fine-needle aspiration for next-generation sequencing in patients with non-small cell lung cancer: a comparison with other bronchoscopic techniques[J]. Respiratory Investigation, 62(5): 879-883.

Luo L, Luo L Z, Lu Z B, et al., 2023. Efficacy of high-frequency electrotome combined with balloon dilatation and cryotherapy through electronic bronchoscope in the management of lumen occlusion type of tracheobronchial tuberculosis[J]. Zhonghua Jie He He Hu Xi Za Zhi, 46(6): 587-591.

Stasiak F, Seitlinger J, Streit A, et al., 2023. Sentinel lymph node in non-small cell lung cancer: assessment of feasibility and safety by near-infrared fluorescence imaging and clinical consequences[J]. Journal of Personalized Medicine, 13(1): 90.

Sumi T, Yamada Y, Koshino Y, et al., 2024. Transbronchial cryobiopsy for small peripheral pulmonary lesions using endobronchial ultrasonography and an ultrathin bronchoscope[J]. Respiratory Investigation, 62(1): 77-84.

Tsukada H, Entcheva-Dimitrov P, Ernst A, et al., 2018. Pharmacokinetics and safety of paclitaxel delivery into porcine airway walls by a new endobronchial drug delivery catheter[J]. Respirology, 23(4): 399-405.

van Heumen S, Kramer T, Korevaar D A, et al., 2024. Bronchoscopy with and without needle-based confocal laser endomicroscopy for peripheral lung nodule diagnosis: protocol for a multicentre randomised controlled trial (CLEVER trial)[J]. BMJ Open, 14(7): e081148.

Zhang J R, Wu J Y, Yang Y J, et al., 2016. White light, autofluorescence and narrow-band imaging bronchoscopy for diagnosing airway pre-cancerous and early cancer lesions: a systematic review and meta-analysis[J]. Journal of Thoracic Disease, 8(11): 3205-3216.

Zhang J Y, Liu L L, Xiang P Y, et al., 2024. AI co-pilot bronchoscope robot[J]. Nature Communications, 15: 241.

第 3 章

介入肺病学技术操作流程

第一节 经呼吸内镜介入技术操作流程

一、概述

本节主要为呼吸内镜手术规范操作流程实例，以操作流程和注意事项为主要内容，对规范、质控及减少并发症具有重要价值。由于一台复杂的呼吸内镜手术涉及的操作和操作相关人员可能较多，因此首先要明确呼吸内镜介入手术人员的职责。以笔者所在中心行全身麻醉支气管镜操作为例，呼吸内镜手术运行过程的流程图和职责分工见图 3-1-1。目前国内大部分中心局部麻醉支气管镜操作仍占很高比例，其中内容、流程相似，只是其中的内容基本由呼吸内镜室的医护人员共同完成。

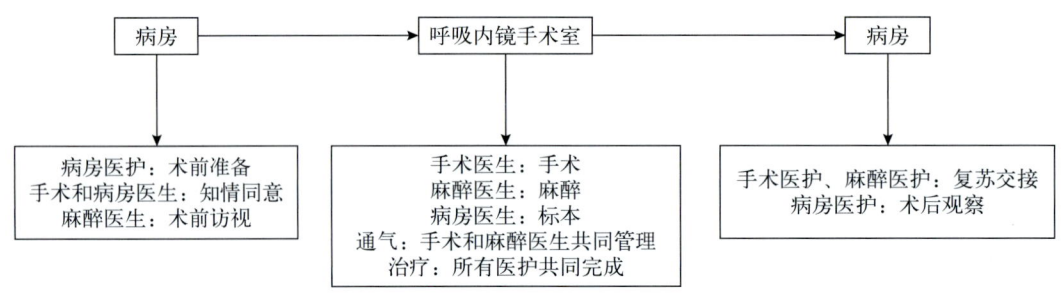

图 3-1-1 呼吸内镜手术流程

二、常规呼吸内镜介入技术通用操作流程

（一）患者术前准备

1.患者穿着病号服，脱去内衣，不戴美瞳和穿戴甲，不涂指甲油，摘除金属配饰、手表、手镯、眼镜、活动义齿等，手机、眼镜可交由家属保管。

2.患者术前禁食、禁水 6 小时，如紧急情况无法避免，则需要交代误吸风险，必要时术前或术中放置胃管负压吸引，或者术后使用内镜进入胃部吸引胃内容物。

3.如有起搏器或体内存在其他植入物如种植牙等，需要告知气管镜室护士和医生，如牙齿松动，也需要告知气管镜室护士和医生，医务人员可进行预防处理，避免牙齿脱落误入气管或食管。

4. 必要时术前可预防性应用止血药。对于有出血危险的患者，术前应对患者进行血小板和凝血时间常规检测。术前正在口服抗凝药物拟行（支）气管镜活检的患者，应停用至少 3 天。若患者必须使用抗凝药物，则应更换为低分子肝素，使国际标准化比值≤1.5。达比加群酯和利伐沙班在拟行活检术或类似操作的患者中提前 24～36 小时停药，无须低分子肝素替代。需要停用华法林的患者，停药前要请相关专科医生会诊，评估血栓形成风险及是否需要进行桥接治疗等。

5. 药物过敏患者需要告知，医护双方、麻醉医师均需知晓。

6. 术前药物使用：常规药物可晨起一口水吞服，如高血压患者术前需要服用降压药，甲状腺功能减退症患者需要服用左甲状腺素钠片，必要时进行激素水平测定。糖尿病患者因为术前禁食，需要暂停使用一次降糖药或胰岛素，视血糖情况而定。哮喘患者术前按需使用支气管扩张剂。对于慢性阻塞性肺疾病患者，要视情况决定支气管扩张剂是否预防性使用。

7. 术前保持心情放松，肌肉松弛。

8. 需要避开月经期，需要主动询问患者是否处于月经期。

9. 静脉通路：术前穿刺留置针。危重患者术前应有术中动脉监测。

10. 各种器官相关的管路包括鼻胃/空肠营养管、造瘘管、引流管、引流瓶、气管切开套管等，良好固定，并保证其通畅或者处于关闭状态，患者及其家属、医护双方在离开病房、路途中、到达气管室时均需要确认管路是否通畅、有无波动、有无气体及是否需要接负压，术前应做好宣教。

11. 接送过程中的生命体征和监护：危重患者需要医护双方多人一起转运，其间需要监测生命体征，根据患者具体情况选择携带氧气袋、气管插管、简易呼吸器辅助通气，必要时使用转运呼吸机等。

12. 特殊避光患者需要做好保护（详见本章第四节中的光动力治疗部分）。

13. 注意其他问题如胸带、腹带、腰拖、义肢等，搬抬需要谨慎。

（二）患者术前评估

1. **症状评估**　评估症状如咳嗽、咳痰、咯血、呼吸困难、声音嘶哑、进食饮水呛咳等。

2. **体格检查**　卡诺夫斯凯计分（KPS）、美国东部肿瘤协作组体力状况评分（ECOG 评分）、气促评分（如 Borg 评分或 mMRC 评分）（适用于慢性阻塞性肺疾病）、干湿啰音、头颈部放疗病史及颈椎、脊椎等情况，是否存在困难气道、头面部颈部水肿、颈静脉怒张等，以及颈部血管情况。

3. **合并症**　根据影像学检查和病情变化确定疾病的可能性。合并症包括慢性阻塞性肺疾病、心脑血管疾病、头部相关疾病、肺动脉高压、睡眠呼吸暂停综合征、肝肾疾病等。

4. **术前检查**　血常规、肝肾功能、电解质、凝血功能、血源性传播的传染病相关检查及心电图、胸部 CT。大部分患者需要进行增强胸部 CT 甚至颈部 CT 检查。薄层 CT 有助于活检路径规划（必要时刻录 DCOM 格式文件和光盘导入支气管镜导航系统中规划路径和靶目标）。存在合并症患者需要进行心脏超声、血气分析、肺功能及呼吸道传染性疾病/耐药菌方面检查等。

5. 呼吸内镜介入手术的目的　根据病情，明确患者的具体手术目的、拟定支气管镜手术术式，明确手术的预期目标。术者需要清楚操作中的注意事项。

6. 病情告知、手术知情同意

（1）术前需要进行呼吸内镜手术术前讨论，参加人员必须包括术者、医疗组长、住院管床医生等。四级呼吸内镜手术需要进行多学科会诊。呼吸内镜手术需要明确患者手术的适应证、禁忌证、合并症及可能的风险、相关风险应急预案，必要时进行医务处备案。紧急或者危重症呼吸内镜手术尤其需要注意进行术前讨论，按照抢救记录记录抢救过程，呼吸内镜手术也属于抢救记录中记录的一部分，需要有上级医生指导和查房意见。

（2）术前需要向患者及其家属进行病情告知和签署手术知情同意书；危重症病例和紧急病例建议在谈话室进行病情告知及签字，建议全程录音录像。签署文件包括病情告知书、不同术式的知情同意书、可替代的治疗方式。自费药品、器械及超适应证的药品和器械需要单独签署知情同意书。临床研究需要签署相关知情同意书。

7. 麻醉术前准备

（1）麻醉评估：根据患者病情如全身体力状况、放化疗部位及面部、颈部、牙齿等情况确定采用局部麻醉或全身麻醉。麻醉前评估患者是否为困难气道，如张口障碍、颈椎和下颌活动受限、强直性脊柱炎、颞颌关节炎、气管狭窄等。评估合并疾病：可能导致围术期严重心血管事件的情况，如急性冠脉综合征、未控制的高血压、严重心律失常和明显的心力衰竭等，建议以改善心脏风险指标为基础，对患者的心脏事件风险进行评估；对严重呼吸道狭窄、急性呼吸道感染、肥胖、哮喘、吸烟等可能导致低氧血症或呼吸衰竭等的情况进行评估；评估可能导致反流误吸的情况，如未禁食及胃肠道潴留、反流或梗阻等。

熟知全身麻醉的禁忌证，包括严重的肝肾功能障碍、凝血功能障碍、饱胃或胃肠道梗阻，有胃内容物残留、具有可能威胁生命的循环系统和呼吸系统疾病（如急性冠脉综合征、严重高血压未控制、严重心律失常、严重心力衰竭、新近急性心肌梗死、哮喘急性发作等）且未得到适当控制。极有可能出现麻醉危险的人群，如镇静/麻醉药物过敏患者，美国麻醉医师协会麻醉分级Ⅴ级者，无陪护或监护人员者。

全身麻醉的相对禁忌证需要麻醉医生监测，术前应多学科会诊。以下情况必须在麻醉医生管理下进行：①困难气道，如张口障碍、颈椎和下颌活动受限、强直性脊柱炎、颞颌关节炎、气管部分狭窄，气管插管明确困难的患者如改良马兰帕蒂分级（Mallampati分级）Ⅳ级以上者（图3-1-2）。②合并严重神经系统疾病，如脑卒中、偏瘫、惊厥、癫痫等。③病态肥胖和阻塞性睡眠呼吸暂停的确诊病例、有滥用药物史、年龄过大或过小、多发性肺大疱、严重上腔静脉阻塞综合征、活动性大咯血等。④对于气管严重狭窄、活动性出血、异物梗阻等紧急患者，在严格履行知情同意的前提下，按照紧急手术麻醉的原则，实施紧急抢救，抢救患者生命。

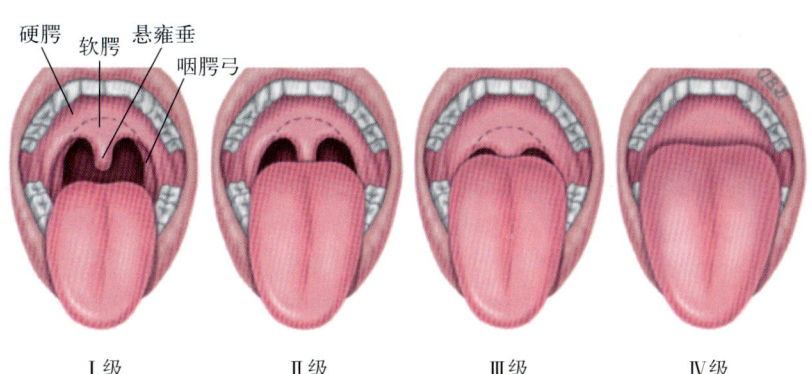

图 3-1-2 改良 Mallampati 分级

（2）进镜路径与通气方式：①麻醉医生与手术医生一起确定进镜路径，如口腔、鼻腔、气管切开口，评估术中是否更换进镜路径。②选择进镜通道，口咽通气管、喉罩、气管插管及型号、硬质支气管镜及型号、可弯曲支气管镜及型号。③通气方式，呼吸机通气、高频通气、更换多种通气方式或其他通气要求。

（3）选择麻醉镇静类型和深度：表面麻醉、轻中度镇静、深度镇静或者静脉麻醉。镇静/麻醉深度可分为4级：轻度镇静、中度镇静、深度镇静和全身麻醉（表3-1-1）。

表 3-1-1 支气管镜诊疗的镇静/麻醉深度及其评估要点

评估要点	轻度镇静	中度镇静	重度镇静	全身麻醉*
Ramsay 镇静评分	2～3分	4分	5～6分	—
反应	对语言刺激反应正常	对语言刺激反应存在	对外界刺激无反应	对外界刺激无反应
通气功能	无影响	足够、无明显影响	可能通气不足，可能需要干预	可能需要干预
心血管功能	无影响	通常能保持	可能影响	可能影响

*深度镇静及全身麻醉必须由麻醉医生实施；— 表示无数据。

8. 器械、耗材、人员准备

（1）器械、耗材准备：可弯曲支气管镜、硬质支气管镜、超声支气管镜等根据术式进行准备。确定所需设备处于良好运行状态。根据情况准确术中需要的耗材。

（2）人员准备：医护人员常规使用通用屏障保护，包括穿着操作服及戴手套、口罩和眼罩。支气管镜清洁人员也应进行全面防护。对于疑似分枝杆菌感染或可能发生空气传播的病例，操作期间所有在场人员都应佩戴经检测贴合良好的 N95 口罩。

（3）辐射保护：透视时所有工作人员要有铅围脖、铅帽、铅衣。检查室门上贴好明确标示提示正在使用透视，医务人员应按机构制度完成操作培训后才能使用透视，佩戴辐射剂量计以测量辐射暴露量。对患者的非辐射射线敏感部位进行防辐射保护，应对患者的术中辐射剂量进行计量和标注。

9. 手术操作、术中监测、气道管理　呼吸内镜手术医生根据术前选择的术式进行手术。

（1）术中监测：常规监测应包括心电示波、呼吸频率、血压、血氧饱和度，有条件的应监测呼气末二氧化碳分压，气管插管全身麻醉（含喉罩）者应常规监测呼气末二氧化碳分压。注意麻醉恢复期间舌后坠造成的气管梗阻常可通过托下颌解除，口咽或鼻咽通气管可在必要时置入。动脉血气应在特殊手术和高频通气时进行监测。一般患者血压波动幅度在基础水平30%以上，高危患者在基础水平20%以上，即给予血管活性药物介入，适时调整镇静/麻醉深度。血氧饱和度下降表明通气功能已明显下降，此时需要密切观察患者的呼吸状态。通过呼气末二氧化碳描记图，可以发现患者是否存在肺泡通气量较低。

（2）气道管理：麻醉医生、呼吸内镜医生共用气道，支气管镜进入气管造成部分管腔阻塞，使气管阻力增大，引起肺泡通气量减少，因此双方应密切配合，采取适当有效的通气策略（如通过喉罩通气、气管导管末端Y形接口通气、硬质支气管镜下高频喷射通气），保证氧合的前提下安全完成手术，以及可以通过内镜手术操作确保氧合。

10. 标本处理、保存及送检　标本处理按照刷检、活检、灌洗等不同方式获取的组织或细胞病理要求进行处理。标本处理用品：福尔马林固定液、病原微生物培养瓶、标本大小测量工具等。保存需要注意病原体尤其是结核杆菌的保存要求和时限要求，以及脱落细胞、液基细胞、病理检查标本的要求，并按照要求开具化验单或填写病理单。确定化验送检的时限和标本保存温度。

11. 术后复苏　①镇静/麻醉后继续观察病情的重要场所是麻醉复苏室，可以防止和治疗近期并发症。所有在镇静/麻醉结束后仍未清醒（包括嗜睡）或虽已清醒但肌张力恢复不理想者，均需要进入麻醉复苏室观察。②观察指标包括患者的血压、心率、呼吸频率、血氧饱和度、精神状况、是否出现恶心呕吐症状等。如出现呼吸道少量持续性出血，应由呼吸内镜医生和麻醉医生共同对患者进行评估后，延长观察时间，直至出血停止再转出。③严密监护，确保不发生坠床等事件。

12. 术后交接　术后手术医生、病房医生、气管镜护士、手术室护士和病房护士应进行交接，包括是否监护、术中状况、下一步化验检查建议等。门诊患者离室标准：门诊接受镇静/麻醉的一般（支）气管镜下诊疗患者可采用评分系统评价是否可以离开（表3-1-2）。9分以上的患者，可在亲友陪同下出院。对于正在住院的患者，则按照麻醉恢复的常规方法进行管理。应该以书面形式给予指导，包括局部麻醉结束2小时后或全身麻醉结束6小时后，方可饮水、进食；告知患者饮食、活动、用药及随访时间等注意事项；指示患者当天不得从事驾驶、签署法律文书或操作机械设备等工作；让患者提供紧急情况下的联系电话等。

表3-1-2　镇静/麻醉后离院评分量表

指标	评分
生命体征（血压和心率）	2分：变化幅度在前数值的20%范围内 1分：变化幅度在前数值的21%~40% 0分：变化幅度在前数值的41%以上

续表

指标	评分
运动态能	2分：状态稳定/没有头晕
	1分：需要帮助
	0分：不能行走/头晕
恶心呕吐	2分：轻微
	1分：中等
	0分：严重
疼痛	2分：轻微
	1分：中等
	0分：严重
手术出血	2分：轻微
	1分：中等
	0分：严重

第二节　呼吸内镜基础诊断技术操作流程

本节及后续两节将呼吸内镜技术分为基础诊断、高级诊断、治疗3个方面，整理并阐释呼吸内镜介入技术的操作、术中常见并发症及并发症处理的操作流程。操作流程代表了呼吸内镜中心的规范化、标准化，对呼吸内镜中心的诊疗规范、质量控制具有重要价值。本节主要包括呼吸内镜基础诊断技术如各种呼吸内镜检查、灌洗、刷检、活检、针吸活检术。

一、电子支气管镜

电子支气管镜检查，一般指标准白光支气管镜，将电子支气管镜经鼻腔、口腔、气管插管、气管切开套管送入气管和支气管内，观察气管、近端气管和远端气管内腔和黏膜的操作。通过检查可以明确看见气管支气管的影像，明确是否有管腔狭窄、管腔内新生物或异常病变存在，同时可以观察病变的部位、范围、性质及侵犯的程度。

二、自发荧光支气管镜

自发荧光支气管镜（auto fluorescence bronchoscope，AFB）是利用正常和异常支气管黏膜在荧光特性方面的差异检测癌前病变和肿瘤的方法。在波长380～440nm（蓝色光谱）的光照下，正常组织在被蓝光激发时发射的是绿色荧光，而癌变组织由于血管增多、上皮增厚，鳞状上皮异型增生、原位癌和微浸润癌的绿色荧光明显弱于正常组织，可以显示为暗红色或棕色。

三、窄带成像支气管镜

窄带成像（narrow-band imaging，NBI）支气管镜是使用窄谱成像系统的光源获得

415nm 和 540nm 的光，从而得到血红蛋白易吸收的蓝光和绿光。蓝光波长较短，只能穿透表面的黏膜层，对黏膜表面的毛细血管可以清楚显示，绿光波长较长，可以用来观察黏膜下的血管。其对原位癌及癌前病变具有巨大优势。

四、共聚焦支气管镜

共聚焦支气管镜是基于激光共聚焦内镜检查术（confocal laser endomicroscopy，CLE）获取组织内部活体显微成像，可获得放大 1000 倍的横切面图像，以达到光学活检的目的。该设备工作原理主要基于激光扫描技术。激光源发射 488nm 的激光束。由于被检部位中荧光物质的不同，发出不同方向的荧光，通过针孔被探测器接收，并将之转化为数字信号传输至计算机。最终聚合成整个焦平面的共聚焦图像。目前临床上激光共聚焦显微内镜包括两类，即传统整合式共聚焦内镜、微探头共聚焦显微内镜。目前国际上应用较多的是 Cellvizio 激光共聚焦显微镜系统，其可以观察组织的分辨率为 3.5μm，观察深度为 0～50μm，观察直径为 600μm，常用的探头直径为 1.4mm。其可以用于正常肺泡支气管、气管黏膜的观察及肺移植排斥反应的观察、肺泡蛋白沉积症的检查、肺癌检查等。

电子支气管镜检查、自发荧光支气管镜检查、窄带成像支气管镜检查和共聚焦支气管镜检查操作流程见图 3-2-1。

五、硬质支气管镜

随着支气管镜介入技术的发展，硬质支气管镜（rigid bronchoscope，RB）受到了临床的广泛青睐。硬质支气管镜也使用白光源观察气管，但体积大，材质硬，只能进入近端支气管，需要在全身麻醉下进行，将一根较大的金属直管（远末端为斜面）经口或气管切开口插入气管。

硬质支气管镜包括镜鞘、配件及光导系统。硬质支气管镜可以用来诊断和治疗，具有多种用途和方式，是呼吸内镜不可或缺的重要技术之一，其插入方法和治疗见图 3-2-2。

硬质支气管镜操作并发症包括低氧血症、心律失常、口腔损伤、杓状软骨脱位、喉痉挛、支气管痉挛、喉头水肿、气管损伤、气管破裂穿孔、纵隔气肿等，需要根据情况积极处理。

六、经支气管镜支气管肺泡灌洗

获得标本进行病原学或者脱落细胞检查是支气管肺泡灌洗（bronchoalveolar lavage，BAL）的重要目的。需要注意支气管冲洗和经支气管镜肺泡灌洗的部位和操作方法不同，其送检的检验方式也不同。两者都可以作为病原学或者脱落细胞送检的方式。

支气管冲洗通常用于从气管或主支气管中取得样本进行细胞学评估，灌洗 1～2 次，总量至少 10ml，或者根据化验送检的要求决定总量。

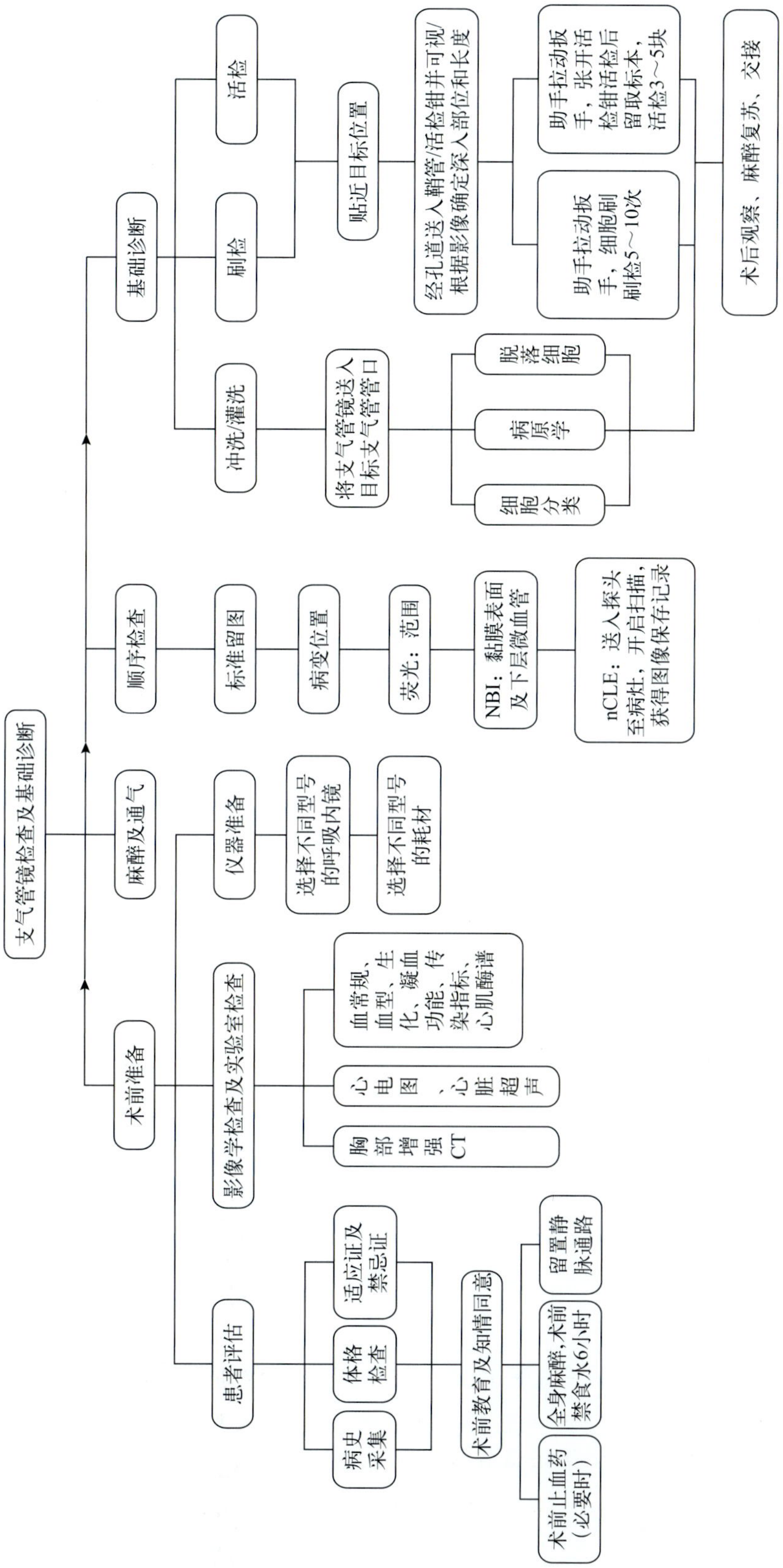

第3章 介入肺病学技术操作流程

图 3-2-1　各种支气管镜检查及基础诊断操作流程

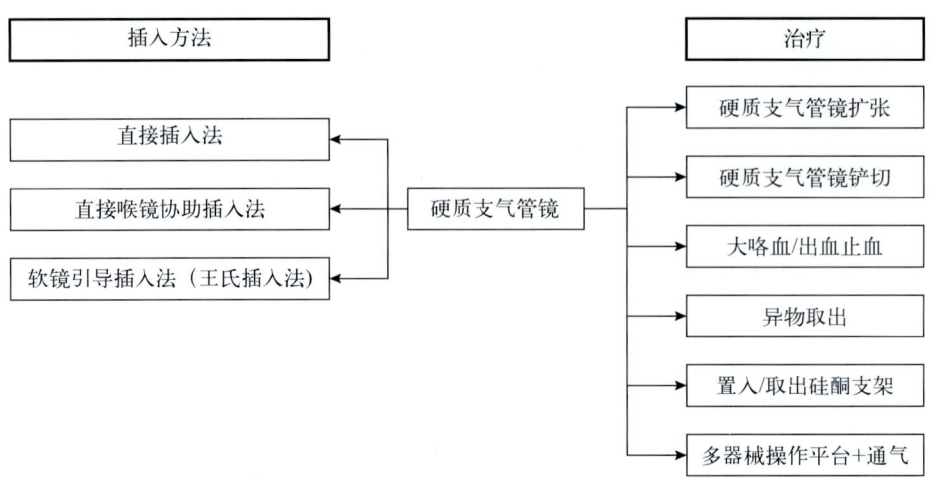

图 3-2-2 硬质支气管镜的临床应用

支气管肺泡灌洗能获取微生物学和细胞学样本，旨在确定肺泡水平的病变，可以送检进行细胞分类和病原学、脱落细胞等检查。灌洗部位选择：弥漫性间质性肺疾病选择右肺中叶或左肺舌叶，局限性肺病变则在相应支气管肺段进行。灌洗总量 100～250ml（目前尚无统一标准），连续灌洗 2～3 次，每次 20～60ml 灌洗液；每次灌注生理盐水后，立即用 50～100mmHg 负压吸引回收灌洗液，通常回收率为 40%～60%。1 小时内送检，超过 30 分钟建议低温（4℃）送检。其操作流程见图 3-2-1。

七、全肺灌洗

全肺大容量灌洗（whole-lung lavage，WLL）可冲洗出大量沉积于肺内的蛋白质及引起肺组织细胞破坏、崩解释放的大量有害物质，对肺泡蛋白沉积症有益处。

全肺灌洗术术前准备及手术操作流程见图 3-2-3。

注意事项如下。

1. 根据患者肺容积每次灌入 500～1500ml 灌洗液，尘肺肺纤维化较重时，可单侧肺灌洗 10～15 次，病变较轻患者可适当增加灌洗次数。肺泡蛋白沉积症患者，通常需要灌洗 20 次以上。一直灌洗至流出灌洗液清亮，通常需要使用生理盐水 15～30L。

2. 间歇纯氧正压通气交替负压吸引：于肺泡灌洗液第 3、6、9、12 次引流末，使用另一台麻醉机接灌洗侧肺，以手动气囊给予灌洗侧肺徒手纯氧正压通气，注意与通气侧肺呼吸同步，通气压力为 4～5kPa，3～5 次徒手纯氧正压通气后，以细硅胶管连接负压吸引器，迅速吸出肺内灌洗液。此方法反复使用，直至负压吸引洗出液体明显减少或无液体吸出（残留量小于等于 300ml 为宜）。

3. 全肺大容量灌洗常见并发症包括低氧血症、液体漏入非灌洗肺、支气管痉挛、液气胸、发热、肺炎等。

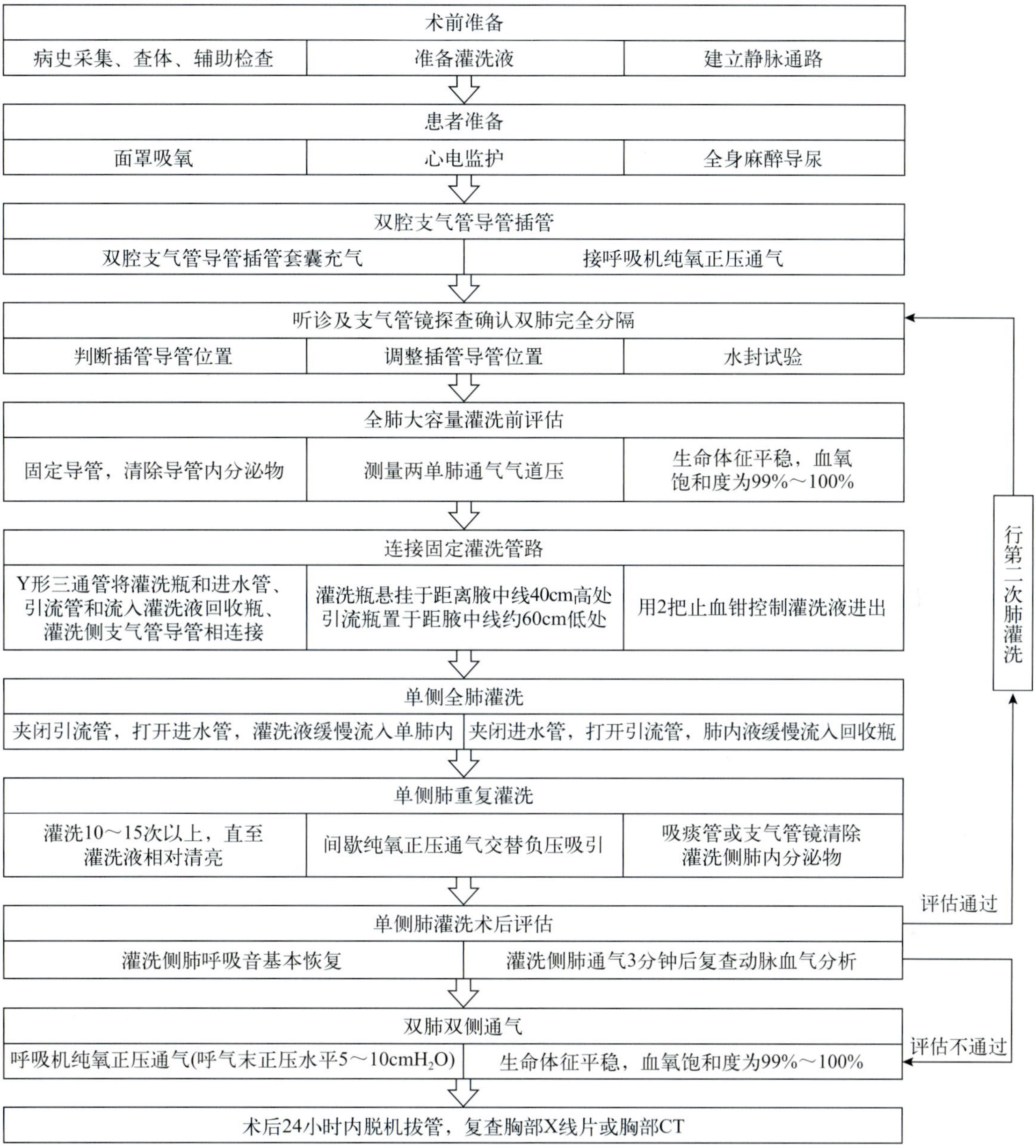

术前准备

| 病史采集、查体、辅助检查 | 准备灌洗液 | 建立静脉通路 |

患者准备

| 面罩吸氧 | 心电监护 | 全身麻醉导尿 |

双腔支气管导管插管

| 双腔支气管导管插管套囊充气 | 接呼吸机纯氧正压通气 |

听诊及支气管镜探查确认双肺完全分隔

| 判断插管导管位置 | 调整插管导管位置 | 水封试验 |

全肺大容量灌洗前评估

| 固定导管,清除导管内分泌物 | 测量两单肺通气气道压 | 生命体征平稳,血氧饱和度为99%~100% |

连接固定灌洗管路

| Y形三通管将灌洗瓶和进水管、引流管和流入灌洗液回收瓶、灌洗侧支气管导管相连接 | 灌洗瓶悬挂于距离腋中线40cm高处引流瓶置于距腋中线约60cm低处 | 用2把止血钳控制灌洗液进出 |

单侧全肺灌洗

| 夹闭引流管,打开进水管,灌洗液缓慢流入单肺内 | 夹闭进水管,打开引流管,肺内液缓慢流入回收瓶 |

单侧肺重复灌洗

| 灌洗10~15次以上,直至灌洗液相对清亮 | 间歇纯氧正压通气交替负压吸引 | 吸痰管或支气管镜清除灌洗侧肺内分泌物 |

单侧肺灌洗术后评估

| 灌洗侧肺呼吸音基本恢复 | 灌洗侧肺通气3分钟后复查动脉血气分析 |

(评估通过 → 行第二次肺灌洗;评估不通过 ↓)

双肺双侧通气

| 呼吸机纯氧正压通气(呼气末正压水平5~10cmH₂O) | 生命体征平稳,血氧饱和度为99%~100% |

术后24小时内脱机拔管,复查胸部X线片或胸部CT

图 3-2-3　全肺大容量灌洗术前准备及手术操作流程

八、经支气管镜刷检

经支气管镜刷检是使用密封在导管鞘内的无菌一次性毛刷收集病原学或细胞学样本。注意操作轻柔,尤其考虑病变为真菌感染、黏膜出血、炭末沉积等易出血病变时。其操作流程见图3-2-1。

九、经支气管镜活检术

经支气管镜活检术（transbronchial biopsy，TBB）用于直视或引导下从气管/支气管树/肺部获取组织进行组织学分析。部分活检钳难以到达的角度可以使用向一侧弯曲的刮匙。其操作流程见图 3-2-1。

十、经支气管镜肺活检术

经支气管镜肺活检术（transbronchial lung biopsy，TBLB），是将弯曲的支气管镜插入患者支气管分支后，钳取，或者在透视引导、超声或其他导航引导下，应用活检钳对支气管镜难以直视的外周病灶进行钳取的一种方法，可用于弥漫性病变或局限性病变。如果操作时遇到阻力，不要强行操作。操作时可结合呼吸，可以在呼气时进行钳取。必要时可结合透视。其操作流程见本章第三节呼吸内镜高级诊断技术操作流程中的肺外周病变诊断技术。

十一、经支气管镜针吸活检术

经支气管镜针吸活检术（transbronchial needle aspiration，TBNA），也称为传统 TBNA（conventional TBNA，cTBNA），是指用针穿过支气管壁获取细胞样本，用于对紧邻支气管树的肺和（或）肺门/纵隔病变进行组织取样，进行细胞学、组织学或细菌学分析。

（一）定位

美国约翰斯·霍普金斯大学医学院王国本教授将常见的适合 TBNA 检查的纵隔及肺门区肿大淋巴结进行分组，称为王氏 TBNA 定位标准。对于王氏淋巴结分组和国际分组标准及 CT 定位标准，此处不进行详述。TBNA 能够采集大多数肺癌分期关键淋巴结站（即 2R、2L、4R、4L、7、10R、10L、11R 和 11L）。

（二）TBNA 穿刺针

TBNA 穿刺针包括外芯和内芯，可以通过 2mm 及以上的活检孔道。TBNA 穿刺针具有多种不同型号，包括用于中央区组织学采样、周边区组织学采样、中央和周边细胞学采样、周边细胞学采样等多种类型穿刺针，一般为 19~22G，从组织针到细胞针，具有不同的硬度，可以根据病变情况选取。

（三）操作方法

TBNA 的操作技术包括突刺法、推进法、金属套环紧贴气管壁法、咳嗽法等，具体操作流程见图 3-2-4。

（四）组织制备

1. **干片法** 用空注射器将样本吹送至载玻片上，并用另一玻片涂片，然后立即置于固定液中，也可制备一张玻片进行快速现场评估（ROSE）。

2. **溶液法** 使用生理盐水将样本从针中冲洗出来，送交细胞学实验室做进一步处理。希望获得样本时，应从每个部位获取至少 2 份满意的样本。

（五）注意事项及并发症

已发现多种与 TBNA 相关的并发症，如发热、短暂性菌血症、出血、纵隔结构被意外穿刺，目前最常见的是损坏支气管镜工作通道。

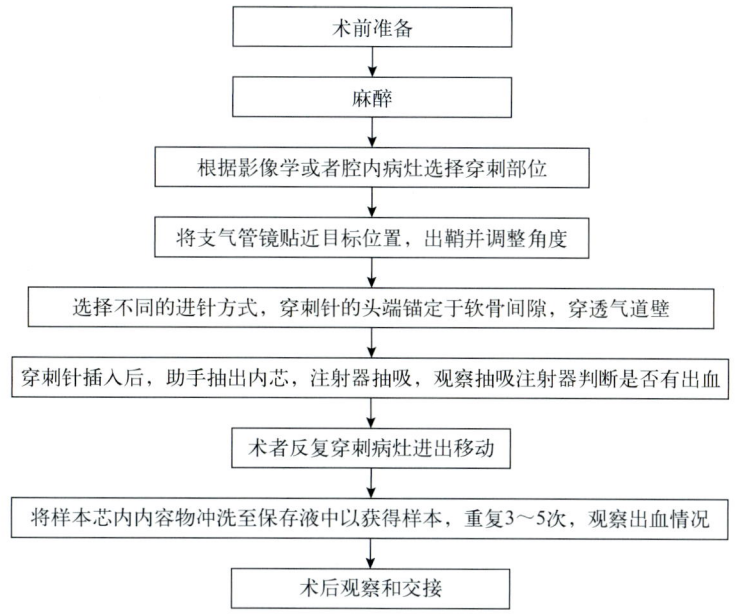

图 3-2-4　经支气管镜针吸活检术操作流程

第三节　呼吸内镜高级诊断技术操作流程

呼吸内镜手术的高级诊断围绕中央气道与肺外周病变展开。中央气道的气管内和气管旁病变的高级诊断技术主要包括凸阵扫描超声支气管镜（CP-EBUS）和超声引导下经支气管针吸活检（EBUS-TBNA）、超声引导下活检钳活检（EBUS-IFB）、超声引导下经支气管纵隔冷冻活检（EBUS-TBMC）等。围绕肺外周病变的高级诊断技术，主要包括路径导引方面如导航支气管镜（手绘导航、虚拟/仿真支气管镜、电磁导航）、机器人支气管镜，病灶确认方面如细/超细支气管镜、径向超声支气管镜、透视/锥形线束CT/O形臂/CT，活检方式如经支气管针吸活检术、经支气管镜肺活检术、经支气管冷冻肺活检、隧道技术等。

一、超声引导下经支气管针吸活检术

（一）原理

超声引导下经支气管针吸活检术，具体用凸阵超声支气管镜进行针吸活检的技术。凸阵扫描超声支气管镜（convex probe-endobronchial ultrasound，CP-EBUS）是在支气管镜前端安装 7.5MHz 超声探头，能够清晰显示气管腔外的结构，明确肿物、淋巴结和血管的位置和相互关系，并且可以使用电子凸阵扫描的彩色能量多普勒，以超声切面成像技术（B

型超声）及彩色多普勒血流和弹性成像技术，确认穿刺处与周围血管的位置及相互关系、组织的硬度，安全地对组织进行活检。

（二）设备和耗材

超声支气管镜（EBUS）较普通支气管镜稍粗，不同公司具有不同型号的超声支气管镜，视角弯曲度有所不同，可根据情况选用。超声穿刺针是一次性的，包括穿刺针、连接阀、负压注射器。穿刺针最大出针长度各有不同，一般为4cm，也有6cm者。根据针的直径，分为细胞针（25G、22G、21G）、组织针（19G）。

（三）操作流程

操作流程见图3-3-1。

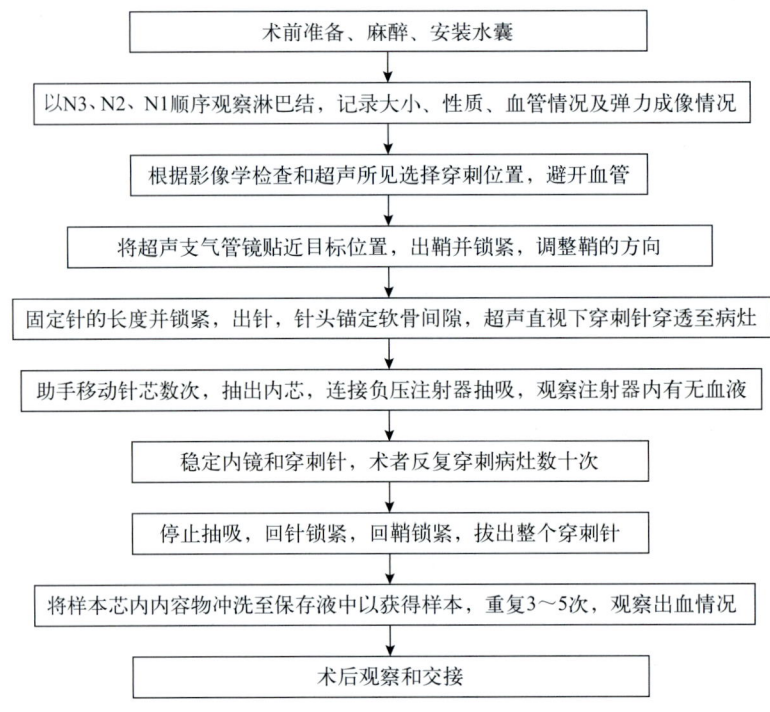

图3-3-1　超声引导下经支气管针吸活检术操作流程

注意事项和并发症：EBUS-TBNA和传统TBNA的并发症相似。注意超声显像清晰，避免水囊中气泡影响观察，避免出针过长损伤周围器官导致感染，避免超声支气管镜损坏，尤其是对于不熟练的操作者，避免昂贵的维修费用。留取标本时应注意避免血污染。

（四）特殊的超声引导下经支气管针吸活检

超声支气管镜在肺血管方面的应用包括诊断肺栓塞、非血栓性血管内病变（如血管肉瘤），以及穿透血管进行血管远端病变的针吸活检，在治疗方面的应用包括可以协助在血管内注药溶栓。超声支气管镜也被用于诊断心脏病，包括左心房黏液瘤和心包积液，超声支气管镜也可以用来协助治疗囊肿性病变，可以抽吸囊液减压、注药等；超声支气管镜还可以穿刺支气管周围如邻近支气管的肺部病灶及食管、肝脏等部位病变。其具体操作方法和 EBUS-TBNA 基本类似。

二、超声引导下淋巴结内活检钳活检、超声引导下经支气管纵隔冷冻活检

由于部分病变的自身特殊性质，良性者如结节病、肉芽组织炎，恶性者如淋巴瘤，针吸活检的阳性率较低。为此，有时会采用超声引导下活检钳活检（EBUS-guided intranodal forceps biopsy，EBUS-IFB）和（或）超声引导下经支气管纵隔冷冻活检（EBUS-transbronchial mediastinal cryobiopsy，EBUS-TBMC），其使用情景和适应证可见图 3-3-2。操作方法分为定位、建隧后使用超声支气管镜钳夹活检，操作流程见图 3-3-3。其注意事项与 EBUS-TBMC 基本相似。

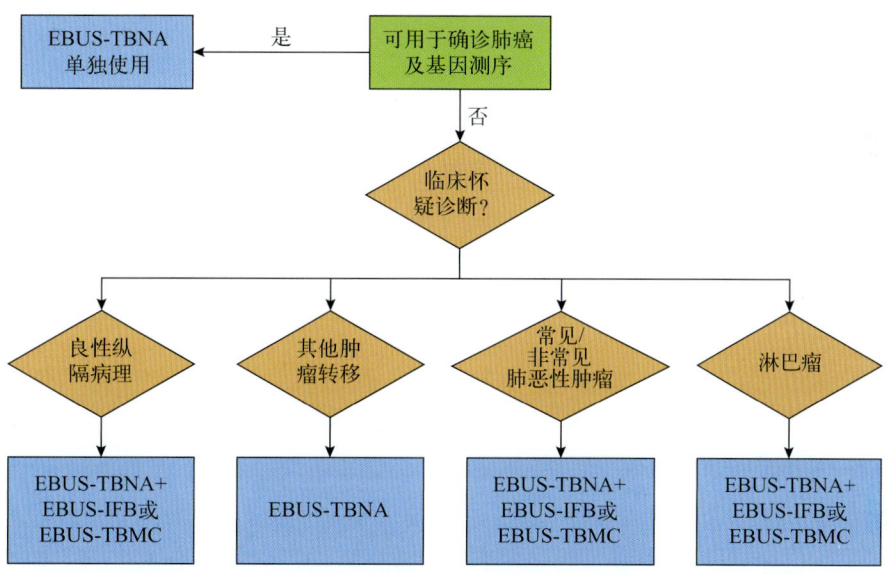

图 3-3-2 EBUS-IFB、EBUS-TBMC 的选择原则

三、超声引导下经支气管纵隔冷冻活检

超声引导下经支气管纵隔冷冻活检（EBUS-transbronchial mediastinal cryobiopsy，EBUS-TBMC），是建立气管壁至淋巴结内的隧道进行冷冻活检。可通过超声穿刺针穿刺、机械扩张、电针、氩气刀、激光等方法建立隧道，不同方法各有优劣，穿刺针为钝性分离，动物实验证明隧道孔洞闭合较热治疗更快。一般使用 1.5mm 或更细的活检钳，冷冻探头一般使用直径 1.1mm 的居多，操作方法分为定位、建隧、活检等，操作流程见图 3-3-3。

注意事项和并发症：一般初学者选取操作角度小，淋巴结短径较大的 7 区居多，有学者认为从易到难的顺序为 11L、11Ri、7、11Rs、4R、2L、2R、10R、10L、3p、4L。建立隧道为难点之一，主要是需要保证气管壁和淋巴结外膜已被破坏，注意隧道开口一定保证可以通过活检器械，也要注意避免损伤超声支气管镜钳道。

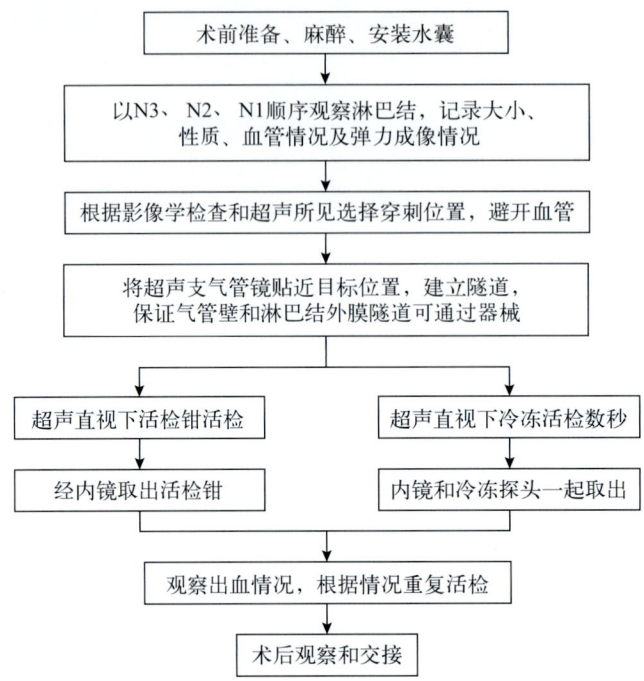

图 3-3-3　EBUS-IFB、EBUS-TBMC 操作流程

四、肺外周病变诊断技术

肺外周病变的地图建立、规划导引、到达确认和活检取材涉及多种技术和导航活检的整个操作流程（图 3-3-4，图 3-3-5）。而各种技术可以根据不同呼吸内镜中心的条件、病变情况进行选择。后面将详述各技术的操作流程。

1. **手绘导航**　手绘支气管导航图是通过连续观察薄层 CT 支气管的分支及走行，在支气管镜检查前，绘出段/亚段支气管通往病变的路线。其主要是通过 CT 图像将空间三维立体走行的支气管树，用支气管分叉开口的二维平面图像定位病变。

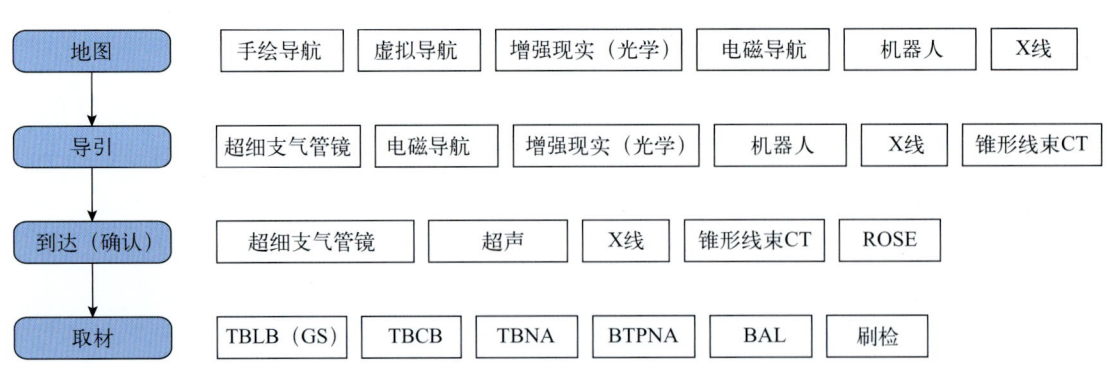

图 3-3-4　肺外周病变导引、确认、活检设备及技术一览

TBLB（GS）.（导向鞘引导下的）经支气管镜肺活检术；TBCB. 经支气管冷冻肺活检术；TBNA. 经支气管针吸活检术；BTPNA. 经肺实质肺活检术；BAL. 支气管肺泡灌洗

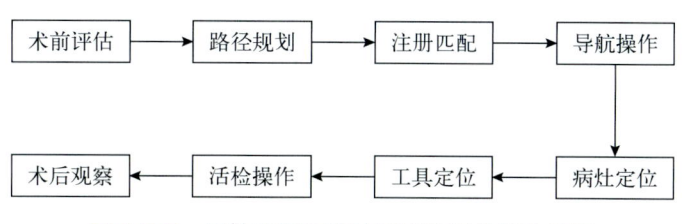

图 3-3-5　导航引导下肺外周病变活检操作流程

（1）操作方法：①确定病变所在的目标（最近）支气管。②确定病变所在段、亚段支气管。初学者可以根据位置旋转 CT，目的为获得和支气管镜下一致的方向。旋转原则是右上叶逆时针旋转 90°，左上叶顺时针旋转 90°，中叶和下叶水平翻转，下叶背段根据进镜手法的方向决定是否水平翻转。③画图，起点为病变所在的段/亚段支气管，终点为目标支气管。④绘图信息包含图示的方向（上下、前后、内外）、支气管开口的数目、相对位置、相对大小，并标记出通往病变途径的支气管开口。如进行测距法经支气管肺活检，还应明确所选支气管镜可到达的支气管开口，从此开口到每一级开口的距离、病变直径和距离胸膜的距离（图 3-3-6）。将起点至终点的分叉图连接起来，形成支气管导航图。⑤根据该支气管支配的方向，进行标准命名。气管，0级；主支气管，1级；叶支气管，2级；段支气管，3级，以 1，2，3…表示；亚段支气管，4级，以 a，b，c…表示；亚亚段支气管，5级，以 i，ii，iii…表示；亚亚亚段支气管，6级，以 α，β，γ…表示；亚亚亚亚段支气管，7级，以 x，y，z…表示；再下级的支气管仍以 x，y，z…表示。

（2）注意事项：手绘导航的支气管分叉分为垂直-垂直关系、水平-水平模式、垂直-水平模式、水平-斜行模式。需要注意上下关系和水平关系的不同支气管开口，需要逐层上下滚动薄层 CT。需要注意细小的分支开口，避免遗漏。需要注意标准命名是以 CT 上支气管支配的范围进行命名，上下优先于前后，前后优先于内外。命名原则：由上（头）→下（足）；后（背）→前（腹）；外（腋）→内（纵隔）。

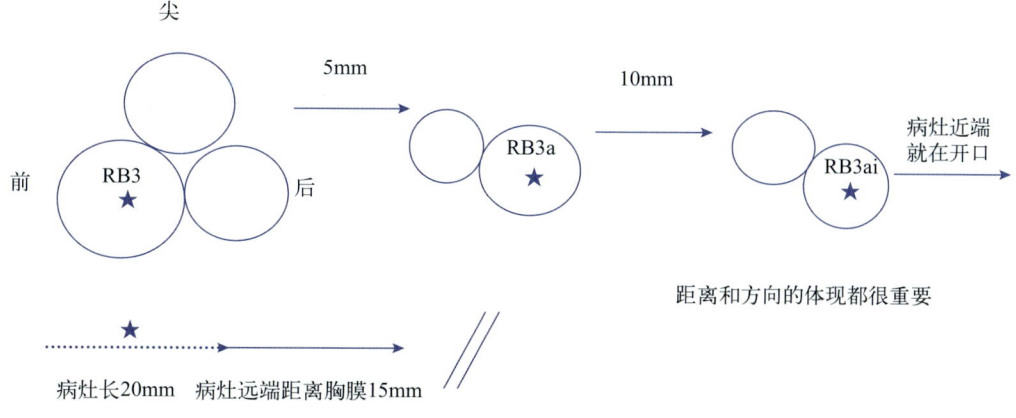

图 3-3-6　分步手绘图示结合 TBLB 测距法示例（右上叶病灶 RB3ai）

2. 虚拟导航支气管镜（virtual navigation bronchoscopic，VNB） 并非内镜操作，而是包含计算机生成的气管支气管树三维图像和腔内视图，还能提供关于气管外结构定位的重要信息，如淋巴结或血管。增强现实光学全肺诊疗导航是在虚拟支气管镜的基础上，融入增强现实和光学导航技术，通过透视校正病变位置，将虚拟病变通过软件算法融合在实时的透视图上，以辅助支气管镜检查的新技术，是临床应用最为广泛的导航技术之一。操作流程是将软件要求的DCOM格式薄层CT导入软件后，选择目标病变，软件进行生成和规划路径。

3. 电磁导航支气管镜（electromagnetic navigation bronchoscope，ENB） 是通过电磁场进行导航的支气管镜技术。其操作流程如下：①计划导航路径。②注册与引导，操作前将电磁场定位板置于患者背部下方，患者贴定位导联。可弯曲鞘放置定位器引导导管，系统可在电磁场中追踪该导管。引导导管和鞘一起通过支气管镜的工作通道，并按照引导的方向和距离一起实时推进。首先会在磁场中注册，将导管根据导引软件至各注册位点以纠正偏差。后续开始按照规划路径导引，至超视距导引图像中绿球变为紫色，确定鞘管到达。③确认后活检，移除ENB定位器引导导管，留置确认工具如径向超声，或者锥形线束CT确认，再使用活检工具。

4. 机器人支气管镜（robotic bronchoscopy） 是将一根小的位置感应导管插入气管并在机器人辅助下操控，在直视下与虚拟计算机图像引导下到达外周目标病变，主要用于获得组织学诊断或者对病变进行治疗。此技术是用机器人机械臂操控支气管镜或导管到达肺外周目标病变。目前市面上已经有多种系统。一种是Auris Monarch系统，其将超细支气管镜穿过可锁定的直径6mm外鞘，利用电磁导航和气管的直视图像，到达外周目标病变，在直视下对组织取样。另一种是Intuitive ION系统，其利用内有可视探针、直径3.5mm的形状感应柔性导管到达外周病变。目前还有基于电磁导航和数字断层成像技术的Galaxy机器人和朗合医疗的国产机器人（如麒麟机器人）。机器人系统的优点是可将导管锁定在原位，以避免组织取样时出现变形或扭曲，从而提高诊断率。其操作流程仍需要术前规划、术中自动导引，确认位置后，活检或者治疗需要术者进行，各机器人支气管镜的使用略有不同，不再详述。

5. 径向超声支气管镜 确认病变位置的技术/方法包括直视如细/超细支气管镜、径向超声支气管镜（radial-EBUS）、CP-EBUS、透视/锥形线束CT/O形臂/CT，其中radial-EBUS是非常重要的工具之一。radial-EBUS包括：①中央气道径向探头（20MHz、30MHz），用于详细观察气管壁及周围结构；②外周径向探头，可插入直径2mm的支气管镜操作通道，可到达亚段支气管的更深处，可用于观察肺外周结节。

6. 以X线/CT技术为核心的确认技术 锥形线束计算机断层扫描（cone beam computed tomography，CBCT）、O形臂影像系统（O-arm imaging system）和数字减影血管造影（digital subtraction angiography，DSA）是临床影像学中常用的3种重要技术，在介入肺脏医学中具有不同的原理、特点和应用。

CBCT使用锥形X线束和二维平板探测器，在一次旋转扫描中获取多角度的投影数据。

利用重建算法，这些数据被处理成高分辨率的三维体积图像。其具有空间分辨率高、辐射剂量低、扫描速度快等优势，适用于细微结构的成像。

O形臂是一种可移动的多功能影像设备，集成了二维透视和三维成像功能。它通过环形结构围绕患者旋转，获取实时的术中影像数据。与CBCT相似，其能够在手术过程中提供高质量的三维影像，与导航系统结合，实现精确术中定位和引导，但是三维成像速度较CBCT快。

DSA是血管介入的金标准，有时也使用DSA中的透视功能，或者DSA集成一些导航系统的软件算法在透视图中标定肺外周病变。

总之，以X线/CT技术为核心的确认技术在介入肺脏医学中具有重要的临床价值。其高质量的三维影像有助于准确定位病变，提高诊断的准确率。另外，其可实时评估介入治疗的效果，如射频消融或微波消融，通过术中成像监测消融范围，确保治疗充分。此外，其还能帮助识别和避免损伤重要的解剖结构，降低介入操作的风险。

7. 经支气管镜肺活检术（transbronchial lung biopsy，TBLB） 是肺外周病变最常使用的活检方法之一，一般活检5～10块，必要时利用ROSE证实标本情况。如有出血，可将支气管镜楔入支气管内，或者可应用冰盐水或止血药物及球囊等止血。刷检、灌洗、针吸活检、使用刮匙操作方法和TBLB相似，可以结合使用不同的导航工具和确认技术以提高阳性率，操作流程见图3-3-7。

注意事项：全身麻醉时可上下小幅度移动活检钳，推活检钳时，助手进行钳夹。为避免气胸，建议至少距离胸膜2cm。局部麻醉时可吸气时张开活检钳，向前稍推进，在吸气末钳取组织，询问患者无胸痛再活检。

8. 经支气管冷冻肺活检（transbronchial cryobiopsy，TBCB） 是将冷冻探头经支气管深入远端小支气管，利用冷冻探头在冷冻过程中的黏附性将探头周围的组织黏附撕裂，获得远端细支气管与肺组织标本的技术。TBCB样本一般远大于活检钳获取的样本，但出血风险也更大。

（1）操作方法和操作流程见图3-3-7。

（2）注意事项：气管插管下预置球囊可通过导丝将球囊从气管插管外置入。1.9mm冷冻探头，建议6～7秒，2.4mm冷冻探头，建议3～6秒。冻取组织大小和冷冻时间、探头大小、探头新旧、气源压力、组织性质等多种因素有关，需要根据具体情况调整。术毕需要立刻观察有无出血，如果预置球囊，必要时封堵止血。弥漫性病变可进行2～3次活检。

9. 经肺实质肺活检术（bronchoscopic transparenchymal nodule access，BTPNA） 由德国海德堡大学的Herth教授发明，通过X线透视及虚拟导航气管镜指导，医生"打造"出一条从气管壁经肺实质到达病灶的直接通道，而后便可经这一通道进行活检取样或治疗肺结节。其可以不依赖于自然支气管管腔。

（1）标准操作流程见图3-3-8。

（2）注意事项：在规划路径时避开血管，建立的隧道3cm以内方向较为容易掌控。

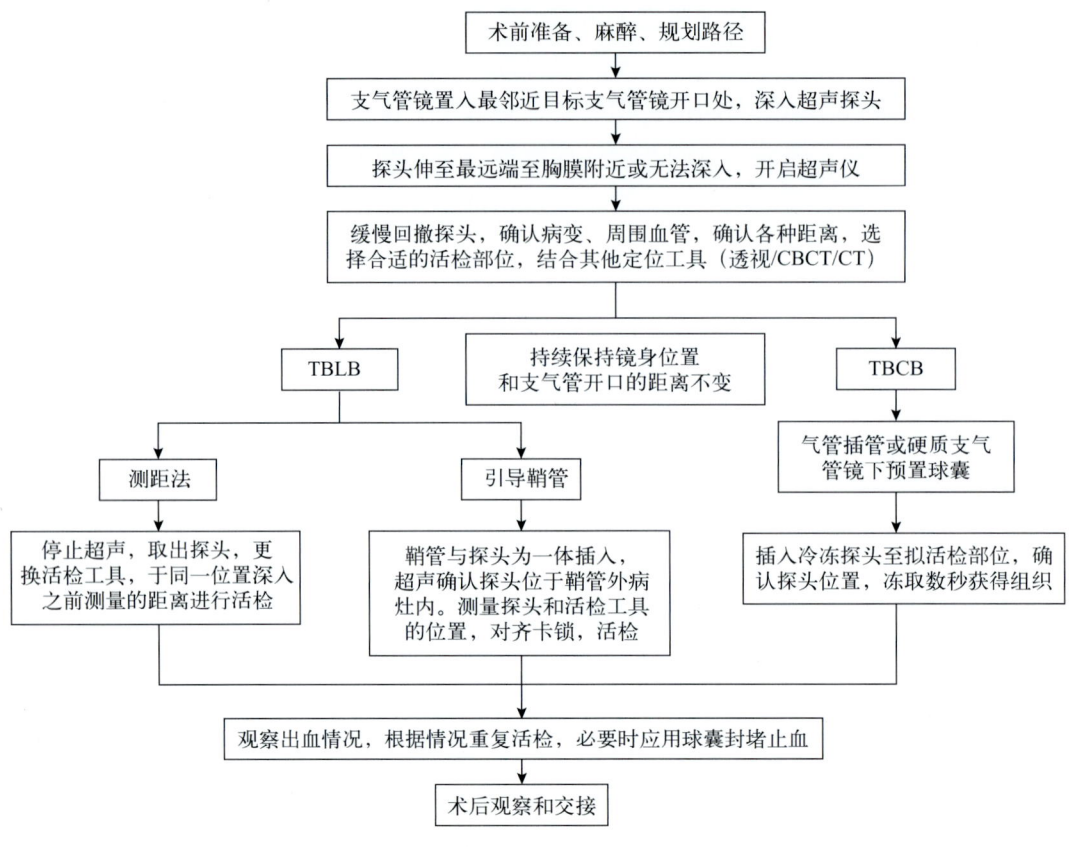

图 3-3-7 radial-EBUS-(GS)-TBLB/TBCB 操作流程

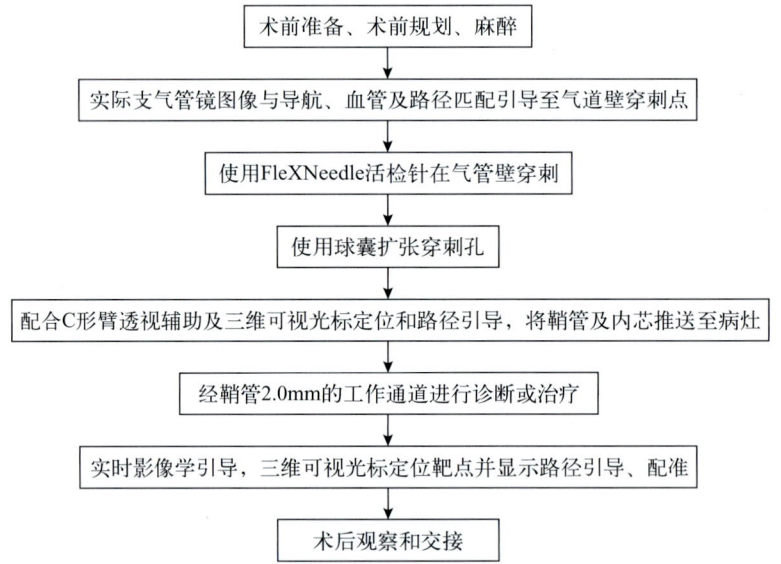

图 3-3-8 经肺实质肺活检术操作流程

第四节 呼吸内镜介入治疗技术操作流程

一、概述

呼吸内镜的内镜下治疗技术发展非常迅速,具有多种适应证,可以用于以下方面操作,包括处理黏液嵌塞引起的肺不张、取出异物、放置气管插管/气管切开套管、激光治疗、氩等离子体凝固术、电凝/电切、冷冻、球囊扩张、光动力治疗、放置近距离治疗导管、放置气管支气管支架、药物注射、辅助放置引流管、纵隔囊肿针吸活检、治疗支气管胸膜瘘/食管气管瘘、治疗肺气肿等。对于呼吸道常见疾病,可以采用上述治疗方式不同组合进行治疗。本节将目前最常见的呼吸系统疾病,结合操作目的进行分类,归纳其操作流程。由于气管支架的内容较为复杂,将其流程单独列出。

二、良性气管狭窄的介入治疗

良性气管狭窄为目前呼吸内镜治疗最常见的一大类疾病,治疗方法需要根据其病因选择,包括创伤性、炎症性、感染性及其他如特发性等,需要及时确定病因,需要全身治疗结合局部治疗,及时转诊,识别危及生命的气管狭窄,积极控制病因。良性气管狭窄可分为结构型和动力型,见表3-4-1,其治疗方式大不相同。

术前评估需要立刻明确是否为危及生命的气管狭窄,根据患者的情况进入治疗流程,见图3-4-1。患者术前、术后需要评估的一些项目见表3-4-2。返回病房后需要对患者的症状、呼吸困难指数、肺功能和CT情况进行复查和评估,对比术前、术后的情况,明确治疗效果及有无并发症。部分喉和声门狭窄的患者由于合并喉部问题,建议评价清醒、睡眠的喉镜检查及支气管镜、食管内镜检查。

本节主要包括最常见的创伤性气管狭窄、结核性气管狭窄和移植后气管狭窄等,如果原则或操作流程与前述相似,就不再单独列出。治疗方式包括外科手术治疗、气管切开、呼吸内镜局部介入治疗等。而呼吸内镜局部治疗包括以机械扩张为主(球囊扩张、硬质支气管镜扩张)和以消融技术(激光、低温等离子、电针/电刀)为主,可以结合药物注射、冷冻治疗减少纤维增生或者导致瘢痕坏死,以及再生技术(如富血小板血浆、干细胞)等方式治疗气管狭窄。以下将按不同原因的气管狭窄结合常用的操作技术,对操作流程进行梳理。

表 3-4-1 良性气管狭窄的类型

狭窄的类型	特点
结构型	管腔内生长
	外源性压迫
	瘢痕收缩
动力型	气管壁向内膨出
	气管软化
	气管收缩

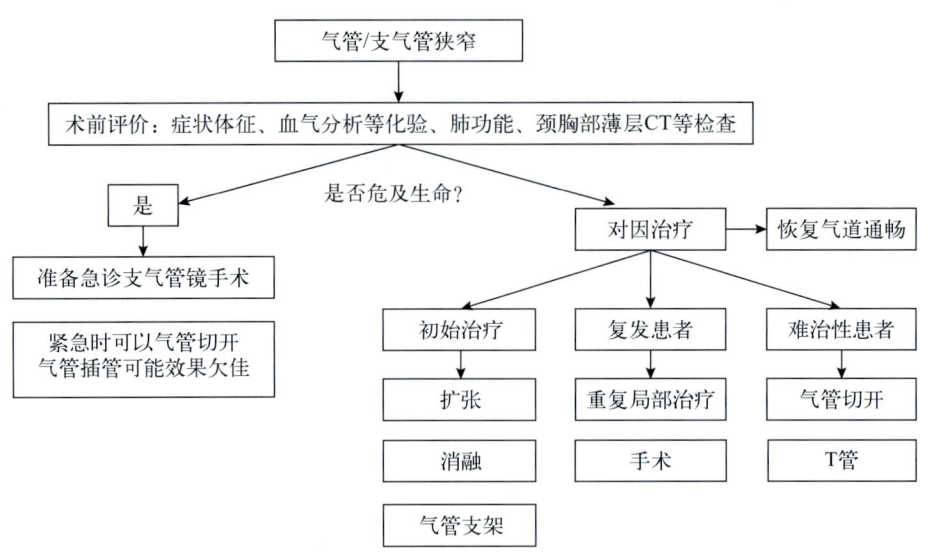

图 3-4-1　气管／支气管狭窄的治疗流程

表 3-4-2　良性气管狭窄评估和管理的分类标准

功能类	修改后的世界卫生组织功能分类
1　无症状	普通体力活动不会引起症状
2　劳力性症状	休息时无不适，但正常体力活动导致症状加重
3　日常活动有症状	休息时没有不适，但少于正常活动会导致症状加重
4　静息时有症状	静息时可能出现症状，几乎任何体力活动都会加重
程度	狭窄气管段的位置和分布
垂直长度	＜1cm、1～4cm、＞4cm
位置	声门、声门下、气管或支气管
形态学	管腔的形状
简单	短节段、向心性狭窄，垂直长度＜1cm，无软化症
复杂	长节段，＞1cm，伴有气管壁损伤或相关的软化症
假声门	指三角狭窄
偏心型	指肥厚性狭窄组织分布不均
环周型	指肥厚性狭窄组织的同心（360°）分布
语音质量	描述存在发声相关症状
1	没有与语音相关的问题
2	一些与语音相关的问题，需要重复、近距离才能听到
3	出现明显的语音问题，需要更近距离才能听到
4	需要非常靠近，甚至耳语才能听到语音
5	无声带

续表

标准	病因描述
病因	描述导致气管异常的根本原因
特发性	未确定根本原因
继发性	继发于已知的潜在过程或既往气管损伤
描述程度	管腔的狭窄程度
1 正常	管腔无狭窄
2 轻度	管腔狭窄 < 50%
3 中度	管腔狭窄 < 51%～70%
4 重度	管腔狭窄 ≥ 71%
吞咽功能	描述吞咽障碍的程度
1	没有问题
2	吞咽疼痛，能够吞咽液体和固体
3	吞咽疼痛，只能吞咽液体
4	无法吞咽液体或固体

（一）创伤性气管狭窄的介入治疗（气管插管/气管切开）

1. 创伤性气管狭窄介入治疗（机械扩张、消融等）　对于初始治疗的创伤性气管狭窄患者，可以在进行术前评估后选择合适的治疗方式。初始治疗患者可以考虑以机械扩张为主，结合其他治疗方式，操作流程见图 3-4-2。部分初始治疗患者瘢痕和肉芽组织增厚明显，即使机械扩张，也无法扩宽管腔直径，需要采用消融技术去除部分瘢痕或肉芽组织，目的是增宽管腔直径，操作流程见图 3-4-3。消融范围的计划见图 3-4-4。术后一般根据患者情况和治疗方式决定复查治疗的时间间隔，如 3 天、5～7 天、1 个月、数月等。

注意事项：①球囊扩张操作需要选择适合直径的球囊导管。球囊导管的长度应稍长于狭窄段长度。球囊导管的充盈压力通常由低到高。维持球囊充盈扩张时，操作者感受球囊导管与狭窄段之间的作用力决定扩张压力。如果血氧饱和度下降至 90% 以下，应停止操作，回缩球囊，取出球囊或将球囊置于狭窄段远端。②硬质支气管镜扩张操作需要选择适合直径的硬质支气管镜，避免过大引起管腔黏膜撕裂或穿孔。需要注意硬质支气管镜与气管保持同轴，避免穿透气管壁。退硬质支气管镜后注意清理游离组织以免形成活瓣。③药物注射操作需要注意不同药物可以根据相关的临床研究使用不同的剂量和时间间隔，但需要注意多数药物为超适应证用药，需要充分知情同意。④严重气管狭窄在开通气管之前不要使用二氧化碳冻融，因其可引起气管水肿，加重狭窄。⑤消融深度控制在正常气管黏膜内，残余狭窄通常保留约 20%，同时减少对底层组织的热损伤。膜部和软骨连接处最容易撕裂，气管膜部不要切割，避免穿孔。

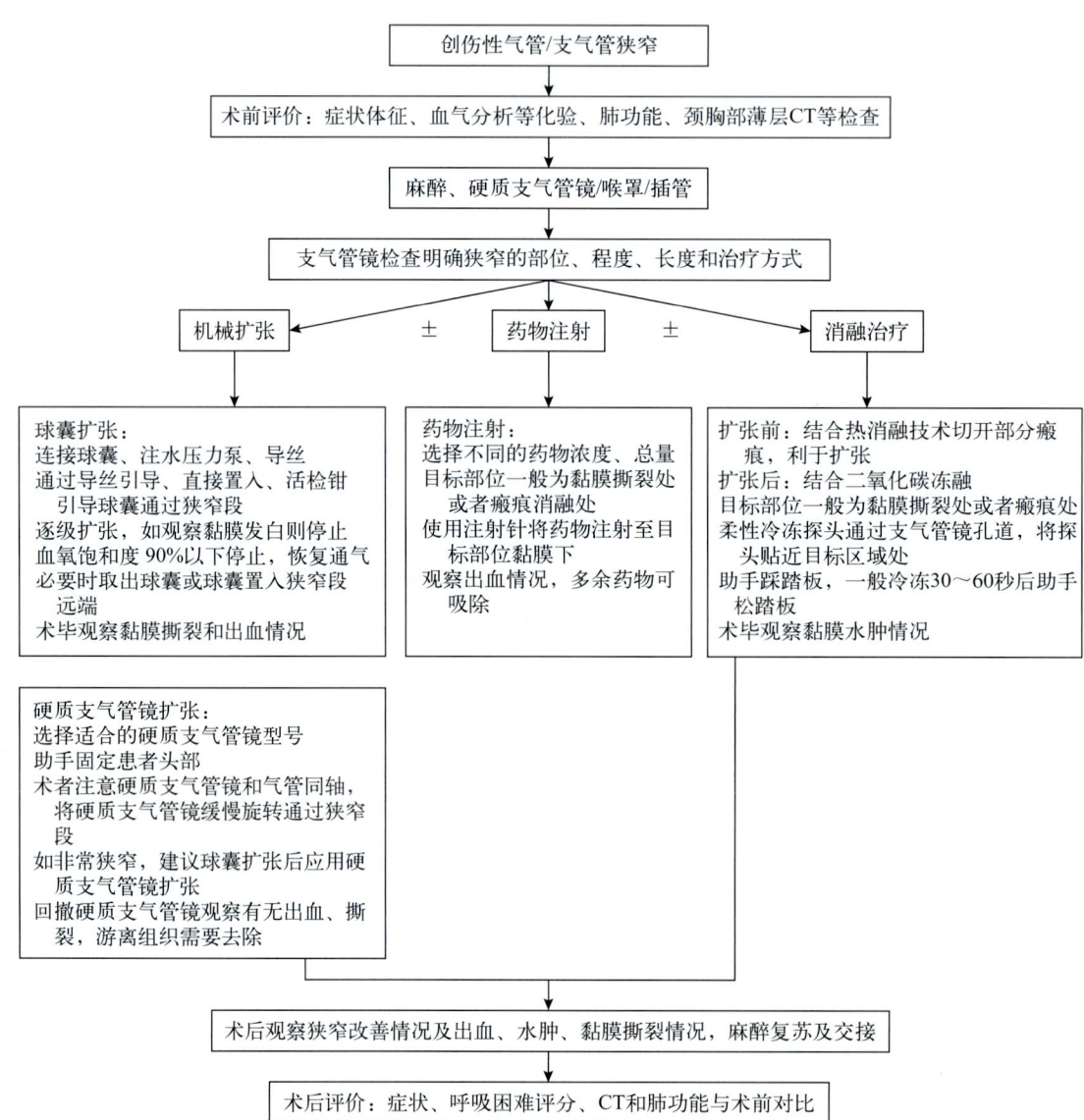

图 3-4-2　创伤性气管狭窄的呼吸介入治疗操作流程（扩张为主）

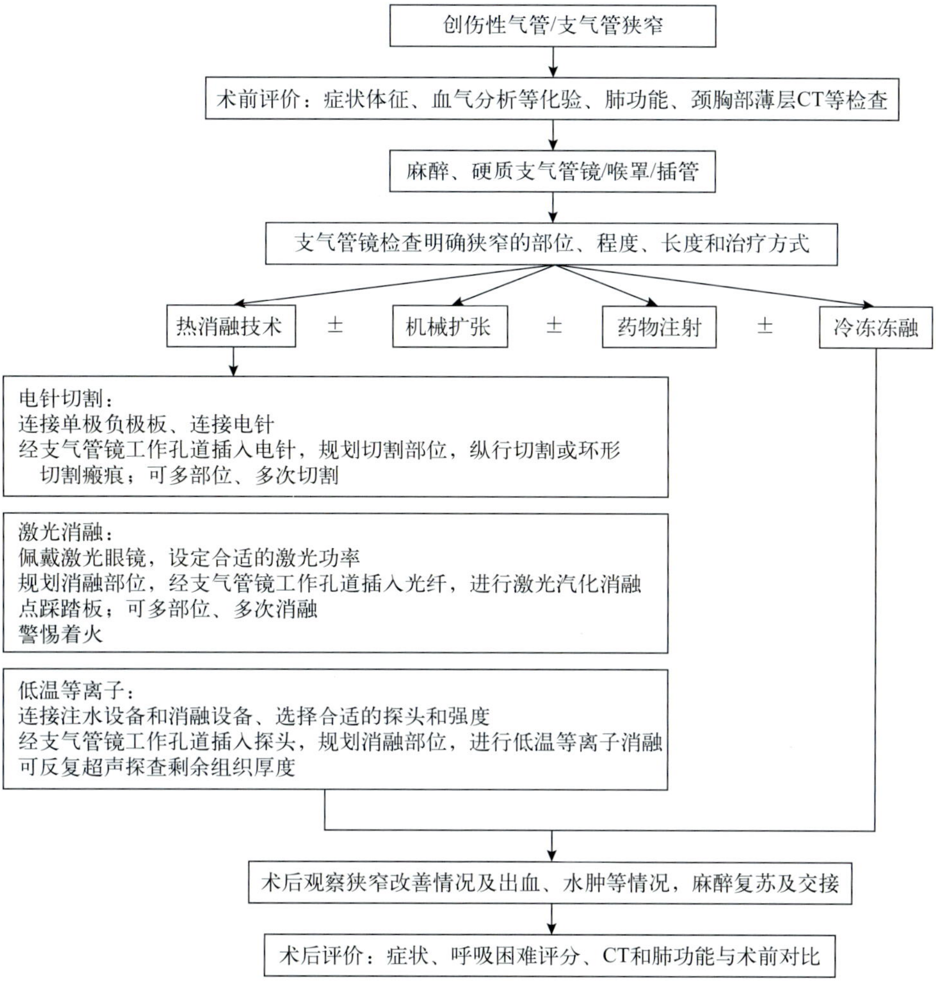

创伤性气管/支气管狭窄
术前评价：症状体征、血气分析等化验、肺功能、颈胸部薄层CT等检查
麻醉、硬质支气管镜/喉罩/插管
支气管镜检查明确狭窄的部位、程度、长度和治疗方式
热消融技术
±
机械扩张
±
药物注射
±
冷冻冻融
电针切割：
连接单极负极板、连接电针
经支气管镜工作孔道插入电针，规划切割部位，纵行切割或环形切割瘢痕；可多部位、多次切割
激光消融：
佩戴激光眼镜，设定合适的激光功率
规划消融部位，经支气管镜工作孔道插入光纤，进行激光汽化消融
点踩踏板；可多部位、多次消融
警惕着火
低温等离子：
连接注水设备和消融设备、选择合适的探头和强度
经支气管镜工作孔道插入探头，规划消融部位，进行低温等离子消融
可反复超声探查剩余组织厚度
术后观察狭窄改善情况及出血、水肿等情况，麻醉复苏及交接
术后评价：症状、呼吸困难评分、CT和肺功能与术前对比

图 3-4-3　创伤性气管狭窄的呼吸介入治疗操作流程（消融为主）

气管壁
狭窄
管腔
切割范围

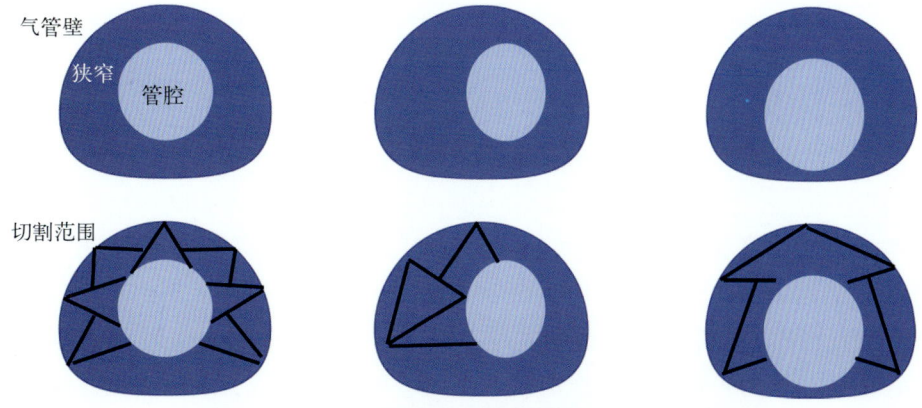

图 3-4-4　创伤性气管狭窄瘢痕的热消融范围示例

2. 创伤性气管狭窄支架置入　创伤性狭窄的气管支架置入可以结合上述技术，或者直接放置支架，以硬质支气管镜下放置硅酮支架为例，操作流程见图 3-4-5。

创伤性气管狭窄放置气管支架治疗的指征：反复内镜介入治疗疗效不佳、外科手术前临时放置、外压性气管狭窄、软骨破坏过长、部分气管软化塌陷且无法或不准备行外科手术治疗（需要根据病因结合全身治疗）。目前应用最多的支架为硅酮支架，由于无论多久，其均容易移除。而金属裸支架/覆膜支架由于肉芽增生更容易，金属疲劳不易取出，使用相对较少。术后一般根据患者情况和气管支架的情况决定复查治疗的时间间隔，复查支架一般为 3 天、5～7 天，后续时间可以为 1 个月、数月等。对于因声门下狭窄置入硅酮支架的移位，还可采用缝线外固定进行治疗。

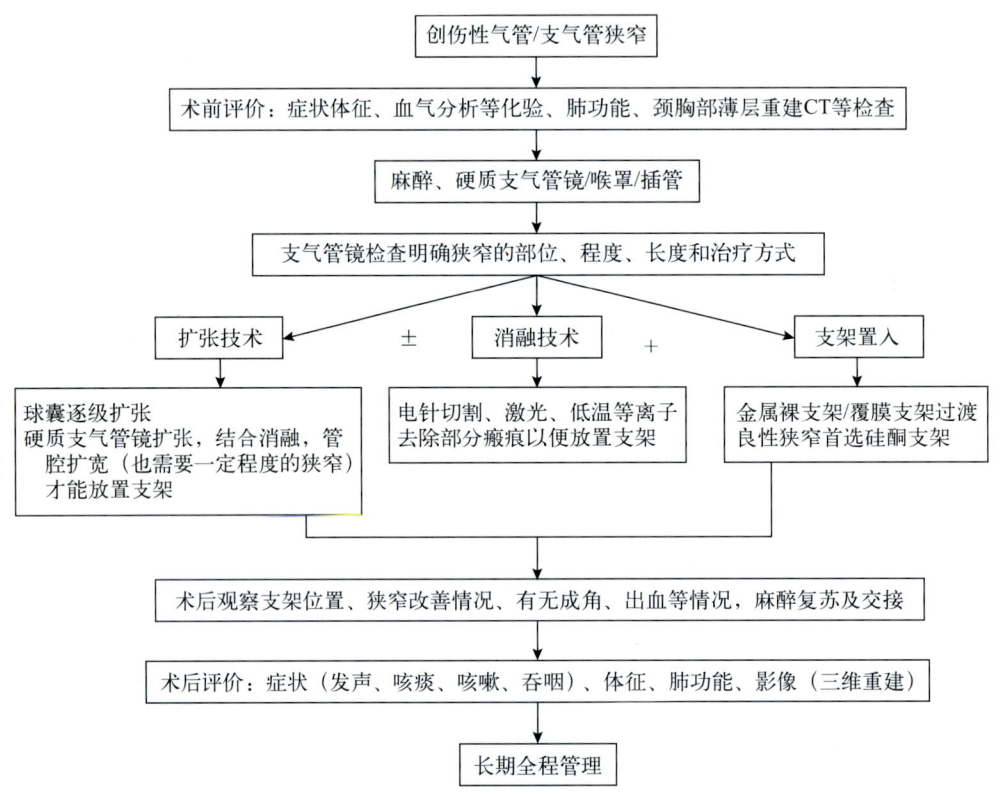

图 3-4-5　创伤性气管狭窄支架置入操作流程

3. 创伤性气管狭窄 T 管置入　T 管适合气管上段狭窄尤其是狭窄位于声门下、有发声需求的患者，尤其适合已经有气管切开口的患者，也可以在外科手术中直接放置，气管切开口较大时放置容易。T 管的优势是横支可以固定良好，几乎不会移位；且由于存在横支，无须对气管壁施加压力，直径的选择可以小于气管的直径，减少刺激和肉芽组织增生；关闭横支可以发声。T 管的缺点：要求患者咳痰能力良好，能够将痰液咳出。需要注意 T 管的问题：缺乏麻醉呼吸机标准连接器、放置时扭曲急性阻塞窒息、共用气管影响手术视野、上支漏气。

T管的放置方式：可以直接用弯钳夹持放置。长支过长，放置前可自横支穿线至上支，然后先将线自上支于气管切开口传入拉出硬质支气管镜，其他同前放置，最后通过拉线帮助上支置入气管。T管的放置操作流程见图3-4-6。术后一般根据患者情况和能否封堵横支决定复查的时间间隔，如3天、5～7天、1个月、数月等。

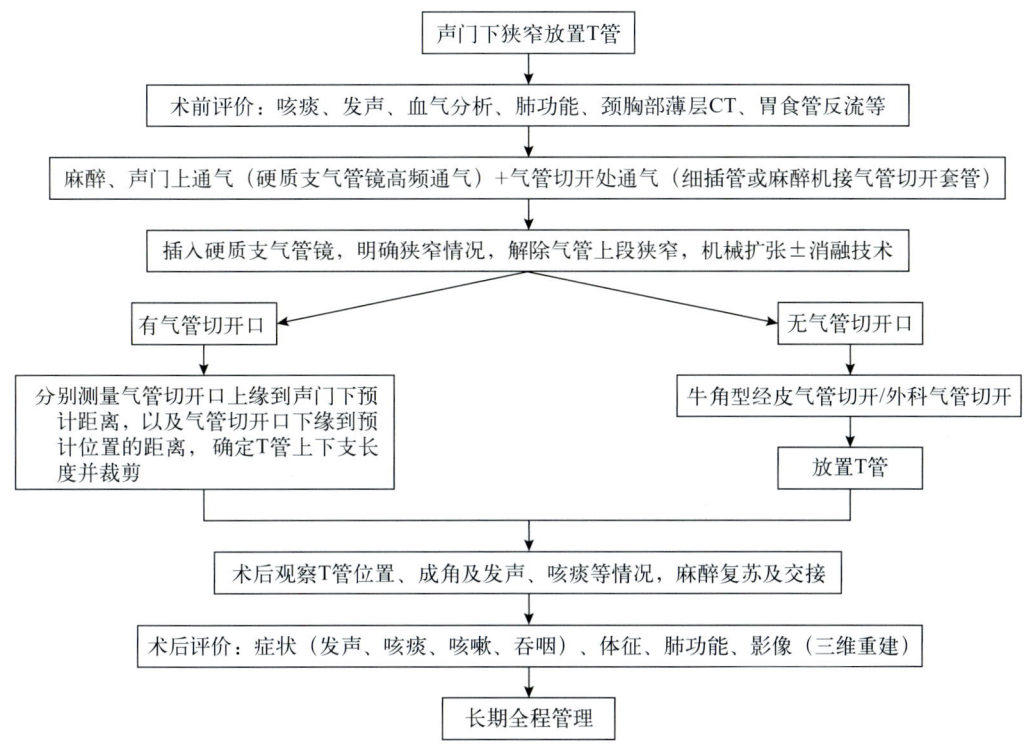

图3-4-6　创伤性气管狭窄T管置入操作流程

（二）结核性气管/支气管狭窄的介入治疗

气管支气管结核（tracheobronchial tuberculosis，TBTB）是肺结核的一种特殊类型，常引起气管支气管狭窄，严重的气管狭窄可造成患者窒息。

由于结核病的病理特点可同时表现为渗出、增生及变性坏死等不同改变，随着疾病转归，其镜下改变也大不相同。依据支气管镜下观察到的主要大体改变及组织病理学特征，气管支气管结核分为不同类型。气管支气管结核的类型和分期各有不同，因此针对每一例患者如何选择治疗方式也是我们应关注的问题。常见治疗方法包括经支气管镜气管内给药、冷冻术、球囊导管扩张术、热消融疗法（激光、高频电刀及微波等）、气管内支架置入术等，合理灵活应用不同治疗技术才可达到事半功倍的效果。以下将针对不同类型气管支气管结核的治疗标准流程进行详述。根据2012年气管支气管结核的诊疗指南将气管支气管结核分为6种类型，下面进行详述。

1. Ⅰ型（炎症浸润型）　病变以充血及水肿为主。支气管镜主要表现为气管、支气管黏膜充血、水肿，病变局部黏膜表面见灰白色粟粒状结节，因气管黏膜下组织肿胀而有不同程度的狭窄。此型在支气管黏膜处刷检涂片有较高的抗酸杆菌检出率，活检可见支气管组织中以炎性细胞浸润为主，其属结核病变早期组织学改变。

这类患者大多可以经支气管镜吸引清除气管分泌物，局部给予抗结核药物，不需要特殊的介入治疗。

2. Ⅱ型（溃疡坏死型） 病变以局部溃疡及坏死为主，表现为病变区域在充血、水肿的基础上，局部出现边缘不整、深浅不一的溃疡，溃疡表面常有灰白色干酪样坏死物覆盖，溃疡深度随病变轻重各异，轻者仅局限于黏膜层，重者可深达黏膜下层，并可导致气管、支气管软骨破坏，病变区域触之易出血。此型抗酸杆菌检出率也较高，属结核病变损伤的明显期。操作流程见图3-4-7。

注意事项：这类患者需要根据干酪样坏死的量进行分类，即大量、中等量、少量。当镜下表现为大量干酪样坏死时，建议首先利用活检钳取活检标本送病理检查，之后联合冷冻冻取和（或）氩等离子体凝固术在病变处行浅烧灼处理，需要注意烧灼的深度，防止后续引发局部严重瘢痕狭窄。对于中等量干酪样坏死，建议首先利用活检钳取活检标本送病理检查，之后反复用活检钳清理或联合氩等离子体凝固术在病变处行浅烧灼处理。对于少量干酪样坏死附着的患者，建议首先利用活检钳取活检标本送病理检查，之后联合局部冷冻冻融治疗。所有介入治疗结束后，经支气管镜吸引清除气管分泌物，局部喷洒或注入抗结核药物。

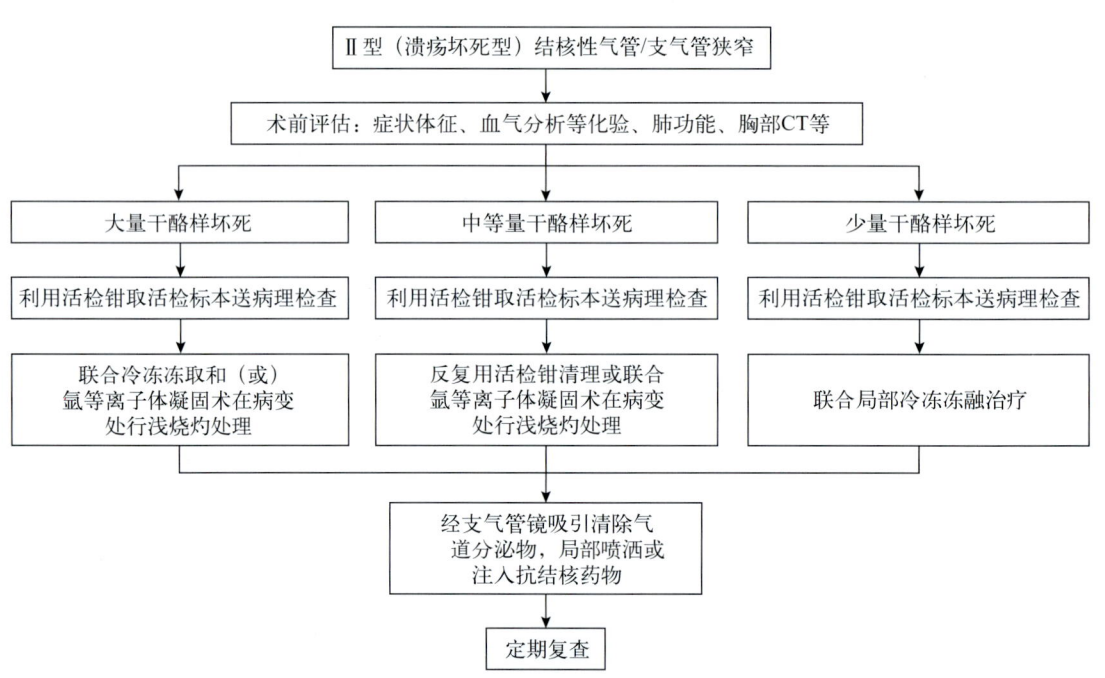

图3-4-7 Ⅱ型结核性气管/支气管狭窄治疗操作流程

3. Ⅲ型（肉芽增殖型） 病变以局部肉芽组织增生为主。气管、支气管黏膜充血、水肿减轻，黏膜的溃疡面开始修复，病变明显处可见肉芽组织增生，表面可见坏死物，增生肉芽组织将管腔部分阻塞。此时组织学改变处于结核病变损伤向修复期的过渡阶段，活检常可见到较典型的类上皮细胞、多核巨细胞及朗汉斯巨细胞。操作流程见图3-4-8。

注意事项：这类患者需要根据局部肉芽多少和大小进行分类，即多量、少量。当镜下表现为多量肉芽组织增生时，建议首先利用热消融技术主要包括高频电刀、激光、氩等离子体凝固术、微波等处理肉芽组织增生病变。但在治疗病变同时，应注意这些技术本身所致的医源性损伤。因为热消融技术使用不当会使气管损伤范围扩大，加重损伤程度，从而形成增生的肉芽组织或瘢痕形成，建议热消融后联合冷冻治疗。若少量肉芽组织增生，即局部使用冷冻治疗即可。所有介入治疗结束后，经支气管镜吸引清除气管分泌物，局部喷洒或注入抗结核药物。

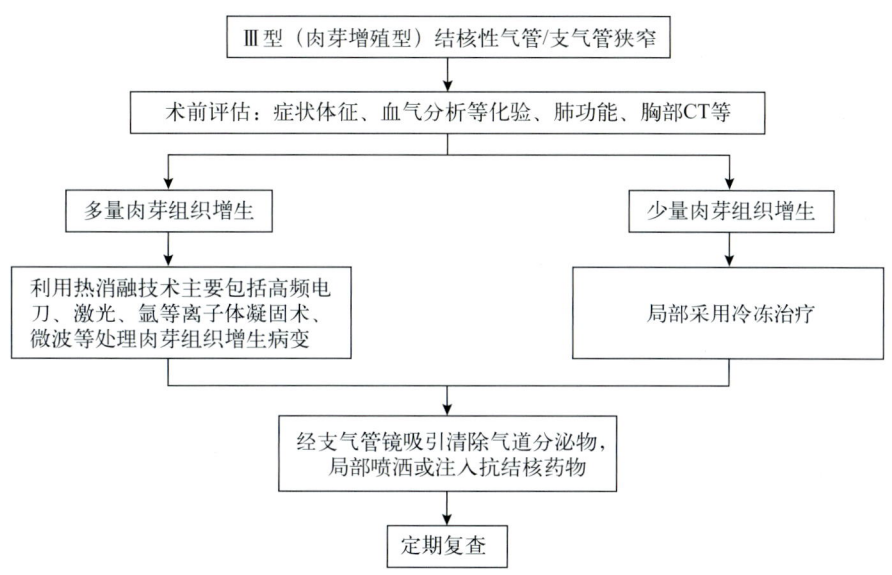

图3-4-8　Ⅲ型结核性气管/支气管狭窄治疗操作流程

4. Ⅳ型（瘢痕狭窄型）　病变以瘢痕形成、管腔狭窄或闭塞为主。气管、支气管黏膜组织被增生的纤维组织取代，形成瘢痕，纤维组织增生及瘢痕挛缩导致所累及的支气管管腔狭窄或闭塞。此型病变结核趋于稳定或痊愈，刷检找抗酸杆菌多为阴性，组织活检也多无异常发现。操作流程见图3-4-9。

注意事项：这类患者扩张技术为首选主要手段。如瘢痕闭塞，参照管腔闭塞型处理。中央气道等较大气道狭窄处瘢痕严重者，可依据胸部CT三维重建及增强扫描情况，慎重选用热消融疗法（针形激光刀、针形高频电刀）予以切割消除狭窄或为球囊扩张或硬质支气管镜机械扩张创造条件。在器械选择方面宜选用针形电刀进行切割、松解，因针形电刀与气管黏膜的接触面积小，从而不会造成损伤面扩大，且冷热技术结合更具优势。此类操作可反复进行，直至管腔狭窄稳定为宜。每次介入治疗结束后，经支气管镜吸引清除气管分泌物，局部喷洒或注入抗结核药物。定期随访支气管镜，如病情稳定，局部轻度瘢痕狭窄，后续可随访观察；如反复镜下治疗效果欠佳，参照反复回缩型进行进一步治疗。

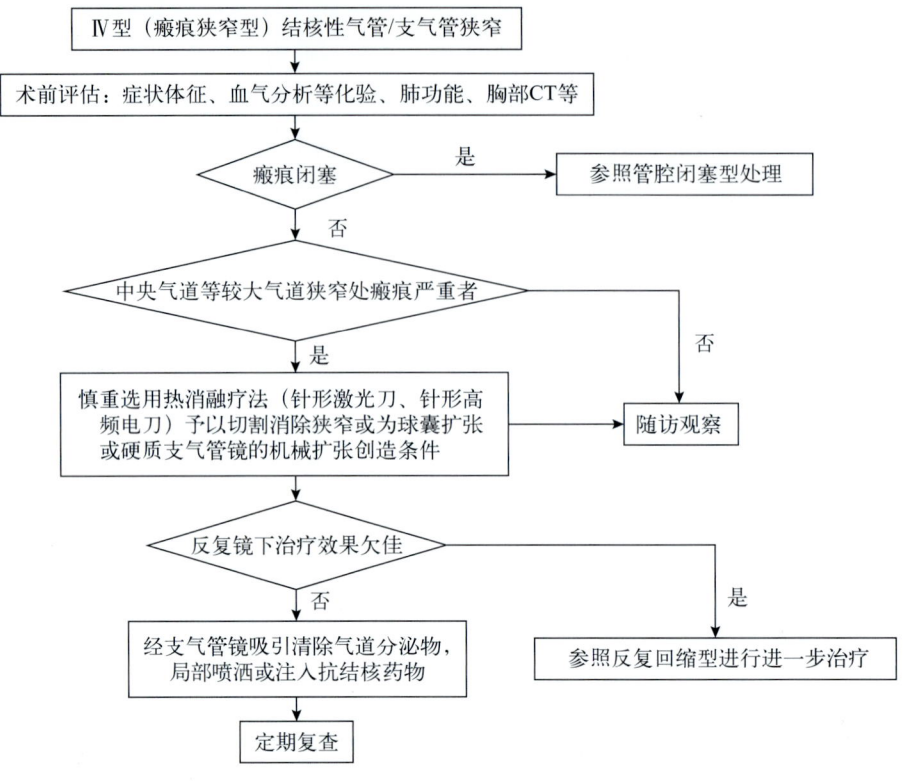

图 3-4-9　Ⅳ型结核性气管／支气管狭窄治疗操作流程

随着对结核性气管／支气管狭窄的进一步认识，也有专家将Ⅳ型瘢痕狭窄中部分表现特殊和治疗效果不同的患者筛选出来并归纳为另外的 2 种特殊类型，即管腔闭塞型和反复回缩型。

（1）管腔闭塞型：该类型原属于瘢痕狭窄型中的特殊病例，是气管狭窄的最严重类型，镜下显示管腔完全闭塞，影像学上常表现为肺不张，肺有效通气完全消失，处理极为复杂，因此将该类型单独分出。操作流程见图 3-4-10。

注意事项：这类患者如果中央气道等较大气道完全闭塞，肺不张形成时间较短且末梢侧肺呈致密改变无毁损，需要详细询问病史，了解肺不张发生时间长短，可依据胸部高分辨 CT 及气管多维重建扫描等综合评估是否有打通闭塞的适应证及禁忌证。详细行成本 - 效益分析，充分考虑获益及风险，预估严重并发症及完善抢救措施，再付诸实施。一般认为闭塞超过 6 个月时再通价值不大。管腔闭塞型的介入治疗为先打通闭塞，再行扩张及维持气道开放。可尝试在多种方法引导下利用冷热消融的综合介入方法打通闭塞。病变气管一旦闭塞合并肺不张，原正常气管走行发生改变，如盲目采用热消融术打通闭塞，势必承担气管穿孔及血管破裂等巨大风险。若气管三维重建提示气管近端闭塞且闭塞段较短，闭塞处远端气管未闭塞且走行明确，可直接使用热消融术（推荐使用针形激光刀或高频针形电刀）小心打通闭塞段气管；若胸部 CT 气管重建提示闭塞气管走行不明确，可在穿刺针穿刺抽吸引导下、气管内超声探查引导下，慎重选用热消融术切割闭塞处瘢痕组织，然后联合冻切及冻融术打通闭塞气管。若成功打通闭塞气管且行扩张术后气管开放并增宽，术后要加强复查、随访，防止气管回缩且再次闭塞；若打通并扩张后仍反复回缩，按反复回缩型狭窄处理原则处理。

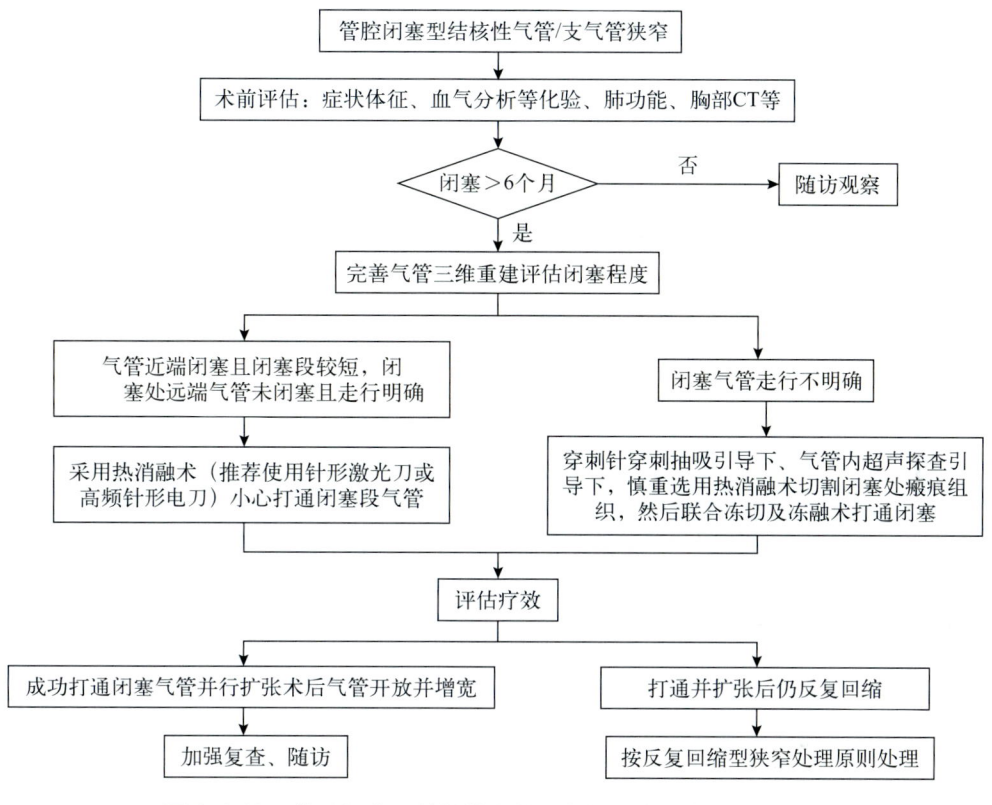

图 3-4-10　管腔闭塞型结核性气管/支气管狭窄治疗操作流程

（2）反复回缩型：该类型是建立在介入治疗基础上进行的疗效评估，即短期内（每次间隔 1～2 周）连续反复行球囊导管扩张（如瘢痕严重，扩张前可进行瘢痕热消融松解术）5 次以上，气管仍反复回缩且狭窄程度 ≥ 50%。操作流程见图 3-4-11。

注意事项：这类患者采用反复回缩狭窄处局部糖皮质激素环形注射或涂抹或联合冻融术冷冻扩张撕裂口等，可以不同程度地抑制气管回缩性再狭窄。鉴于支架对人体气管而言为异物，且支架置入后有肉芽组织增生阻塞性狭窄、支架取出后回缩性再狭窄等并发症，所以临床上一般推荐上述介入治疗措施无效时才考虑支架置入术，支架置入多为临时置入，首选硅酮支架，次选覆膜支架；金属裸支架可在无法直接置入硅酮支架或覆膜支架前过渡性使用。经上述治疗后，若临时置入支架取出后效果良好，可定期随访；若多次临时置入支架后改善，但支架取出后仍反复回缩性再狭窄，可考虑气管永久支架置入术、T 管或气管切开气管套管长期带管术；若反复回缩性狭窄部位位于中央气道及远端支气管，上述介入措施无效，无严重临床表现，则可动态观察；若合并反复感染、咯血等严重临床表现，且有手术指征，行手术切除。

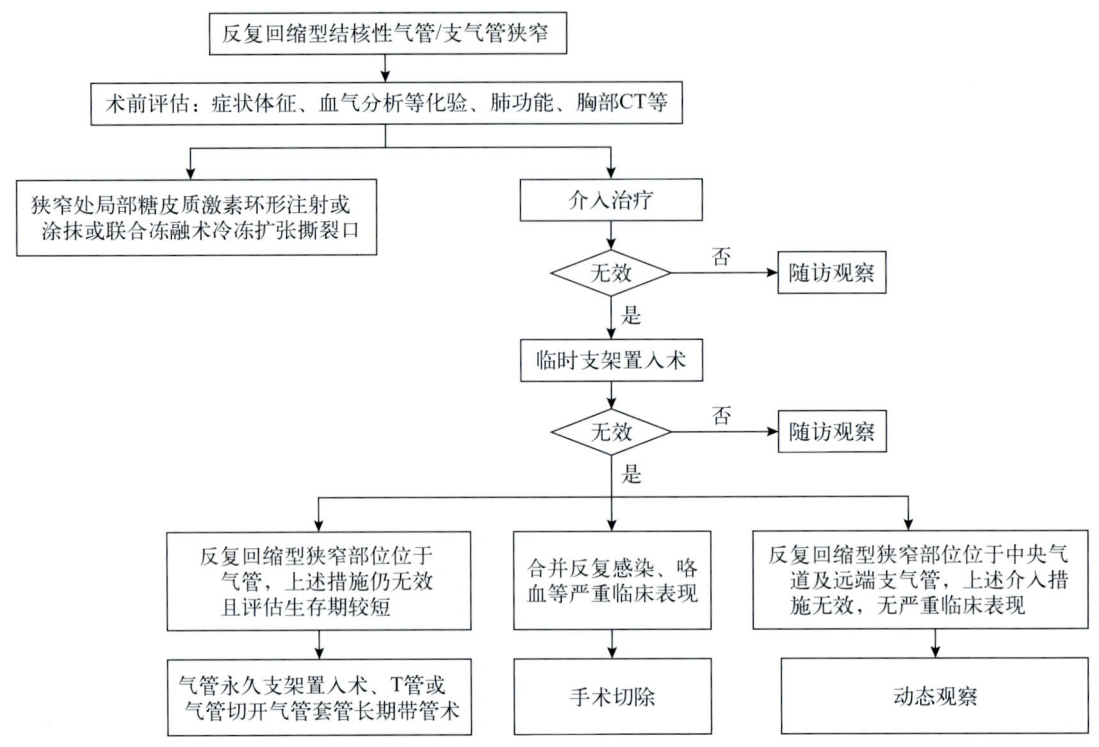

图 3-4-11 反复回缩型结核性气管/支气管狭窄治疗操作流程

注意事项：对于气管支气管结核患者，只有在正规抗结核药物全身化疗基础上，进行个体化综合规范治疗，才能取得良好的效果。当然在技术的选择和应用方面，一定要注意规范和慎重，结核的治疗是循序渐进的过程，切不可操之过急。

5. Ⅴ型（管壁软化型）　受累的气管、支气管软骨环因破坏而缺失或断裂，因失去支撑结构，气管、支气管管腔塌陷，并形成不同程度的阻塞，尤以呼气相及胸腔内压升高时明显，病变远端支气管可出现不同程度的支气管扩张，本型患者确诊时，结核病变多已稳定或痊愈，可表现为反复非特异性感染。操作流程见图 3-4-12。

注意事项：这类患者需要根据严重程度选择治疗方法，如轻度管壁软化，不影响通气和呼吸，建议随访观察为主。若严重影响患者生活，建议支撑塌陷、重塑气管。主要选择硅酮支架、覆膜支架等支架置入，支撑软化塌陷气管，促进气管重构并塑形，旨在保持气管开放、通畅及引流。具体支架选择方面遵循支架置入原则，不建议置入金属裸支架。

6. Ⅵ型（淋巴结瘘型）　纵隔或肺门淋巴结结核破溃入气管形成支气管淋巴瘘。淋巴结结核破溃前期表现为局部支气管因淋巴结结核外压、侵袭出现黏膜充血、水肿、粗糙及管腔狭窄；破溃期表现为淋巴结破溃入支气管，局部溃疡形成，白色干酪样坏死物溢入支气管管腔，瘘口周围组织充血水肿；破溃后期表现为炎症消失，组织修复，瘘口肉芽肿形成，瘘口愈合闭塞，局部遗留炭末沉着。操作流程见图 3-4-13。

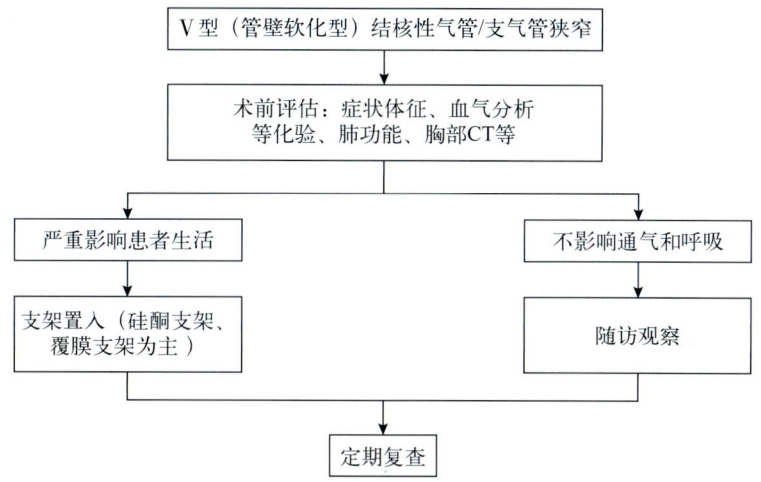

图 3-4-12　Ⅴ型结核性气管/支气管狭窄治疗操作流程

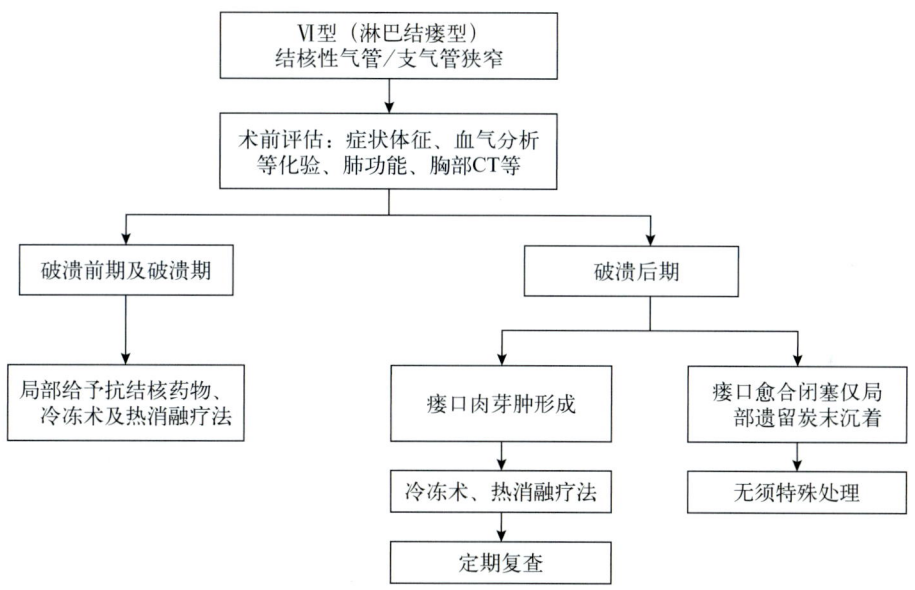

图 3-4-13　Ⅵ型结核性气管/支气管狭窄治疗操作流程

注意事项：这类患者淋巴结结核破溃前期及破溃期可经支气管镜局部给予抗结核药物、冷冻术及热消融疗法；破溃后期若存在瘘口肉芽肿形成，则给予冷冻术、热消融疗法，若瘘口愈合闭塞仅局部遗留炭末沉着，则无须特殊处理。

（三）移植后气管狭窄的介入治疗

肺移植是许多终末期肺疾病唯一有效的治疗手段。在过去 20 年中，肺移植的数量有了大幅提升。根据国际心肺移植学会（International Society for Heart and Lung Transplantation，ISHLT）胸腔器官移植登记处报道，截至目前，全球已登记约 70 000 例成人肺移植手术，1 年和 5 年生存率分别为 85.2% 和 59.0%，总体中位生存期为 6.7 年。肺移植术后生存的一个重要影响因素是气道并发症（airway complication，AC）的发生。其中中央气道狭窄（central airway stenosis，CAS）位于支气管吻合口或吻合口2cm以内，而远端支气管狭窄（distal airway stenosis，DAS）则位于支气管远端或肺叶支气管，可伴或不伴CAS。国内有研究报道，肺移植术后CAS发生率为20%～30%，其是最常见的气道并发症类型。文献报道DAS发生率仅为2.5%～3.0%，其主要原因是早期并未明确区分CAS与DAS，DAS的发生率可能被严重低估。DAS最常发生于中间段支气管，会导致中间段支气管及远端支气管完全丧失功能，即中间支气管消失综合征（vanishing bronchus intermedius syndrome，VIBS）。吻合口发生狭窄时，可以根据远端气管的口径区分病理性狭窄和单纯的供受体气管大小不匹配导致的生理性狭窄。

1. 肺移植术后气管狭窄的早期诊断　气管狭窄常通过临床表现、常规支气管镜检查、CT或肺活量测定进行诊断。支气管狭窄的患者可以表现为不同程度的呼吸困难、咳嗽、喘息或反复肺部感染。肺移植术后定期进行气管镜检查是早期发现与管理肺移植术后CAS的关键。目前支气管镜检查的频次和时间点还没有统一标准，各个中心根据自身临床实际、当地流行病学数据与临床经验灵活制订术后检查频次。常用策略包括：按需检查和程序性检查。由于部分气管并发症可无症状，有必要在肺移植术后1周内至少进行1次支气管镜检查，根据镜下情况决定之后的检查频次。通过支气管镜检查，可以直视病变部位，观察气管并发症的早期表现，如黏膜缺血、坏死等，这些早期表现在CT上无法可靠地显示。此外，支气管镜检查结合支气管肺泡灌洗术、经支气管镜肺活检术等手段，有助于寻找气管并发症的潜在原因（如感染、排斥反应等），协助指导临床治疗。

2. 肺移植术后气管狭窄的治疗　随着高频电刀、激光、冷冻、球囊扩张、气管支架等技术的发展，呼吸介入治疗已逐渐成为有效处理肺移植术后气管并发症的主要手段。支气管狭窄的治疗需要采用阶梯式、多模式的方法，治疗策略有扩张、消融及支架置入。选择合适的介入治疗技术可以快速有效地处理肺移植术后气管并发症并降低复发率，从而使患者获益。肺移植术后CAS是否干预取决于并发症的基本特征、严重程度及干预效果等方面，多综合考虑。轻度无症状的气管狭窄（小于支气管直径50%）可观察、保守处理，但需要筛查及治疗气管感染特别是曲霉菌感染。而对于有症状或狭窄程度更严重的气管狭窄，则需要行支气管镜下球囊扩张等治疗，针对球囊扩张效果不佳的重度及难治性狭窄患者，可以考虑其他治疗措施包括支架置入术及外科手术。

（四）气管/气管支气管软化的评估和治疗

气管软化（tracheomalacia）/气管支气管软化（tracheobronchomalacia，TBM）和过度动态气道塌陷（excessive dynamic airway collapse，EDAC），是指气管顺应性过度增加，气管和主支气管的管腔向内凹陷，狭窄大于50%，其病因为炎症性因素、机械因素、先天性因素等。两者的主要区别是EDAC的病变原因是气管和主支气管的膜部弹性纤维和胶原纤维减少，而TBM的病变原因是气管前壁和侧壁软骨局部或者弥漫性减少。动态CT（吸气末与呼气末中央气道形态的动态对比）、肺功能（呼气流速峰值低，随后流速迅速下降）、支气管镜、EBUS、病理为诊断的重要检查。

TBM 可根据不同情况进行分类。形态学分类是基于支气管镜下表现或影像学检查情况，根据呼气末气管管腔的狭窄形态进行评估及分类，具体可分为 5 种，即动态气道塌陷、过度动态气道塌陷、新月形气管支气管软化、剑鞘样气管支气管软化、混合型软化。

有建议使用三相动态支气管镜进行检查，其是诊断 TBM 的金标准，包括浅呼吸、观察气管时诱导咳嗽和 Valsalva 动作、清除分泌物后，将气管膨胀至压力 40 ～ 60cmH_2O。有时也会根据气管镜下分区，根据不同时相描述患者具体的软化部位和成图，可参考图 3-4-14。

气管/支气管软化的评估记录表

	清醒	浅呼吸	咳嗽/Valsalva动作	深镇静气道压	对比
舌根	正常				
会厌	正常				
杓状会厌襞	正常				
杓状软骨	正常				
声带	正常				
喉裂	正常				
声门下	正常				
T1	10%吸 10%呼	20%吸 30%呼	60%呼	40%呼	
T2	10%吸 20%呼				
T3	10%吸 30%呼				
隆突	正常				
L1	10%吸 30%呼				
L2	10%吸 30%呼				
L3	10%吸 30%呼				
R1	10%吸 30%呼				
R2	10%吸 30%呼				
BI					
气管憩室	无				
食管气管瘘	元				
主动脉弓靠后	无				
分泌物	黏稠				
其他备注					

A

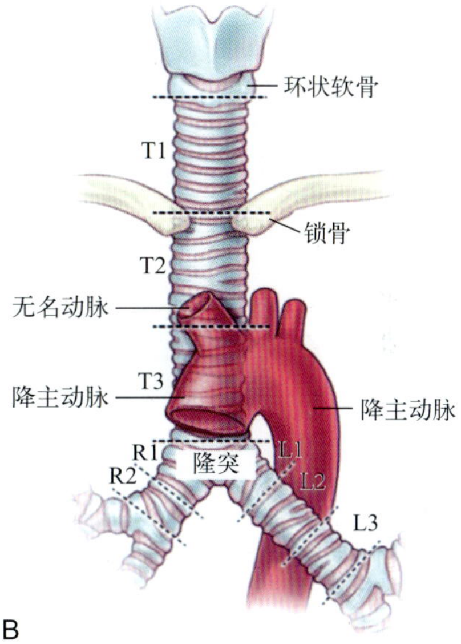

B

图 3-4-14　气管 / 支气管软化的评估内容示例

T1 ～ T3 是气管以锁骨和主动脉弓上缘为分界，R1、R2 为均分右主支气管，BI 为右中间段支气管，L1 ～ L3 的分界为左主近端、主动脉弓的近端、主动脉弓的远端、左主远端

支气管镜下依据病变程度进行分类如下：以呼气相膜部凸向管腔且致气管管腔狭窄程度＞ 50% 作为诊断标准，50% ～ 70% 为轻度，70% ～ 90% 为中度，91% 以上为重度。

TBM 和 EDAC 的治疗原则取决于患者的症状及气管狭窄的程度和范围与病因等。目前的治疗方案包括：基础治疗、无创机械通气、气管内支架置入、气管切开、外科治疗等。基础治疗应结合全身治疗，连续气道正压通气（CPAP）治疗压力推荐为 7 ～ 10cmH_2O。对于只有气管膜部塌陷的患者，有时可尝试采用激光刻蚀法（laser etching）进行治疗。可使用 Nd：YAG 激光，选择 10 ～ 15W 功率。具体方法：激光从远到近，先刻蚀一侧，主气管横向扫射，支气管平行点扫，深度 3mm 以上，黏膜下层深皱襞，纤维化，保留邻近区域，每名患者 1 个阶段需要 2 ～ 3 次，两个阶段间隔 12 周。部分患者能够获得良好的疗效。

（五）经皮气管切开

气管切开的方式包括开放性气管切开术（open tracheostomy，OT）、经皮扩张气管切开术（percutaneous dilatational tracheostomy，PDT）、环甲膜气管切开术（cyclophated tracheotomy）。相对于传统气管切开，经皮气管切开不需要外科手术，仅沿气管环之间扩开，不会造成气管软化，并发症少，操作快，花费少。目前临床上常用的经皮扩张气管切开术常采用牛角型气管切开套装，采用 Seldinger 穿刺技术，见图 3-4-15。气管切开的位置：一般需要经环状软骨下区选择性置入气管切开套管，见图 3-4-16。牛角型经皮气管切开操作流程见图 3-4-17。其中部分环节可使用支气管镜进行位置确认，如导丝、导管、牛角型气管切开套管进入气管时。常见市售气管切开套管规格见表 3-4-3。

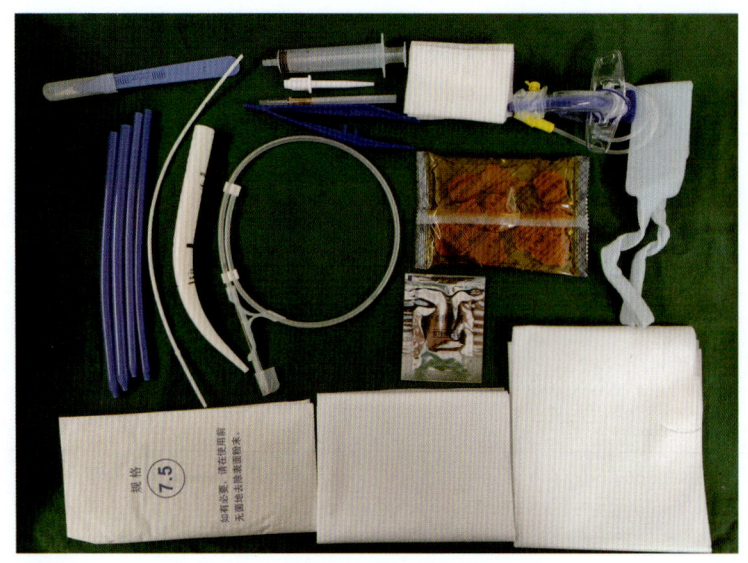

图 3-4-15 牛角型气管切开包内器械一览

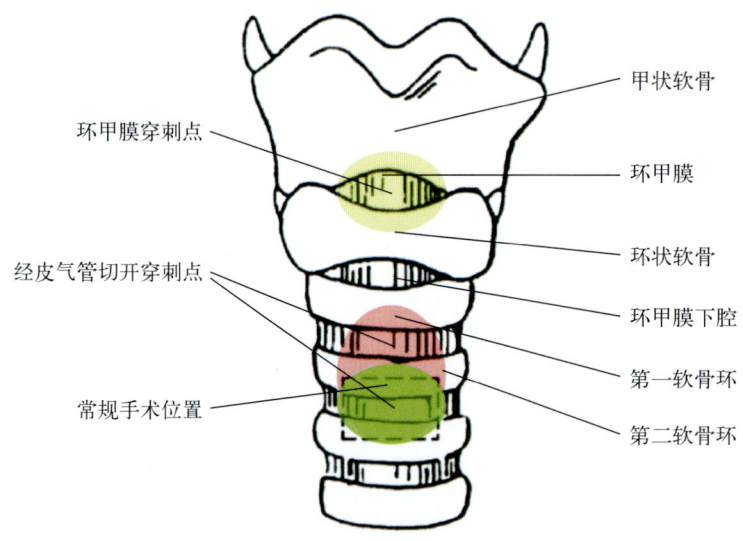

图 3-4-16 气管切开解剖位置图示

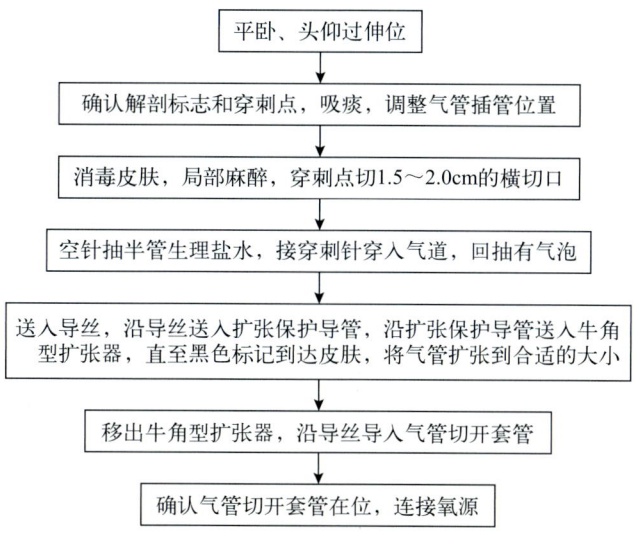

图 3-4-17　牛角型经皮气管切开操作流程

表 3-4-3　市售气管切开套管规格

气管切开套管规格	内径（mm）	外径（mm）	长度（mm）	角度
金属气管切开套管	不详，约比外径小1mm			105°
半喉（mm）				
	7	7	65	
	8	8	69	
	9	9	72	
	10	10	75	
	11	11	83	
全喉（mm）				
	9	9	60	
	10	10	64	
	11	11	66	
	12	12	68	
	13	13	68	
	14	14	69	
塑料气管切开套管				105°
普通带气囊（柯惠医疗）	7	9.6	34	
	8	10.9	28	
	9	12.2	31	
带内芯带气囊（PORTEX）				105°
	6	9.2	64.5	
	7	10.5	70	

续表

气管切开套管规格	内径（mm）	外径（mm）	长度（mm）	角度
	7.5	11.3	73	
	8	11.9	75.5	
	8.5	12.6	78	
	9	13.3	81	
	10	14	87.5	
带气囊加长（史密斯医疗）				软，可调
	7.5	11.3	73	
	8	11.9	75.5	

气管切开的常见并发症包括出血、感染、纵隔气肿、气胸、周围组织（如甲状腺）损伤、血管损伤等。需要术后密切观察，及时处理。主要需要注意避开甲状腺，气管切开位置不要过低，避免损伤头臂静脉。

三、恶性气管狭窄的治疗

恶性气管狭窄主要依据其病因和阻塞部位命名，根据阻塞的部位，分为中央气道阻塞（气管、主支气管）、上气道阻塞（从鼻、咽、喉到气管隆突以上）和下气道阻塞（主支气管远端以及较小支气管）。呼吸内镜介入多数涉及的是中央气道阻塞，根据其狭窄的类型，分为管内型、管外型和混合型。

干预方法的选择取决于以下因素：病因、预计疗效、操作人员的经验、是否具备相关专业技术、患者的预后或健康状况、患者偏好，以及患者能否耐受特定疗法。治疗原则见图3-4-18。同时也可以根据阻塞情况和是否存在咯血或出血选择不同的治疗技术，见表3-4-4；或者可以根据其全身治疗的情况及局部治疗疗效的持久性选择治疗方式，见图3-4-19。

恶性气管狭窄患者除了常规的保守治疗包括氧疗、药物治疗、排痰引流外，内镜介入治疗也十分必要。由于物理性阻塞的药物治疗通常治疗效果有限，部分狭窄即使采取气管插管、机械通气等措施，也可能仍然效果不佳，故部分患者适合接受呼吸内镜介入手术，以局部减瘤和支架置入为例，阐述其操作流程。

（一）恶性气管狭窄的局部减瘤

可以在术前评估后为患者选择合适的治疗方式。部分患者仅通过减瘤治疗就能获得较好的治疗效果，尤其是管内型患者。患者可以考虑进行机械减瘤 ± 冷热消融 ± 延时消融治疗，延时治疗包括药物注射、粒子植入、光动力治疗等。药物注射主要包括化疗药物（如铂类、紫杉醇）、抗血管生成药物（如恩度）、免疫治疗药物（如帕博利珠单抗）、甲苯磺酰胺注射，也有其他尚在研究中的药物的注射。操作流程见图3-4-20。术后一般需依据患者具体情况和治疗情况确定下次治疗的时间间隔，如3天、5～7天、1个月、数月等。

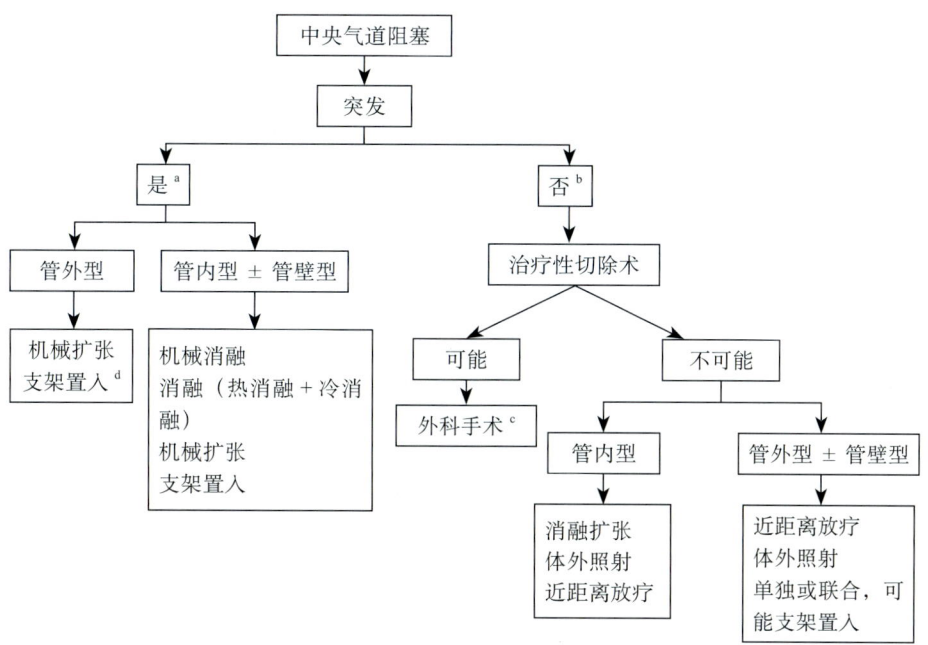

图 3-4-18 恶性气管狭窄呼吸内镜介入治疗的治疗流程

本图适用于肺癌引起的中央气道阻塞患者,非小细胞肺癌居多。

a. 首选硬质支气管镜检查;b. 气管评估和 CT 检查,± 可弯曲支气管镜检查,± 支气管内超声 ± 荧光支气管镜检查;c. 可能通过术前内镜干预;d. 硅酮 / 新型混合支架如金属覆膜支架通常是首选,部分患者治疗后可进行放疗

表 3-4-4 恶性中央气道阻塞和咯血——支气管镜技术的合理选择

技术	腔内型肿瘤		腔外型肿瘤	混合型肿瘤	
	气道阻塞	咯血	气道阻塞	气道阻塞	咯血
激光(Nd:YAG 激光)	+	+	−	+	+
电烙术	+	+	−	+	+
氩等离子体凝固术	+	+	−	+	+
冷冻疗法(接触式)	+	+	−	+	+
光动力治疗	±	−	−	±	−
近距离放疗	+	+	+	+	+
机械清创术	+	+	−	+	+
硬质支气管镜检查	+	+	+	+	+
球囊扩张术	±	−	−	±	−
支架置入	+	−	+	+	−

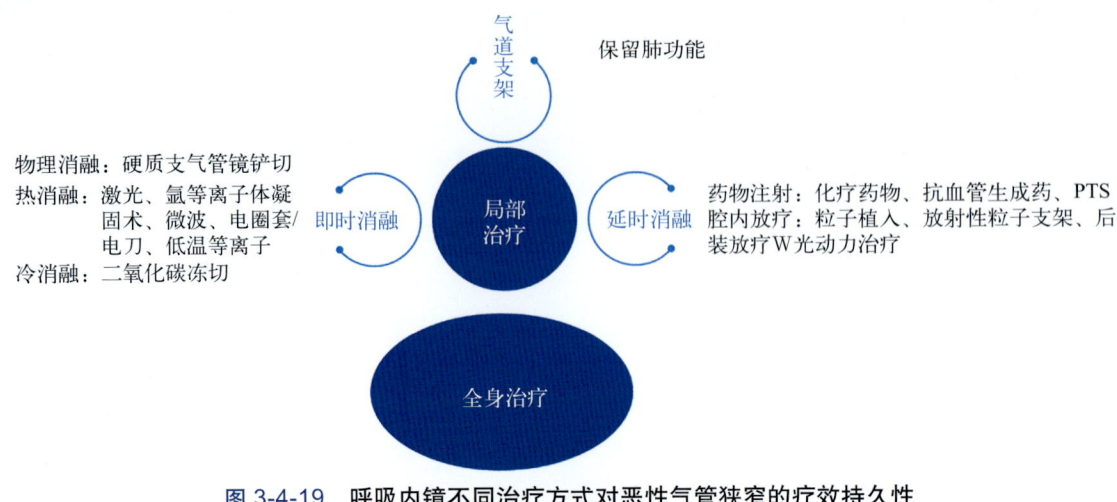

图 3-4-19 呼吸内镜不同治疗方式对恶性气管狭窄的疗效持久性

PTS. 甲苯磺酰胺注射液

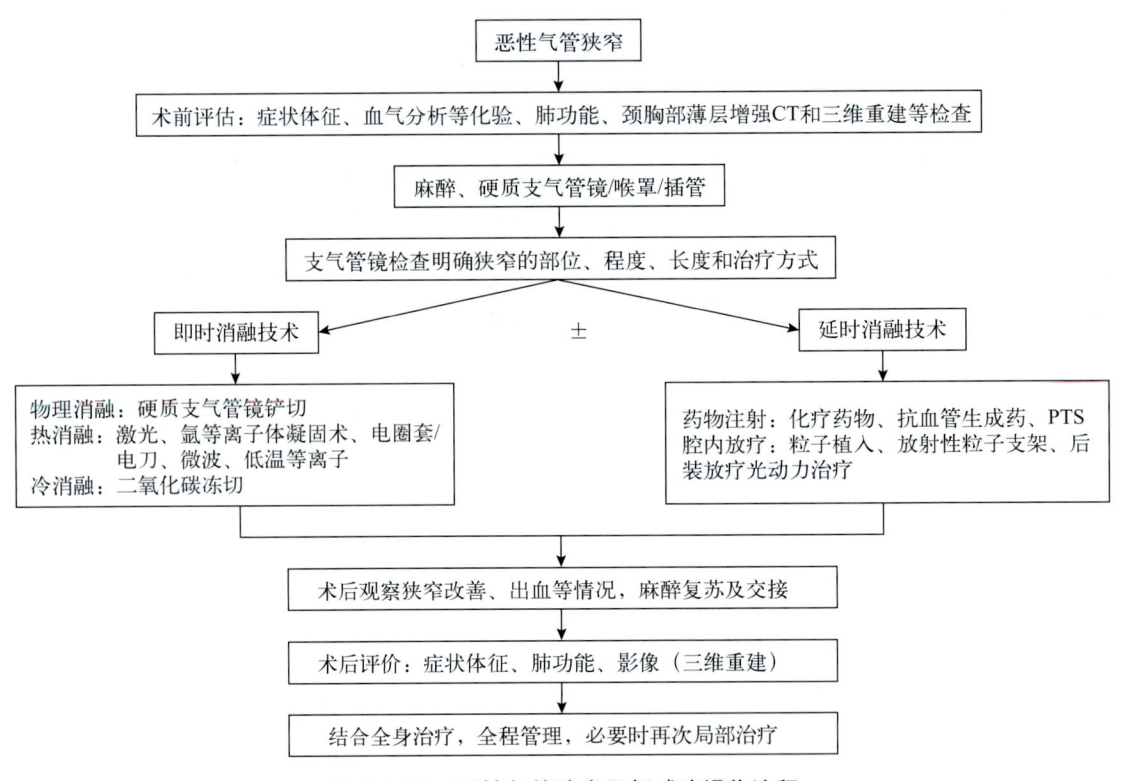

图 3-4-20 恶性气管狭窄局部减瘤操作流程

注意事项与并发症：机械减瘤、冷热消融的治疗并发症是相似的，如出血、瘘、坏死物形成需要再次支气管镜下清理、感染等，热消融还包括气管内着火，需要尽量避免，及时处理，可参见前述相关内容。如果气管黏膜创面过大，需要进行一定疗程的抗感染治疗。肺不张患者经过内镜治疗后复张，以及采用氩等离子体凝固术或者二氧化碳冷冻冻融治疗后，一般需要再次复查支气管镜清理，可能痰液、血液和坏死组织再次阻塞支气管。

（二）恶性气管狭窄的支架置入

对于恶性气管狭窄，尤其是管外型或者部分混合型患者，采用减瘤治疗无效，可以直接放置气管支架，气管支架可详见相关章节。部分支架可以同时具备覆膜装载粒子，可以起到长时间放疗的作用，并且具有可取出性，也可以更换粒子。操作流程见图 3-3-21。

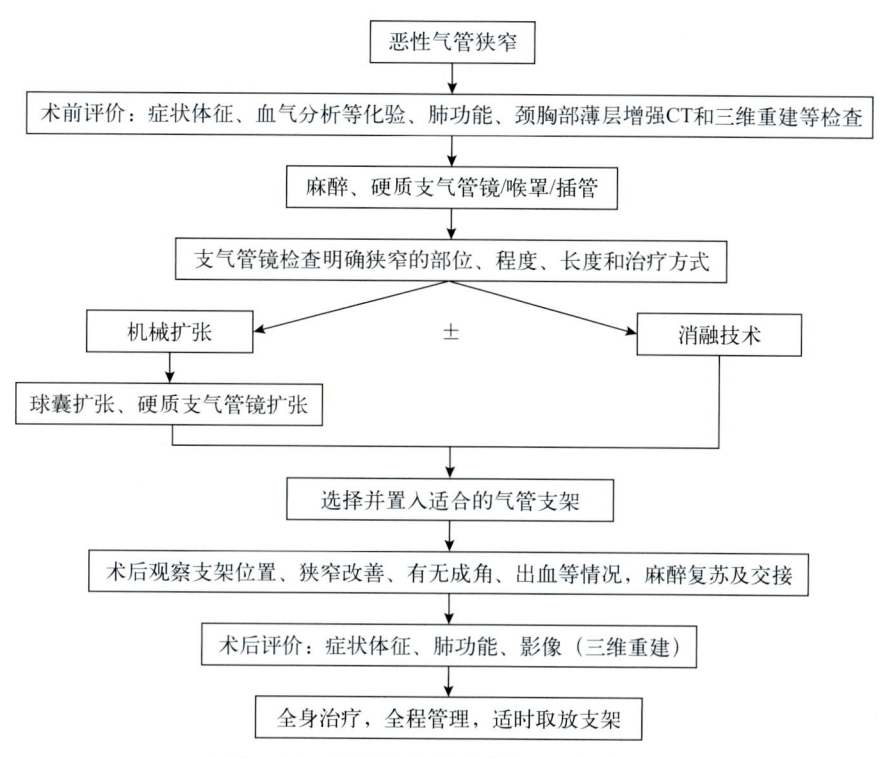

图 3-4-21　恶性气管狭窄支架置入操作流程

四、气管/支气管支架全程管理

气管支架的种类很多，目前国内常用硅酮支架、金属支架，金属支架主要有镍钛记忆合金网状支架（南京微创、常州佳森）、镍钛记忆合金丝针织样支架（Ultraflex 支架）和 Z 型不锈钢支架（西格玛支架）。气管支架的全程管理见图 3-4-22。

术前准备中，预计合适的气管支架。术前需要行胸部 CT 扫描确定狭窄的位置、长度、程度、直径及正常气管内径。需要根据患者的具体病情、合并症及支架的可取出性确定放置支架的方式，如经口、喉罩、气管插管或硬质支气管镜放置，也决定了通气方式。根据上述情况，决定了预期支架的形状、材质、放置的部位、直径、长度及是否需要特殊改装。需要根据狭窄段的位置如根据中央气道 8 分区法决定放置支架的类型（表 3-4-5，表 3-4-6）。支架选择的直径，对于狭窄而言，一般小于正常直径的 10% 左右；对于封闭瘘，则大于正常直径的 10%。直径一般选取横断面的横径和纵径的平均值。支架选择的长度需要大于病变 1～2cm，封闭瘘的支架长度可以适当加长。支架的材质、编织方式、丝径决定其支撑力强弱。支撑力：硅酮支架＞镍钛合金金属覆膜支架（南京微创）＞ Ultraflex 金属覆膜支架。支架的支撑力与顺应性成反比,硬的支架如硅酮支架支撑力强,柔软的支架患者舒适度好,对咳痰影响小。

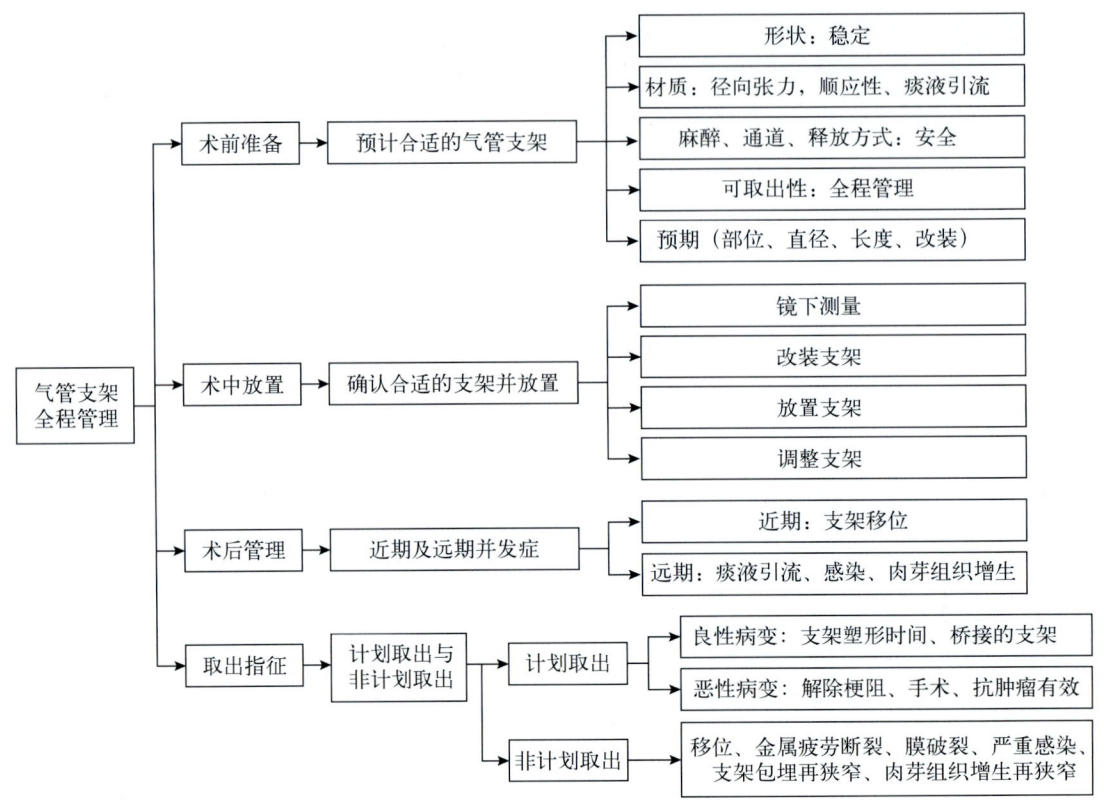

图 3-4-22 气管支架的全程管理

表 3-4-5 中央气道八分区方法

Ⅰ区:主气管上 1/3	Ⅴ区:右主支气管
Ⅱ区:主气管中 1/3	Ⅵ区:右中间段支气管
Ⅲ区:主气管下 1/3	Ⅶ区:左主支气管近 1/2
Ⅳ区:隆突	Ⅷ区:左主支气管远 1/2

表 3-4-6 病变位置与支架类型

支架类型	中央气道分区
直筒支架	Ⅰ区、Ⅱ区、Ⅵ区、Ⅶ区、Ⅷ区
L 形支架	Ⅰ区、Ⅱ区、Ⅲ区、Ⅴ区、Ⅶ区、Ⅷ区
Y 形支架	Ⅱ区、Ⅲ区、Ⅳ区、Ⅴ区、Ⅵ区、Ⅶ区、Ⅷ区
小 Y 形支架	左主支气管、左上叶支气管、左下叶支气管
OKI 支架	右主支气管、右上叶支气管、右中间段支气管

1. 各类支架的放置方法

(1) 金属覆膜支架：Ultraflex 金属覆膜支架和南京微创金属覆膜支架均可以经硬质支气管镜放置，有时也可以通过可弯曲支气管镜在喉罩或气管插管下放置，或者透视下放置，但是硅酮支架只能经硬质支气管镜放置。

(2) Ultraflex 金属覆膜支架直视下放置：通过支气管镜引导经口插入导丝后退镜，再经另一侧鼻腔或口腔插入支气管镜。通过导丝引导装有支架的置入器引导至气管，在气管镜直视下释放。主要定位的位置在支架的近端，观察蓝色尼龙线位置，确认后拉动尼龙线，然后后撤鞘管，最后调整位置。也可以定位支架远端位置进行盲放。

(3) 南京微创金属覆膜支架，可以在气管镜下放置，也可以在透视引导下放置。下面以硬质支气管镜下置入为代表：①鞘管在隆突处，置入 2 根导丝，硬质支气管镜一般置于隆突附近，通过支气管镜引导插入导丝至预定位置，2 根导丝则分别穿入不同的分支，确认导丝位置，鞘管的末端一般放在隆突，根据长度推出双侧支架的引导头，内镜或透视确认支架的分支位于所要放置的支气管后，拉线松开支架两个分支，再退硬质支气管镜至预定的支架上缘，然后退鞘管完全将主气管的支架释放后取出鞘管，利用可弯曲支气管镜再次确认和调整支架位置。DSA 下放置建议使用 2 根导丝。②鞘管在隆突，置入 1 根导丝，导丝引导长支，先向前推长支的长度，释放双侧分支，后退主气管支架的长度。一种可能为另一侧自动弹入对侧，此时就无须调整；还有一种可能是另一侧和长支一起进入长的支气管，那么就需要上提整个支架，短支弹入对侧后，再下调支架。③鞘管在支架最远端，置入 1 根导丝，如果只放置 1 根引导导丝，一般是将导丝放置于较长的 Y 形支架的分支上。气管镜测量：远端是预计的支架长支末端，近端是硬质支气管镜或牙垫，鞘管放至上述远点，后退支架长支的距离至隆突，向后退硬质支气管镜至支架上缘，再将鞘管向后退主气管支架的长度。此时短支位于长支同侧，可以上提支架，短支弹入对侧后，再下调支架。L 形支架和直筒支架原理相似。

(4) Z 形不锈钢金属覆膜支架（西格玛支架）放置：需要 2 套支架推送装置（一套鞘管和引导鞘芯，一套支架推送管含外鞘管和推送杆）。以 Y 形支架为例，测量并确定支架。安装支架在支架推送管内（注意 Y 形支架的左右分支方向）至推送器内。鞘管最终位于支架远端位置，长度需要测量支架远端到硬质支气管镜鞘管近端的长度。硬质支气管镜一般位于隆突。通过导丝引导放置鞘管至预定位置，取出鞘芯，将支架推送管放置在鞘管内。卡尺固定推送管末端，先退支架长支的距离，再后退硬质支气管镜，最后退全部鞘管至预计的支架上缘。然后于可弯曲支气管镜下观察长支是否在位，如在位，可上调支架，待短支弹向对侧，再向下调整到合适的位置。

(5) 硅酮支架：插入硬质支气管镜，裁剪或改装支架后，将支架放置于推送器内，Y 形支架需要注意方向。以直筒支架为例，硬质支气管镜一般放置在支架远端，释放位置附近，一般是病变下缘。测量硬质支气管镜远端到硬质支气管镜开口的距离。将推送器末端与硬质支气管镜远端放置齐平（与此距离相同）。卡尺固定推送器推杆顶端。将硬质支气管镜和推送器外鞘管一起向后退至卡尺最上方。取出推送器推杆和外鞘管。使用可弯曲支气管镜观察支架是否在位,必要时使用球囊进行扩张,或使用硬质支气管镜钳调整支架。如果放置 Y 形支架,硬质支气管镜一般位于隆突附近。如果一侧病变过长,则将硬质支气管镜对准过长侧的支气管开口,一般先将 Y 形支架的两支均放置在此长支内,然后再进行调整,操作方法和上述不锈钢金属支架的放置方法相似。或者在隆突处直接推出支架长支的距离,支架可能直接进入两侧支气管内。

2. 术后复查间隔　支架置入 24 小时内复查胸部 X 线片或胸部 CT,了解支架扩张情况及有无移位、气胸、纵隔气肿等,部分瘘或者存在血管问题的患者需要复查增强 CT 以明确支架和血管的位置关系;支架置入 48～72 小时复查支气管镜,观察支架扩张情况、有无移位并清理支架内分泌物;生理盐水雾化吸入湿化气管,必要时给予抗感染、止血、化痰药物。后续 1 个月或 2～3 个月根据患者病情决定复查时机。

3. 疗效评价　放置支架后,需要将术后患者的呼吸困难改善程度、体征、血气分析、肺功能、颈胸部 CT 及咳嗽、咳痰、发声、吞咽评估与术前进行比较。

4. 并发症　支架放置的术中并发症包括窒息、出血、声音嘶哑和咽痛、声门水肿、支架穿透气管壁。支架放置的术后并发症包括移位、肉芽组织增生再狭窄、感染、痰液阻塞支架等。

5. 支架取出　如存在上述并发症,则有非计划取出支架的可能,而支架的计划取出中良性病变的支架取出和塑形时间有关,如硅酮支架取出的时间文献报道不等,广泛建议 6～18 个月,也有文献建议 13～16 个月。取出后有可能再狭窄,需要长期放置。恶性病变的支架取出和手术或者抗肿瘤治疗有效、解除梗阻有关。一般通过回收线或者硬质支气管镜钳取出。

五、光动力治疗

光动力治疗(photodynamic therapy,PDT)是一种光激发的化学疗法,光敏剂吸收光子能量跃迁到激发态,产生具有肿瘤细胞毒性的活性氧,通过氧化损伤作用于靶部位细胞器的结构和功能,引起靶部位细胞凋亡和坏死。

(一)术前准备

1. 病房准备　避光,门窗必须用黑色遮光布,使用小功率乳白色灯光或黄炽照明灯(小于 60W)。

2. 患者准备　避光宣教,配备墨镜、长袖上衣、长裤、宽帽檐帽子,不使用手机及计算机。

(二)光动力治疗操作流程

气管镜下 PDT 操作流程包括给药、光照和清理 3 个步骤(图 3-4-23)。

(三)注意事项

1. 避光宣教

(1)第 1 个月内:严格避光。第 1 周:暗室内使用黄炽灯(低于 60W),可看电视,安全距离 2m 以上,并戴墨镜,最好不使用计算机及手机。第 2 周:继续戴墨镜,避免暴

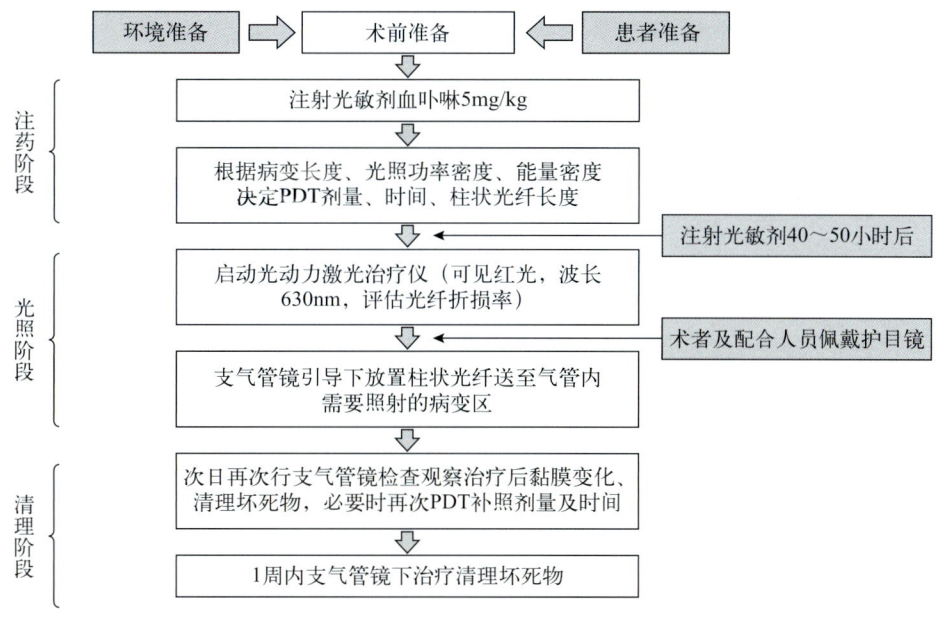

图 3-4-23　光动力治疗（PDT）操作流程

露在阳光下，不适用计算机及手机。皮肤保护，穿长袖上衣、长裤。第 3～4 周：避免强烈阳光直射或室内强光照明，可夜间或阴天出行进行户外活动，戴墨镜、手套、宽檐帽子及穿长袖衬衣、长裤和袜子。

（2）第 1 个月以后：行光敏试验阴性，逐步开始接触阳光，最初早上 10 时之前，下午 4 时之后，逐渐增加暴露在阳光下时间，至少 3 个月不进行日光浴或太阳灯照射。

（3）光敏试验：在一个纸袋子上剪一个直径 2cm 的洞，将纸袋套在一只手上，其余部位均同前遮挡。将带纸袋的手放在阳光下照射 10 分钟，返回去除纸袋。24 小时观察手部皮肤，注意有无皮疹、红肿、瘙痒、水疱等，如无上述情况出现，则光敏试验阴性。

2. PDT 过程中，不适用易燃易爆或挥发的麻醉气体。

（1）关注并发症，并发症包括光敏反应、呼吸困难、发热、咯血、急性黏膜穿孔、瘢痕狭窄等。

（2）患者可能需要多次行支气管镜下治疗，以清除脱落的黏膜坏死物。

六、气管 / 支气管镜内异物取出

气管 / 支气管内异物是指误入气管 / 支气管内且无法自行咳出的异物。常见的异物有动物骨头、鱼刺、义齿、金属物品等。气管 / 支气管内异物诊治的关键是快速发现和保护气管。支气管镜检查不仅是诊断气管 / 支气管内异物的金标准，而且支气管镜钳取异物是目前最方便、有效、微创及应用最广泛的治疗方法，90% 的气管异物可通过支气管镜检查及治疗取出。气管 / 支气管内异物取出操作流程见图 3-4-24。

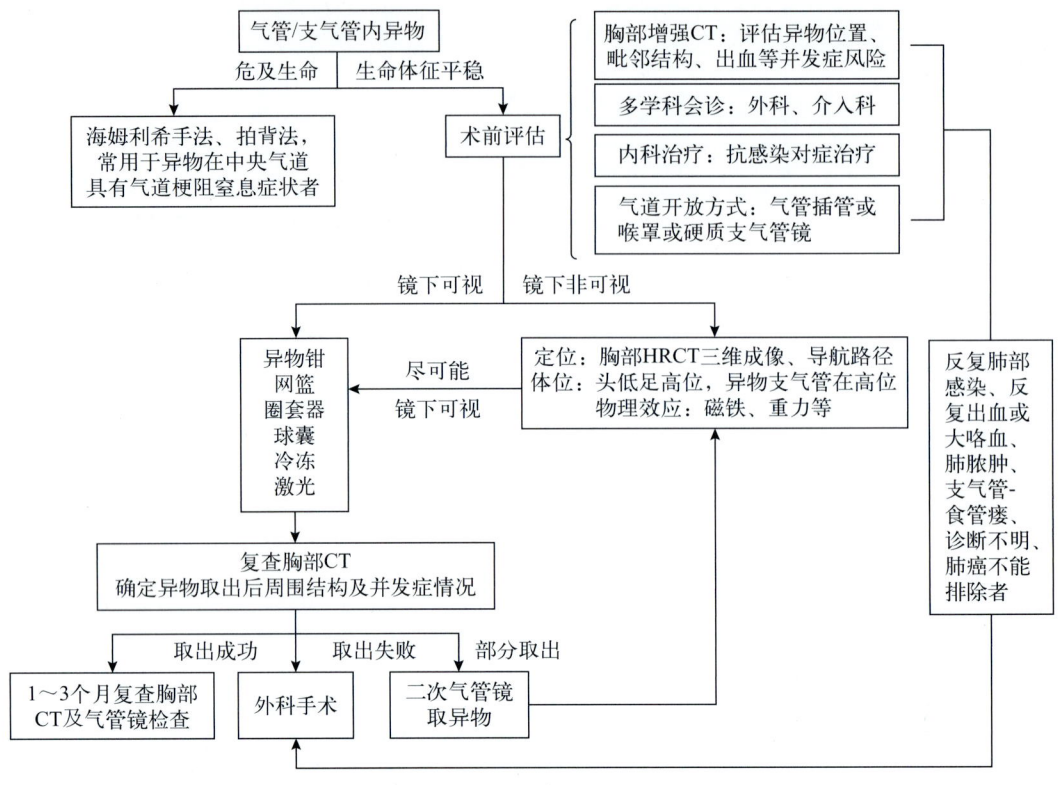

图 3-4-24　气管/支气管内异物取出操作流程

注意事项：①应用支气管镜取异物时，开放气道常采用气管插管、喉罩或硬质支气管镜。笔者所在中心更倾向使用硬质支气管镜取异物，其能够迅速分离和取出更多更大不规则异物，同时处理大出血等并发症、开放气道方面具有明显优势。②术前评估异物取出方案，备齐器械，切记勿使用暴力，制订大出血等并发症处理方案。③支气管镜下异物取出并发症少见，主要见于异物紧紧嵌入气管；气管阻塞加重导致窒息死亡；气管撕裂；大出血。

七、支气管胸膜瘘/肺泡胸膜瘘

支气管胸膜瘘（bronchopleural fistula，BPF）是支气管或肺泡与胸膜腔形成异常交通的相对少见并发症，临床表现为发热、咳嗽、咳脓痰或呼吸困难等严重症状，甚至危及生命。外科手术是发生 BPF 常见原因。BPF 与肺泡胸膜瘘是两种完全不同的疾病，见表 3-4-7。尽管 BPF 的治疗方法有保守治疗、气管镜介入治疗和外科治疗，但目前没有统一的共识。气管镜介入技术作为近年来发展的新技术，具有创伤小、安全性高及可重复的优点，镜下介入治疗手段分为置入物（封堵器）与非置入物（封堵剂、镜下治疗），操作流程具体见图 3-4-25。

表 3-4-7　支气管胸膜瘘与肺泡胸膜瘘的不同特点

分类	支气管胸膜瘘	肺泡胸膜瘘
部位	中央型	周围型
解剖位置	段以上支气管	段以下支气管
常见病因	叶段或全肺切除术后	楔形切除术后，肺减容术后，自发性气胸，机械通气
镜下特点	直观、可视范围	非可视范围
治疗方法	外科修补 封堵器 封堵剂	责任引流支气管定位 漏气量评估 选择性支气管封堵

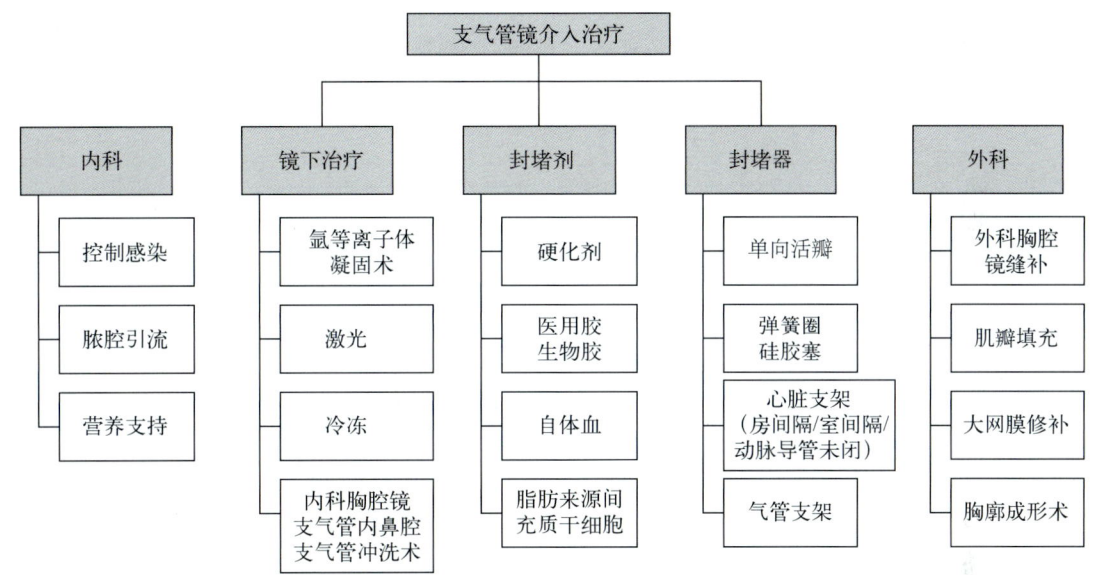

图 3-4-25　支气管瘘封堵瘘口方法

笔者所在中心总结支气管胸膜瘘气管镜下介入治疗有效具有如下特点：①瘘口愈合，完全封堵或瘘口缩小，部分封堵；②残腔消失，肺完全复张或残腔固定，部分肺复张；③脓胸消失，感染得到控制。

BPF与肺泡胸膜瘘的介入治疗操作流程见图3-4-26和图3-4-27。

八、继发性消化道气道瘘

由各种原因导致气道管壁完整性破坏，管壁上出现与消化道相通的瘘口称为消化道气道瘘。根据瘘口在消化道解剖位置的不同，消化道气道瘘可分为食管气管瘘、吻合口气管瘘、胸腔胃气管瘘、胆道气管瘘等。气管的瘘口可位于气管，也可位于支气管。

消化道气道瘘常见病因分为良性和恶性。良性病因包括先天性发育异常；创伤，如严重胸廓挤压伤、带气囊的气管导管长期压迫、腐蚀性食管损伤、消化道外科术后并发症等；良性疾病，如结核性气管支气管溃疡、食管气管/支气管梅毒、非特异性感染等。恶性病因是消化道气道瘘的主要原因，包括晚期食管癌、晚期肺癌、甲状腺癌、纵隔恶性肿瘤等恶性疾病，其中晚期食管癌是最主要原因，临床上的绝大多数消化道气道瘘由食管癌引起。由于解剖部位的差异，不同类型的消化道气道瘘的发病原因不同，临床特点也不同，因此在治疗手段的选择及预后上也存在很大差异。

卧位烧灼样呛咳综合征是消化道气道瘘的临床特点，具体表现为剧烈刺激性顽固性呛咳；进食时加重，可咳出胃液、胆汁等消化道分泌物及食物残渣；平卧位加重，坐立位减轻或消失；大量白黏痰或血痰、脓痰，下肺呈肺叶或肺段性炎性改变；早期为化学性腐蚀性肺炎，后期常合并细菌感染、真菌感染等感染性炎症。瘘口较大时，由于大量吸入气体流入胃腔，患者出现呼吸功能下降、呼吸衰竭等，如果不及时处理，患者会很快死亡。消化道气道瘘患者若不积极治疗，多在数天至数周内死亡，大多数患者死于肺部感染和营养不良。消化道气道瘘需要借助消化道造影、影像学检查、消化内镜/支气管镜明确诊断，

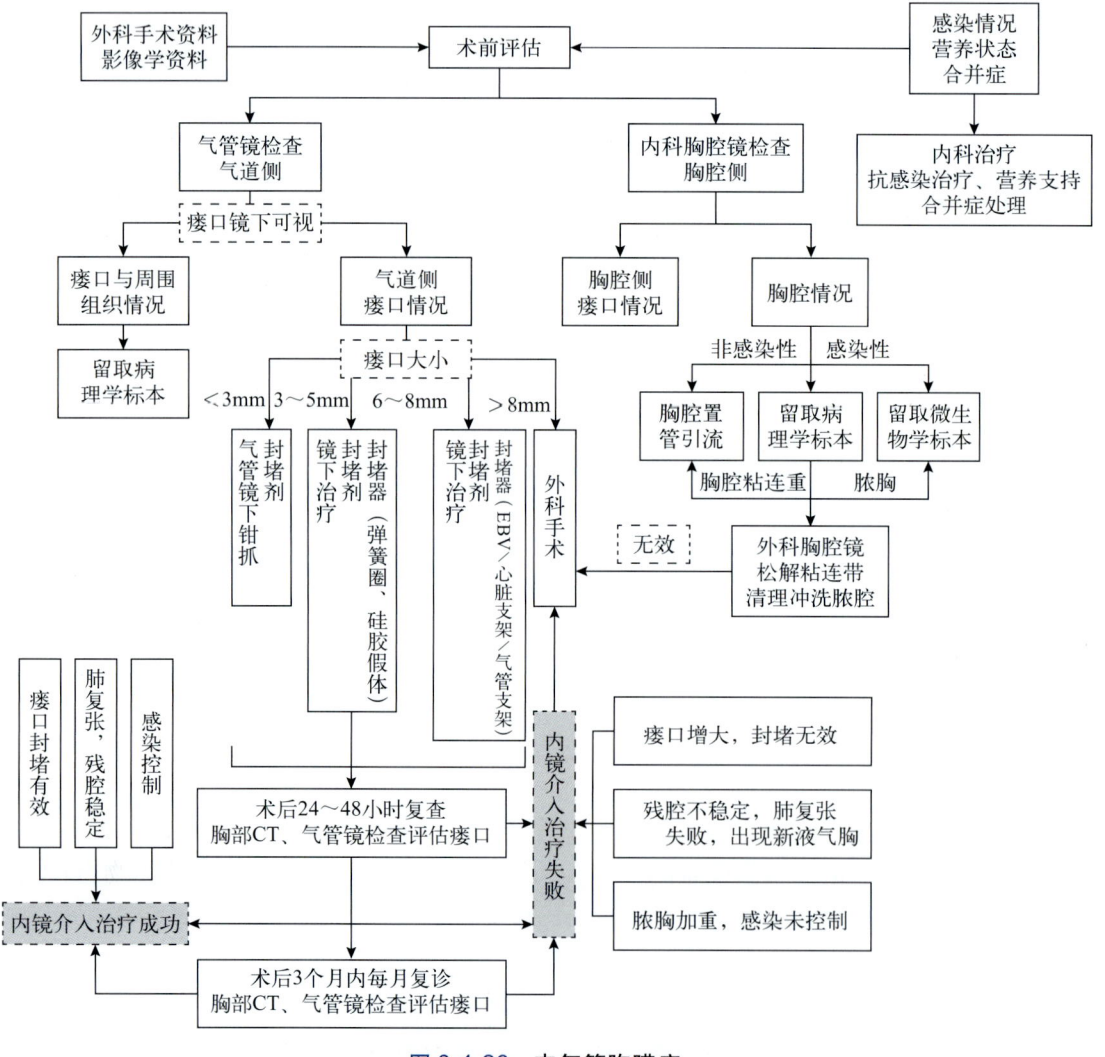

图 3-4-26　支气管胸膜瘘

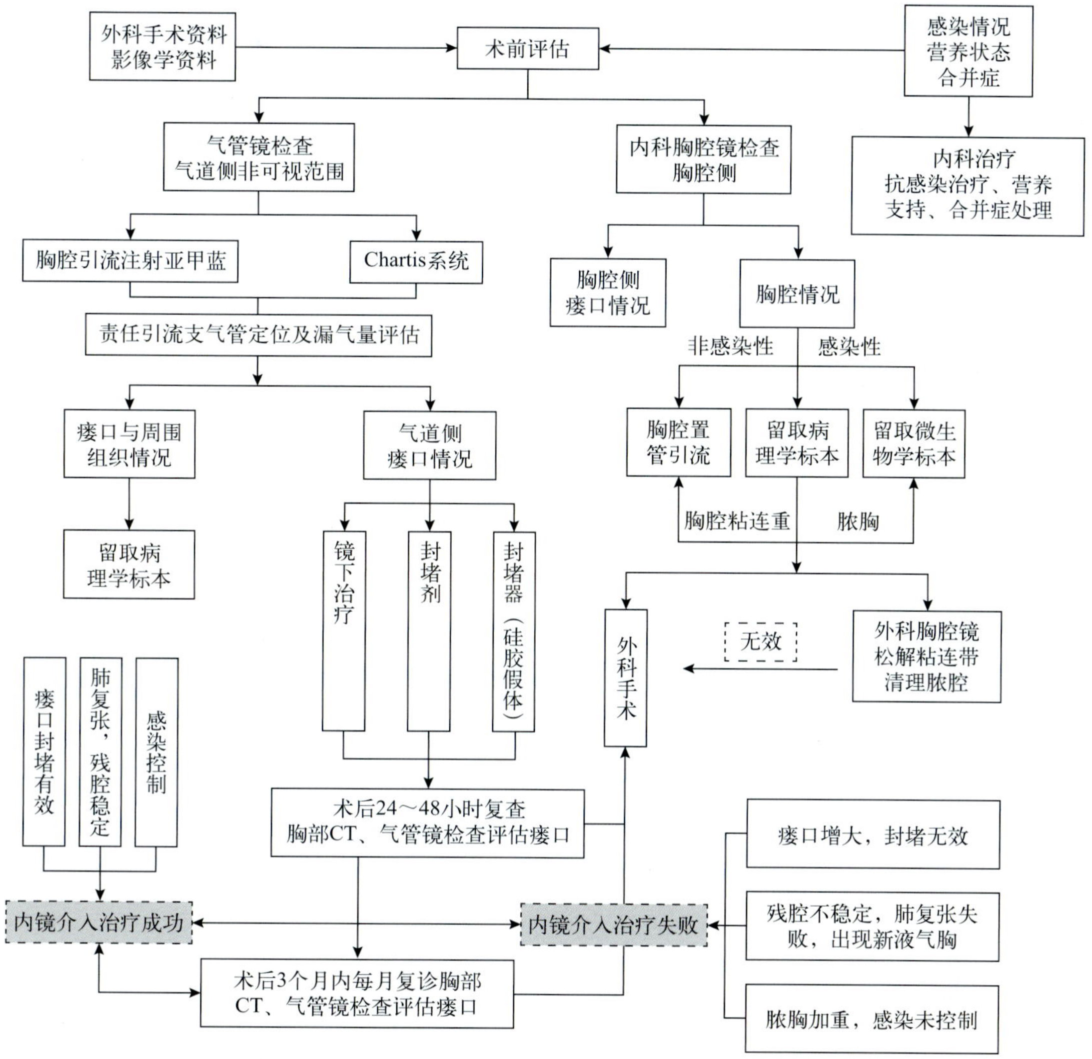

图 3-4-27 肺泡胸膜瘘

同时确定瘘口位置、大小、良/恶性等情况，决定下一步治疗方案。消化道气道瘘的治疗方法包括手术治疗、内科治疗、内镜介入治疗及原发病治疗。能手术者，尽量手术。内科治疗是基本治疗手段，包括抗感染治疗、营养支持、造瘘引流等。

经支气管镜或消化内镜介入治疗是不适合手术的消化道气道瘘患者的主要治疗手段。内镜介入治疗措施主要包括：气管、消化道置入覆膜金属支架，其为最主要的姑息性治疗手段；生物胶瘘口局部灌注封堵，适合治疗小瘘口或与支架联合应用，但封堵1~2周后因生物胶溶解，瘘口会再通，临床少用；经支气管镜硅胶封堵，适合治疗气管-胆道瘘。下面以无法手术的食管气管瘘为例制订操作流程，见图3-4-28。

注意事项：①接受气管支架或食管支架患者，术后严格气道管理及定期随访，定期复查内镜。②呼吸道支架置入术后2周内易出现分泌物潴留，每天应行至少3次超声雾化吸入碱性药物（5%碳酸氢钠溶液20ml+生理盐水20ml）及雾化（吸入乙酰半胱氨酸溶液3ml+生理盐水30ml）、口服或静脉应用化痰药物湿化痰液，每周复查1次支气管镜，1个月后易出现肉芽组织增生，3个月内每月复查1次支气管镜。③6个月至1年，金属覆膜支架会出现疲劳、膜破裂等失能情况，患者再次出现卧位烧灼样呛咳综合征，需要及时更换支架。④食管支架早期易于移位，建议术后24小时进食液体，而后逐步过渡至软烂、非黏稠类等不易挂壁食物，严密观察，及时调整食管支架位置。

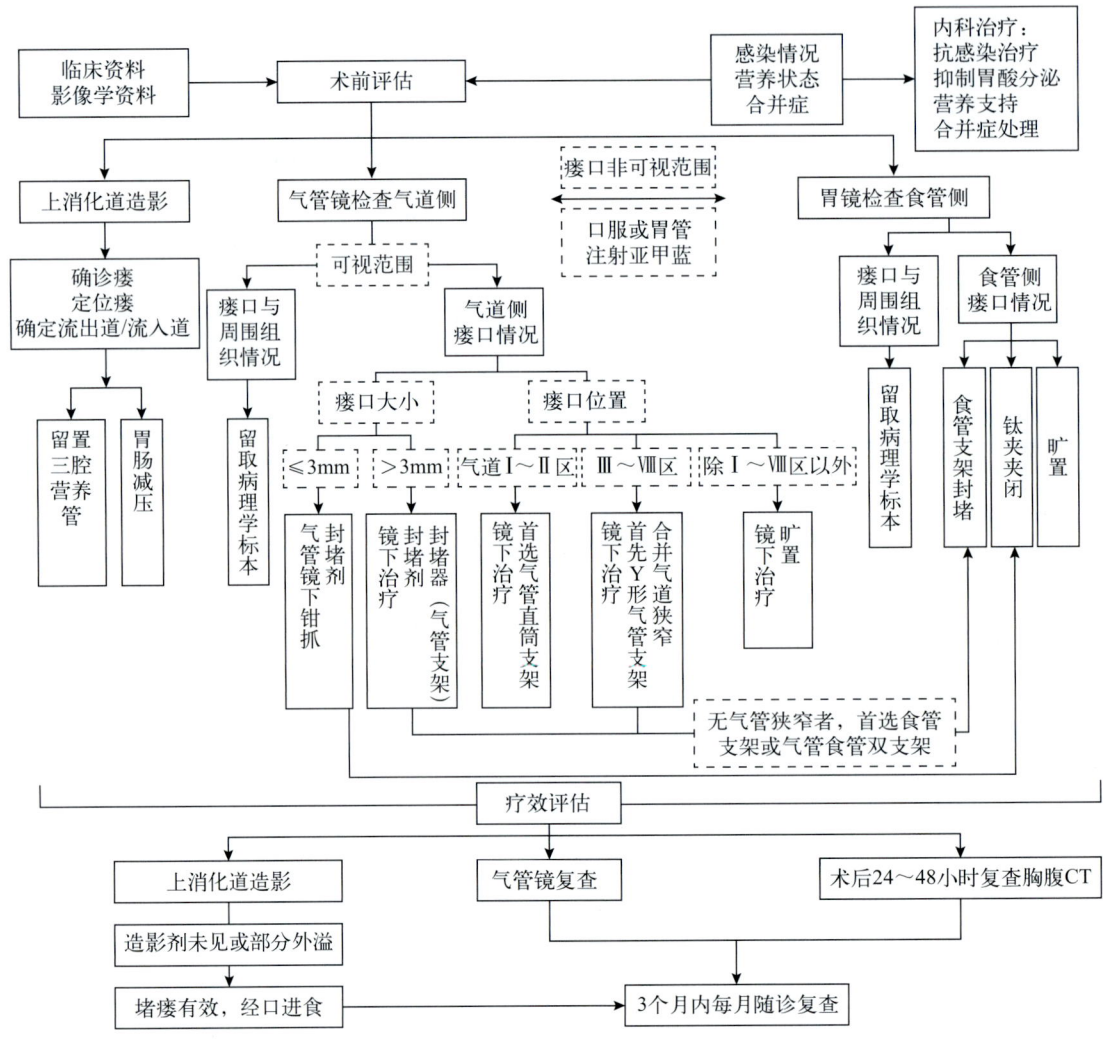

图 3-4-28　无法手术的食管气管瘘镜下治疗操作流程

九、内科胸腔镜下诊断和治疗

内科胸腔镜检查是将光学内镜通过穿透胸壁的戳卡套管，观察胸腔变化的同时，对胸膜壁层和脏层疾病进行诊断或治疗的一项侵入性操作技术。仅需要局部浸润麻醉即可完成。

（一）内科胸腔镜术前准备及操作流程

内科胸腔镜术前准备及操作流程见图 3-4-29。

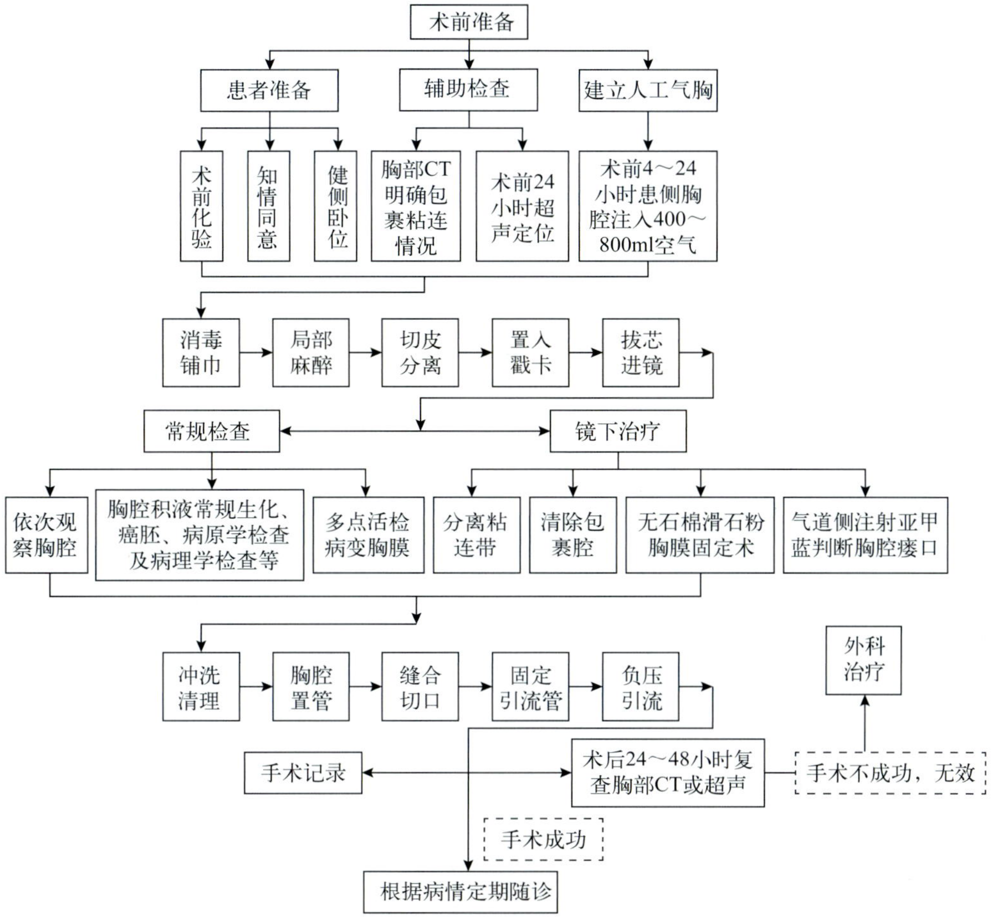

图 3-4-29 内科胸腔镜操作流程

（二）注意事项

1. 术前 24 小时超声定位检查确定手术切口部位，同时明确胸腔积液量、有无包裹粘连、胸膜病变特点及与周围组织器官的关系。

2. 切口选择在患侧胸壁腋中线、腋前线或腋后线第 7～9 肋间，右侧相对左侧高一个肋间，包裹性积液需要术前超声定位。

3. 全面依次观察胸腔顺序：胸膜腔积液、脏胸膜（上、中、下）、壁胸膜（前、侧、后）、膈肌面、前后肋膈角、可及纵隔胸膜处。

十、经支气管镜单向活瓣置入肺减容术

经支气管镜单向活瓣置入肺减容术是支气管镜下肺减容术方法之一，是治疗稳定期重度肺气肿型慢性阻塞性肺疾病（COPD）的有效方法，在 2020 年和 2021 年 GOLD 中作为

A 类证据推荐。

（一）术前评估

经支气管镜单向活瓣置入肺减容术适用于如下条件的 COPD 患者。

1. 经药物干预和最佳护理（包括戒烟和家庭氧疗、肺康复锻炼），仍有症状者；过去 12 个月内不超过 3 次的严重恶化；6 分钟步行试验超过 140m。

2. 肺功能提示 15%＜第一秒用力呼气量占用力肺活量百分比（FEV_1%）＜50% 预测值，肺总容量（TLC）＞100% 预测值，残气量（RV）＞175% 预测值；动脉血气分析提示室内空气、室温条件下动脉血氧分压（PaO_2）＞45mmHg，动脉血二氧化碳分压（$PaCO_2$）＜60mmHg。

3. 胸部 CT 三维成像评估叶间裂完整性和肺气肿的非均质性，排除靶肺叶肺结节及严重的胸膜增厚或瘢痕形成，排除与靶肺叶相邻的严重肺大疱性肺气肿，排除间质性肺疾病。

4. 心脑血管评估：排除重度心力衰竭（左心室射血分数＜35%）；排除肺源性心脏病，肺动脉高压肺动脉收缩压（sPAP）＞45mmHg；排除不稳定型心脑血管疾病，包括近期（＜6 个月）心肌梗死、恶性心律失常、脑梗死和主动脉瘤需要手术者。

（二）经支气管镜单向活瓣置入肺减容术操作流程

经支气管镜单向活瓣置入肺减容术操作流程见图 3-4-30。

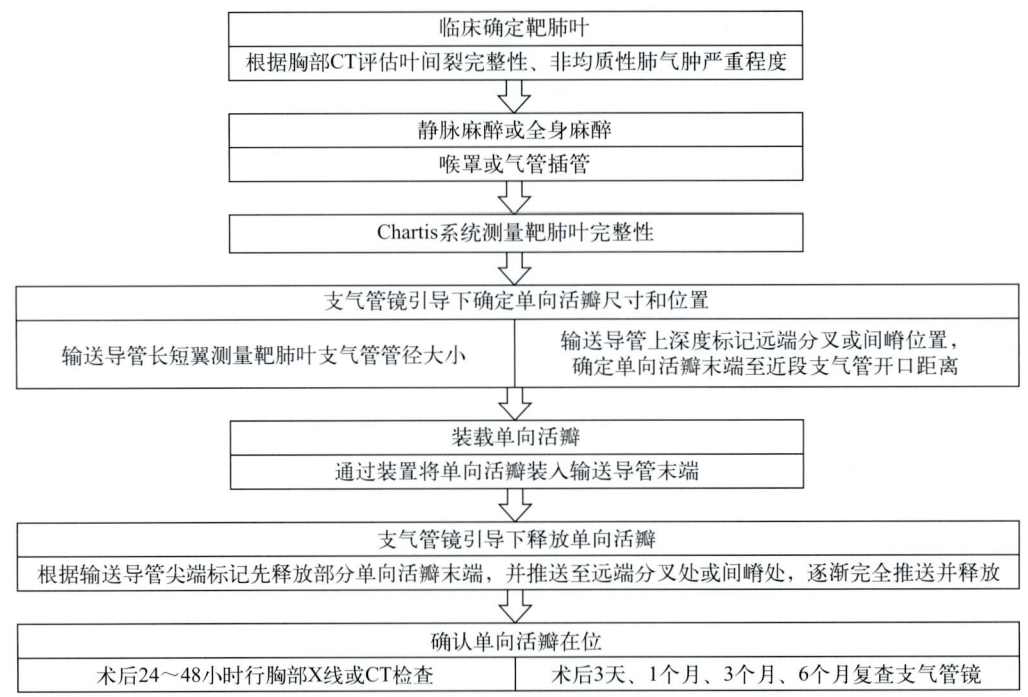

图 3-4-30　经支气管镜单向活瓣置入肺减容术操作流程

（三）注意事项

1. 术前选择确定靶肺叶尤为重要，最好选择至少 2 个靶肺叶，合适的靶肺叶特征是无旁路通气、肺气肿程度相对更严重和肺灌注较低。靶肺叶周围组织结构特征也需要考虑，包括无特大肺大疱、无严重瘢痕形成、无明显肺纤维化及胸膜粘连。

2. 麻醉条件选择：中度镇静适合 Chartis 系统检测旁路通气，足够的潮气量、避免咳嗽及分泌物附着有利于减少 Chartis 测量误差，建议采用低通气频率和长呼气设置正压通气模式[频率 8～10 次/分，吸呼比 1 :（3～4）]。

3. 放置多个活瓣时，先放置最远端和最难操作的支气管，再放置易于操作的近段支气管。

单向活瓣置入肺减容术后常见近期并发症有气胸、感染、COPD 急性加重、单向活瓣移位，远期并发症有肺炎、COPD 恶化、肉芽组织增生、单向活瓣功能丧失。

十一、经支气管镜热蒸汽肺减容术

经支气管镜热蒸汽肺减容术（bronchoscopic thermal vapor ablation，BTVA）是目前一种不留下植入物的内镜介入治疗 COPD 的技术。BTVA 是在支气管镜下将高温水蒸气输送至靶肺段，诱导局部组织急性热损伤形成炎症反应、修复后纤维化、形成瘢痕、萎陷等改变，导致治疗部位肺容积缓慢降低的治疗方法。BTVA 系统包括蒸汽输送导管和蒸汽发生器。BTVA 操作简单、手术时间短（约 15 分钟），术后气胸发生率（2%）较活瓣置入（18%）或弹簧圈（9%）低；其疗效与有无旁路通气无关。

（一）术前准备

1. *患者准备* 有适应证，排除禁忌证。

2. *制订治疗计划* 通过胸部 HRCT 联合计算机软件处理技术（个体化程序系统）对肺气肿进行定性及定量分析，进行精准评估，并给出建议的治疗方案。将患者 3 个月内的 HRCT 输入个体化程序系统（InterVapor® personalized procedure program，IP3）可获得如下信息。

（1）计算每个肺段组织含量和空气含量比值（tissue to air ratio，TAR），每个肺段的非均质性指数（HI）（下叶 TAR/上叶肺段 TAR）≥ 1.2 提示上叶肺段病变程度较下叶明显，可能为目标治疗肺段。分析上肺每个肺段体积及每个肺段体积占总体积的百分比。

（2）观察叶间裂完整性。

（3）计算治疗靶肺段所需的有效治疗热量（8.5cal/g 肺组织）及时间（3～10 秒）。

3. *设备准备*

（1）术前 30 分钟启动蒸汽发生器，注入无菌水，并加热产生足量水蒸气。

（2）检查蒸汽导管管路通畅：用 50ml 空针快速推注检查。

（3）检查导管末端球囊是否完好：1ml 空针球囊充气 15 秒。

（二）经支气管镜热蒸汽肺减容术操作流程

BTVA 操作流程见图 3-4-31。

（三）注意事项

1. 肺叶内段之间 TAR 值差异≤ 2% 认为是同样的病变程度。

2. BTVA 治疗靶肺段是 TAR 值最小、HI 值最高、肺段容积最大的肺段。上肺叶可能

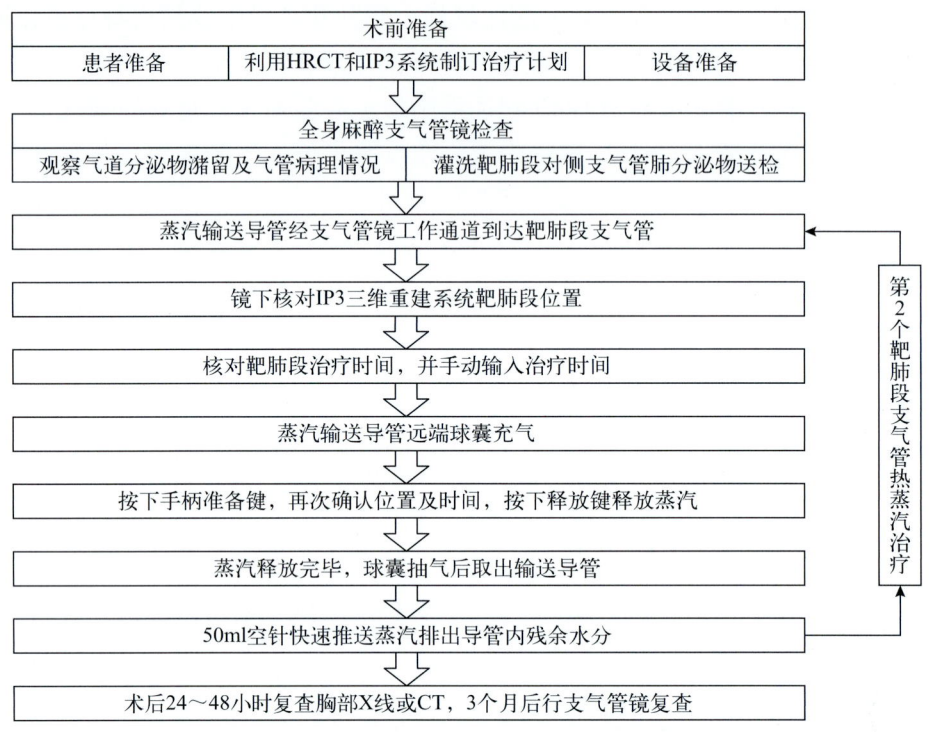

图 3-4-31　经支气管镜热蒸汽肺减容术操作流程

成为治疗的靶肺段，左上叶舌段和右中叶不在可选治疗肺段内。

3. 优先治疗符合 HI 标准的最严重病变肺段，一次治疗最多治疗 2 个符合 HI 标准的病变最严重肺段，每次治疗的容积不超过 1700ml。

4. 热蒸汽治疗前行靶肺段对侧支气管肺分泌物生理盐水灌注送微生物检测，指导后续抗感染治疗，注意不要对靶肺段进行肺泡灌洗。

5. 手术过程一般不超过 15 分钟。

6. 为减轻局部炎症反应，手术当天及术后建议给予糖皮质激素（静脉或口服），持续 2～4 周逐渐减量。同时给予预防性广谱抗生素治疗至少 14 天。

7. BTVA 治疗并发症大多发生在治疗后的 90 天内，最常见的严重不良反应包括 COPD 急性加重（术后 6 个月内发生率 24%）和肺部感染或肺炎（18%），咯血及气胸并发症极为罕见。

第五节　呼吸内镜技术常见并发症操作流程

一、大出血

大出血包含咯血及支气管操作相关大出血，两者的处理方式有相似之处。大咯血是一次咯血量超过 200ml 或 24 小时咯血量超过 500ml。支气管大出血是由支气管镜诊断或治疗操作引起的下呼吸道单次出血量≥100ml，为支气管镜诊疗操作相关大出血，是支气管镜诊疗操作最严重的并发症，其处理需要迅速果断、多人协作、多学科协作，对团队要求高，是呼吸介入医生需要掌握的最重要的技能之一。咯血的常见原因有很多，本节不再一一列举。

接诊患者后，首先应立即进行初始评估，与管理同步进行，见图3-5-1，建议所有危及生命的咯血患者都应收入ICU。而其处理主要包括三步：保证呼吸、保证循环、控制出血。对于在病房或者ICU的患者，尤其是危及生命时，首先进行气管插管肺隔离术。其中出血部位对气管插管至关重要，其气管插管的部位可参考图3-5-2。呼吸介入中心应常备止血药物和器械，清单见表3-5-1，其中双吸引、气管插管和球囊非常重要。下面以局部麻醉和全身麻醉，可弯曲支气管镜操作和硬质支气管镜下不同操作的情况为例，进行支气管镜下大出血操作流程的梳理。

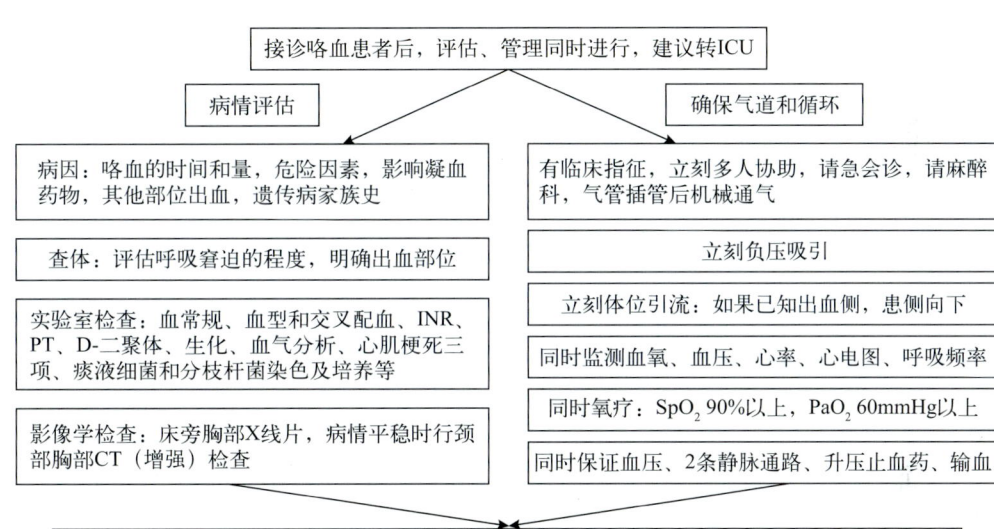

图3-5-1 咯血及气管大出血的标准处理流程
INR. 国际标准化比值；PT. 凝血酶原时间；SpO_2. 血氧饱和度；PaO_2. 动脉血氧分压

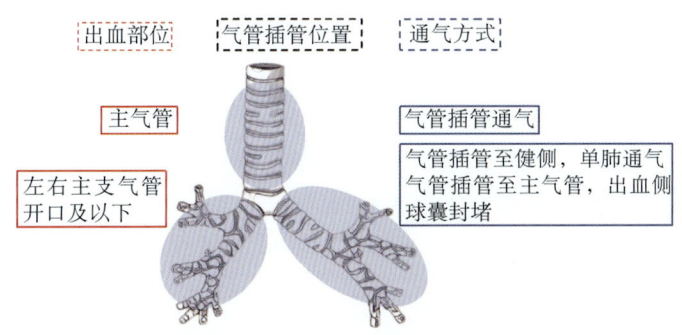

图3-5-2 不同位置气管大出血气管插管及通气图示

表 3-5-1　气管内大出血呼吸内镜中心必备用品清单

器械准备	药物准备
供氧及吸引装置、心电监护仪	**局部用药**
开口器、喉镜、牙垫	肾上腺素、去甲肾上腺素、凝血酶等
不同型号及加长的气管插管、引导钢丝	**静脉用药**
导丝、可进行腔内压迫止血的球囊	垂体后叶素、蛇毒血凝酶、氨甲环酸、酚妥拉明
除颤仪及人工呼吸器	辅助药品及常规抢救药品
可进行心肺复苏和患者搬运的检查床	冰生理盐水、糖皮质激素

例 1　操作者在局部麻醉经鼻下，有监护的情况下，使用 4.9mm 可弯曲支气管镜进行右上叶尖段支气管黏膜活检，镜头一下变红，失去视野。在旁人员包括配台护士、另一位医生，无麻醉医师。抢救流程见图 3-5-3。

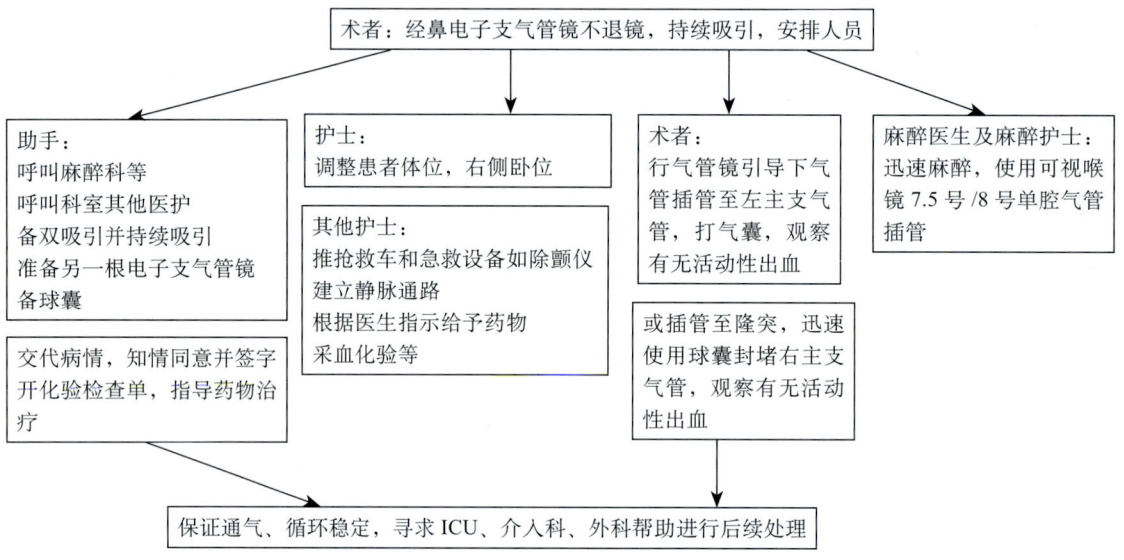

图 3-5-3　例 1 局部麻醉可弯曲支气管镜经鼻活检右上叶尖段出血抢救操作流程

例 2　操作者在轻度镇静镇痛全身麻醉监护下使用喉罩、5.9mm 可弯曲支气管镜在左肺下叶基底段 LB9 的分支进行 TBLB。活检后视野变红，可弯曲支气管镜镜头目前卡在左下叶 LB9 处。抢救流程见图 3-5-4。

例 3　操作者在深度镇静镇痛监护下使用硬质支气管镜（规格 12 号，长 33cm）、5.9mm 可弯曲支气管镜进行左主支气管消瘤，目前出血部位是左主支气管近端 2cm 处。出血速度很快，只能持续吸引。抢救流程见图 3-5-5。

二、低氧血症

支气管镜操作中，大部分患者会出现低氧血症的情况，局部麻醉中更多见。其原因可

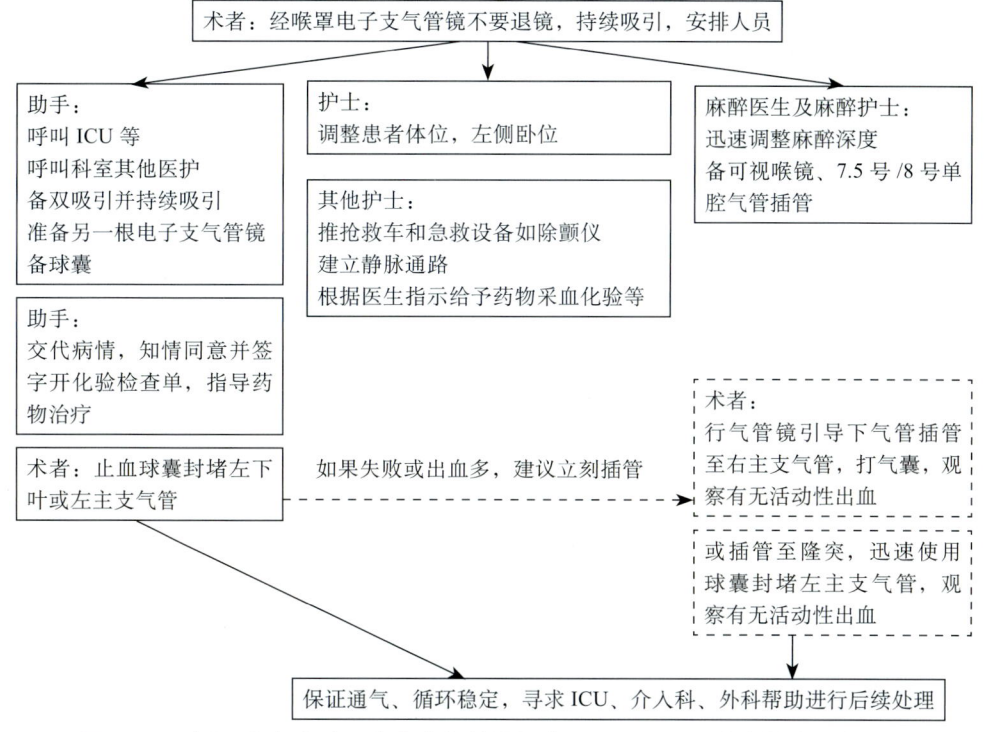

图 3-5-4 例 2 全身麻醉可弯曲支气管镜经喉罩 LB9 TBLB 出血抢救操作流程

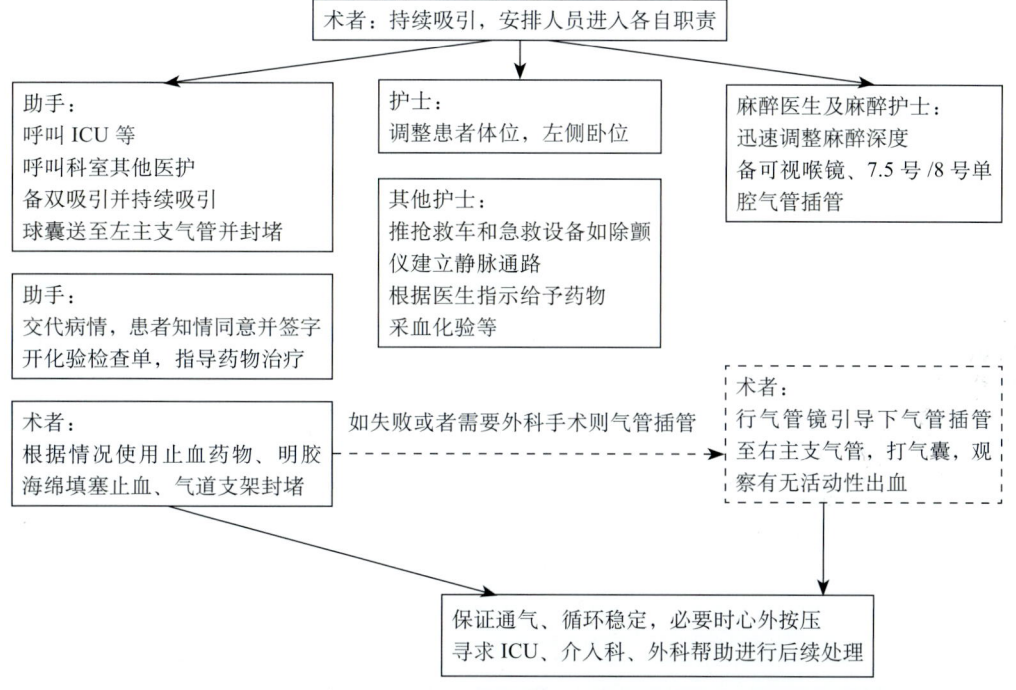

图 3-5-5 例 3 全身麻醉硬质气管镜左主支气管消瘤出血抢救操作流程

能为患者本身存在肺部疾病如 COPD、哮喘等肺功能不佳，操作过程中出现并发症，如气管痉挛、出血等，影响通气和氧合。麻醉药物的影响，其使呼吸中枢抑制，导致呼吸减慢或停止。充分麻醉，检查时给氧，操作时进行血氧饱和度监测能有效防止缺氧发生。如发生严重缺氧，需要及时增加氧流量；如仍不能缓解，立即退镜，必要时面罩给氧，或者调整呼吸机参数，增加通气量和呼气末正压以改善肺功能和氧合状态。暂停操作，让患者休息片刻，等待氧合状态恢复后再继续进行检查或治疗。如果低氧血症持续存在，应及时停止检查或治疗，必要时气管插管并考虑转诊至 ICU 进行进一步处理。

三、喉头水肿与喉支气管痉挛

支气管镜治疗中喉头水肿和喉支气管痉挛的原因可能包括：麻醉不充分、操作不熟练等原因对喉部的刺激或损伤，导致局部炎症反应和水肿，可以引起喉头水肿、支气管痉挛，导致窒息。患者本身存在过敏史或喉部感染等疾病，容易引起喉部水肿。特别是在内镜反复刺激声门时其更容易发生。硬质支气管镜取放支架、反复插入硬质支气管镜时喉头水肿、支气管痉挛也容易出现。处理方法建议：充分麻醉，循腔进镜，轻柔操作，可有效避免。如发生喉头水肿、支气管痉挛，应立即停止操作，予以吸氧、补液、静脉注射糖皮质激素，声门局部喷洒地塞米松，使用解痉平喘药物等。如无明显好转，且出现严重呼吸困难和影响吞咽，应尽快气管插管转入 ICU 进一步处理。

四、困难气道

困难气道是呼吸内镜介入手术中必须注意和克服的难点，需要呼吸内镜医生和麻醉医生共同管理，确保手术安全。注意其可能的原因包括先天原因和后天原因。导致管理困难的患者相关危险因素包括面罩通气、声门上通气、气管插管/硬质支气管镜通气困难，其预测因素见表 3-5-2 ～表 3-5-4。

表 3-5-2　面罩通气困难的预测因素 *

年龄较大（成人）
男性
肥胖
猖獗龋
面部毛发（尤其是胡须）
改良 Mallampati 分级Ⅲ级或Ⅳ级
无法突出下颌骨
甲颏间距短
打鼾
颈部解剖结构异常

* 面罩通气困难的风险随着预测变量数量增加而增加。

表 3-5-3　声门上气道装置通气困难的预测因素

男性

肥胖（BMI＞30kg/m^2）

牙列不良或门牙大

颈部放疗史

张口度减小

颈椎运动幅度少

扁桃体肥大

声门、下咽和声门下病变

表 3-5-4　困难气管插管的预测因素

既往困难插管

上下切牙间距（或者无牙患者的龈间距）＜4cm

甲颏间距＜6cm

胸颏间距＜12cm

头颈部活动度＜30°（从中位向后）

改良 Mallampati 分级Ⅲ级或Ⅳ级

下颌前突（无法将下切牙放在上切牙前面）或上唇咬合试验Ⅲ级

颈围＞40cm*

下颌顺应性差（硬）*

*预测困难气管插管的因素。阳性结果的数量越多，气管插管的可能性就越大。最高的阳性预测值来自插管困难史，或甲颏间距短或头颈部活动度小。

困难气道麻醉管理流程，可以从术前预充氧、气道类型、诱导方式、面罩通气分级、喉镜显露分级、建立气道方法、判断和最终处理来进行，具体可参考图 3-5-6。而根据患者的特殊性，其麻醉策略、通气方式、进镜路径和呼吸内镜治疗的策略需要综合考量，对其进行个体化管理，必要时及时更换通气策略。

五、药物过敏

药物过敏是患者在气管镜检查及治疗过程中，对麻醉药物或治疗药物产生的异常变态免疫反应。常见过敏药物有麻醉药物（如利多卡因）、抗感染药物、镇静药等。当出现药物过敏时，立刻识别并判断出变应原，去除变应原，如停止输液，是治疗根本。评估病情是否危及生命，是抢救成功的关键。

（一）术前准备

1. 详细询问药物过敏史，特别是毒麻药品及常用药。

2. 制订详细的药物过敏应急预案，确保急救药品及设备充足有效，随取随用。

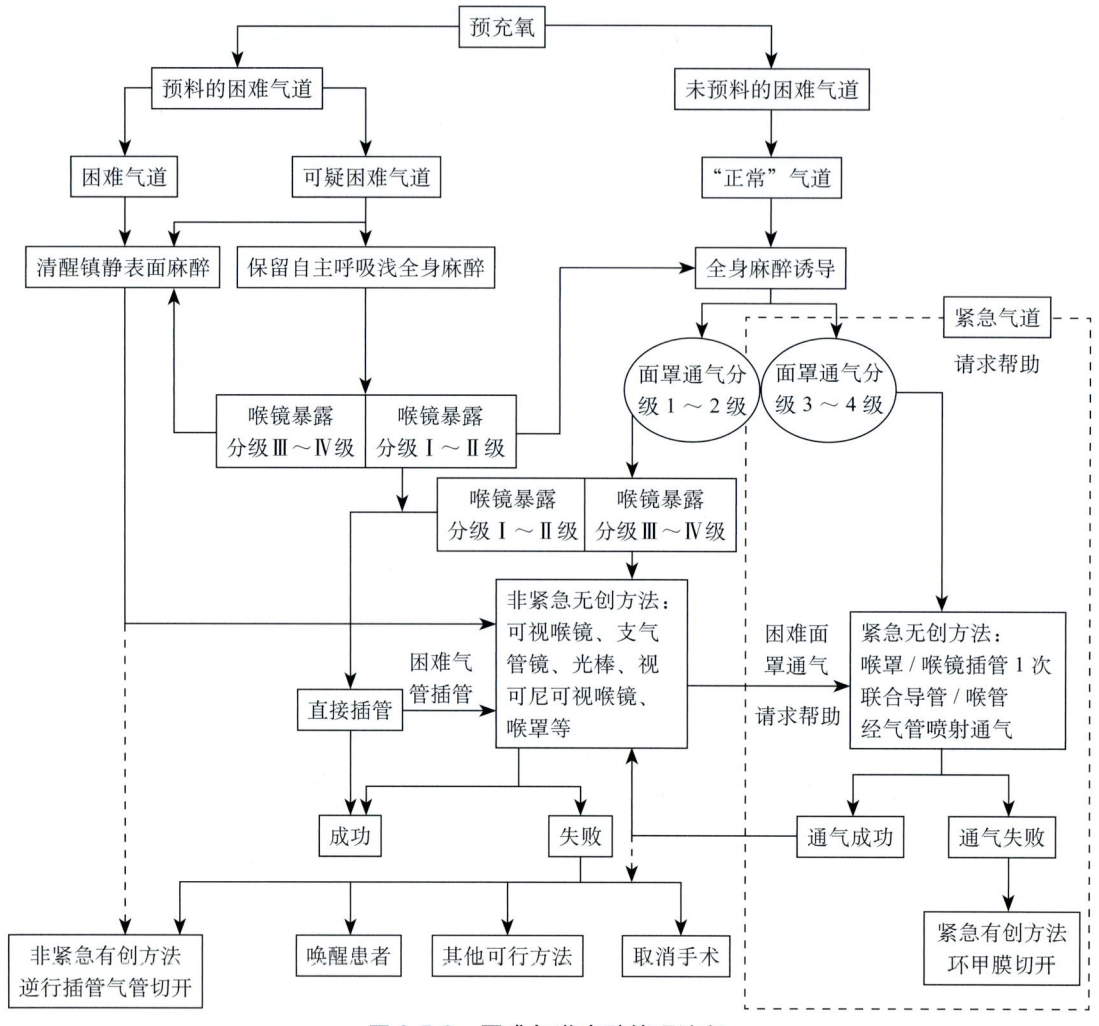

图 3-5-6　困难气道麻醉管理流程

面罩通气分级：1级，通气顺畅，单手扣面罩即可良好通气；2级，轻微受阻，鼻咽/口咽通气道辅助或双手托下颌可获良好通气；3级，显著受阻，需要双人加压辅助通气，$SpO_2 \geq 90\%$；4级，通气失败，需要双人加压辅助通气，$SpO_2 < 90\%$。喉镜暴露分级（改良Cormack-Lehane分级）：Ⅰ级，能完全显露声门；Ⅱ级，能看到杓状软骨（声门入口的后壁）和后半部分的声门；Ⅲ级，仅能看到会厌；Ⅳ级，看不到会厌

（二）药物过敏操作流程

药物过敏操作流程见图 3-5-7。

六、误吸、感染

误吸、感染是呼吸内镜手术常见并发症，需要高度重视。误吸、感染的处理措施包括误吸应急处理、保持呼吸道通畅、负压吸引异物、药物与抢救措施、感染预防措施、内镜消毒与灭菌、工作人员防护、监测与记录流程等方面。通过严格遵循上述措施，可以有效降低呼吸内镜手术后的误吸和感染风险，保障患者安全，提高医疗质量。

(一)误吸、感染相关操作流程

误吸、感染相关操作流程见图 3-5-8。

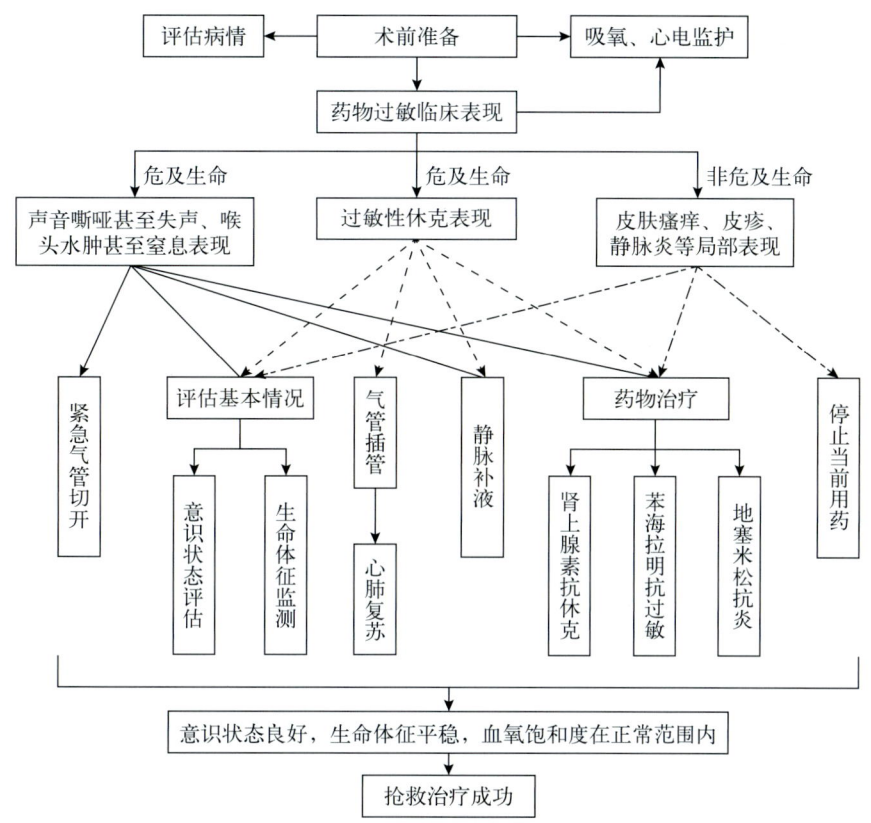

图 3-5-7 药物过敏操作流程

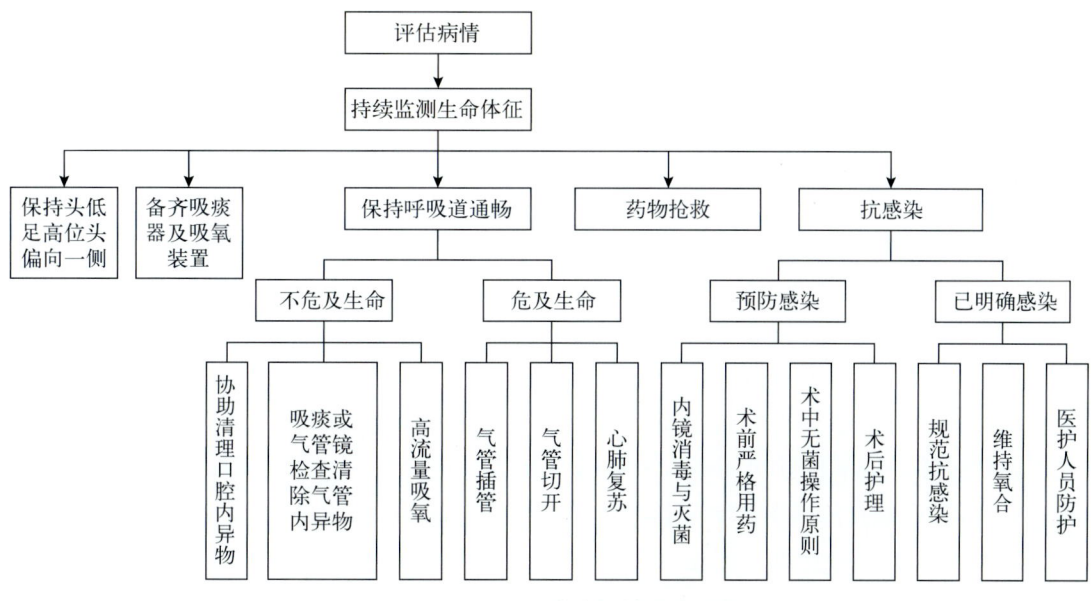

图 3-5-8 误吸、感染相关操作流程

（二）注意事项

1. 负压吸引异物时注意事项

（1）控制吸引力度：避免负压过大导致呼吸道损伤。

（2）观察患者反应：随时观察患者的反应，避免患者紧张和焦虑。

（3）保持呼吸道通畅：在吸引过程中，保持呼吸道通畅，避免窒息。

2. 误吸时，药物与抢救措施注意事项

（1）给予激素和抗生素：减轻炎症反应，预防感染。

（2）进行心肺复苏：如患者出现心搏骤停，应立即进行心肺复苏。

（3）通知相关科室：及时通知上级医生和相关科室，做好抢救准备。

3. 内镜消毒与灭菌是保证手术安全的重要环节，注意事项如下。

（1）化学消毒：使用过氧化氢等消毒剂进行浸泡消毒。

（2）高温消毒：将内镜完全浸泡在高温水中，持续 30 分钟进行灭菌。

（3）辐射消毒：使用紫外线灯或气体等放射性物质进行内镜附件消毒。

（4）清洁与检查：清洗内镜表面污垢，检查内镜状态完好。

4. 工作人员在进行呼吸内镜手术时，需要做好个人防护。

（1）穿戴防护用品：穿戴工作服、手套、口罩等防护用品。

（2）遵守操作规范：严格遵守内镜手术操作规范，避免操作失误。

（3）定期培训：定期进行内镜手术和感控知识的培训，提高防护意识。

5. 监测与记录流程对及时发现和处理并发症具有重要意义。

（1）实时监测：实时监测患者生命体征变化，及时发现异常。

（2）详细记录：详细记录手术过程、患者病情变化和抢救措施。

（3）总结经验：对手术过程和并发症处理进行总结分析，优化应急预案。

七、心血管并发症

气管镜介入治疗的心血管并发症主要包括心律失常、心搏骤停、出血、心肌缺血、血管损伤、心功能下降及血栓形成等。大多数与麻醉药物的使用、患者紧张情绪、操作过程中的刺激有关，尤其是对于有基础心脏疾病（如冠心病、心肌炎等）的患者，其风险更高。

气管镜介入治疗的心血管并发症可能发生的病理生理学机制包括气管镜介入治疗过程中，尤其是活检、冷冻或支架置入等操作时，可能损伤支气管黏膜及周围血管，导致出血。血管损伤可轻可重，轻者可能仅表现为局部出血或血肿形成，重者则可能引发大出血、低血容量性休克，机体为了维持重要器官灌注，会进行一系列包括心率增快、心肌收缩力增强等代偿反应，进一步加重心脏负担，导致心律失常发生。心律失常表现多样，包括心动过速、心动过缓、房室传导阻滞等，严重时可导致心功能受损，甚至威胁患者生命。另外，气管镜介入治疗过程中，可能导致冠状动脉痉挛或血栓形成，进而引起心肌缺血，可表现为心绞痛、心肌梗死等症状，严重时可导致心力衰竭。此外，血管损伤、血液高凝状态及患者自身疾病等因素均可能促进血栓形成。血栓可能随血流进入冠状动脉、肺动脉等重要血管，引发急性心肌梗死、肺栓塞等严重后果。心搏骤停发生概率极低，可能与患者原发心脏疾病（如冠心病、心肌梗死等）的突然发作有关，也可能与操作过程中的过度刺激、麻醉意外等因素相关。

气管镜介入治疗的心血管并发症发生风险不容忽视。医务人员应充分认识其危害性，术前严格评估心肺功能，术中密切监测生命体征，及时发现并处理可能出现的并发症，以确保治疗安全和有效。

八、气胸、纵隔气肿、空气栓塞

气管镜介入治疗过程中可能损伤胸膜，导致外界气体进入胸膜腔，形成气胸。纵隔气肿是气胸的一种严重并发症，气体进入纵隔组织所致，症状包括呼吸急促、胸痛等。空气栓塞虽然罕见，但极为严重，通常由空气进入血液循环系统引起。

（一）气胸、纵隔气肿处理注意事项

1. 术前评估气胸、纵隔气肿风险，告知患者及其家属治疗期间避免体力活动或剧烈活动，以免加重病情。
2. 术中操作轻柔，避免过度用力或操作不当导致胸膜损伤。
3. 术中、术后密切监测患者呼吸、心率等等生命体征，及时发现气胸或纵隔气肿、空气栓塞症状，积极应对。

（二）气胸、纵隔气肿操作流程

气胸、纵隔气肿操作流程见图 3-5-9。

（三）空气栓塞操作流程

气管镜下介入治疗支气管内病变少数情况下可引起静脉空气栓塞。Tsuji 等研究中心的数据提示在可弯曲支气管镜操作中发生空气栓塞的概率为 0.019%。发生空气栓塞需要 2 个重要条件：一是存在空气进入血管的可能，二是存在促使空气进入血管的压力。已有文献报道气管镜下透壁肺活检、针吸活检和介入治疗（如氩等离子体凝固术、激光）等。笔者所在中心也有气管镜下介入治疗后空气栓塞抢救成功的案例，曾发表在中华医学会第十一届全国呼吸内镜及介入呼吸病学学术会议壁报上。

空气栓塞操作流程见图 3-5-10。

（四）空气栓塞注意事项

空气栓塞属于急危重症，防大于治，预防更重要，注意以下几点。

1. 术前加强医护培训，制订应急预案，提高医护抢救技能及应急处理能力。
2. 完善设备，确保气管镜等设备处于良好状态，配备抢救设备及药品充足。
3. 严格掌握气管镜下介入治疗适应证，对高风险患者进行充分评估及准备。
4. 术中预防：严格操作规范，实时监测生命体征及血氧饱和度。
5. 术后观察，注意及时识别，积极处理。

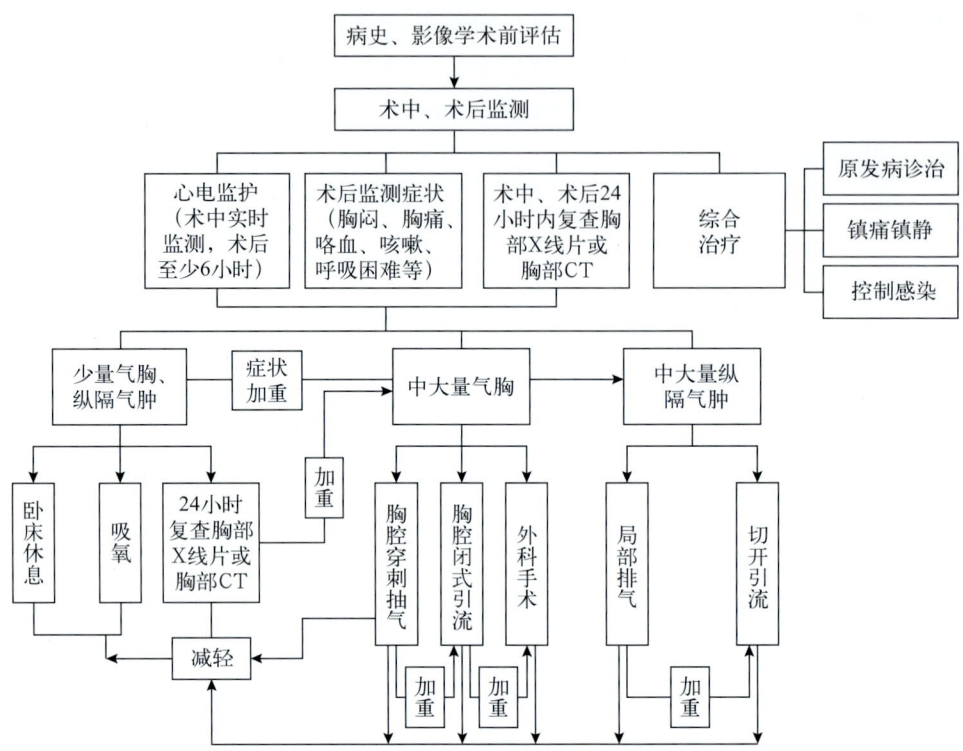

图 3-5-9 气胸、纵隔气肿操作流程

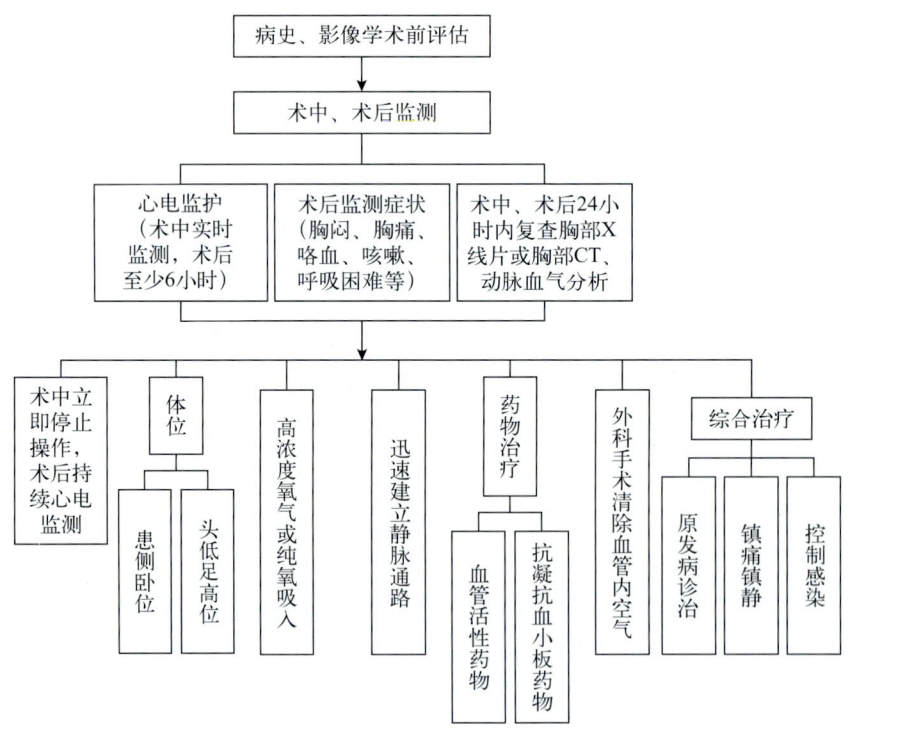

图 3-5-10 空气栓塞操作流程

第六节　介入肺病学之经皮介入技术操作流程

一、概述

本节主要介绍影像引导经皮肺介入手术标准化操作流程范例，旨在提高临床实践医疗质量同质化水平。手术操作包括术前准备、术中操作及术后处理三方面内容。术前医生需要详细询问病史，并进行全面体格检查及病情评估，肺部影像学资料可提供病灶位置、大小及形态等信息，医生通过三维模型构建模拟靶区路径规划以制订个性化方案。医生须向患者解释手术目的、过程、风险及可能存在的并发症，并签署知情同意书。患者术前进行适当呼吸训练及体位练习确保术中呼吸平稳，必要时予以镇静、镇痛药物支持。术后密切监测生命体征，注意识别并发症并及时、妥善处理。医生通过电子病历准确记录手术过程并存档，便于长期随访和统一管理。

二、经皮穿刺肺活检术操作流程

经皮穿刺肺活检术是一种常见的非血管介入肺部疾病诊断方法，通常通过CT扫描确定最佳穿刺位置及路径并加以引导以获取肺部组织样本进行病理学检查。

1. 适应证　①需要明确性质的孤立性结节、肿块或生长的部分实性病变；②支气管镜、痰细胞学检查无法明确诊断的局灶浸润性肺实变；③怀疑恶性的磨玻璃病变伴或不伴空洞；④没有恶性肿瘤证据，需要进一步特异性诊断，包括急性或慢性非特异性炎症、肉芽肿性炎症、脓肿、肺炎或局灶性纤维化；⑤已知恶性病变，需要明确组织学类型或分子病理学类型而再次活检；⑥肿瘤进展或复发再次评估。

2. 禁忌证

（1）绝对禁忌证：①有出血倾向或凝血功能障碍患者；②肺血管畸形患者，如支气管动脉-肺动脉瘘；③病情危重或机械通气患者；④严重肺动脉高压患者；⑤呼吸衰竭或 $FEV_1\% < 35\%$ 的患者；⑥无法耐受局部麻醉的患者。

（2）相对禁忌证：①解剖学或功能上的孤立肺；②穿刺路径有明显感染性病变者；③肺大疱、肺气肿患者；④肺包虫病患者，穿刺可增加过敏风险。

以临床最为常用的CT引导为例，经皮穿刺肺活检术操作流程见图3-6-1。

3. 注意事项　患者血小板计数 $> 50 \times 10^9/L$、$INR < 1.5$ 可行活检操作。术前1周将华法林改为低分子肝素，术前12～24小时停用低分子肝素，术前5～7天停止服用阿司匹林及氯吡格雷。活检取材量估算见表3-6-1。上叶、肺门病变多取仰卧位，从前方穿刺；舌叶、中叶病变取仰卧位，从侧方穿刺；下叶基底段、背段病变多取俯卧位，从后方穿刺。穿刺时患者屏气并快速穿刺胸膜，避免划伤。胸膜旁浅表部位穿刺时可能因呼吸运动而针脱位，尽量减少胸膜穿刺次数及缩短路径长度。穿刺针与胸膜切面不垂直、多次经胸膜穿刺、穿刺路径跨肺叶间裂或肺大疱导致气胸发生率升高。术后肺压缩 < 10% 的患者予以低流量

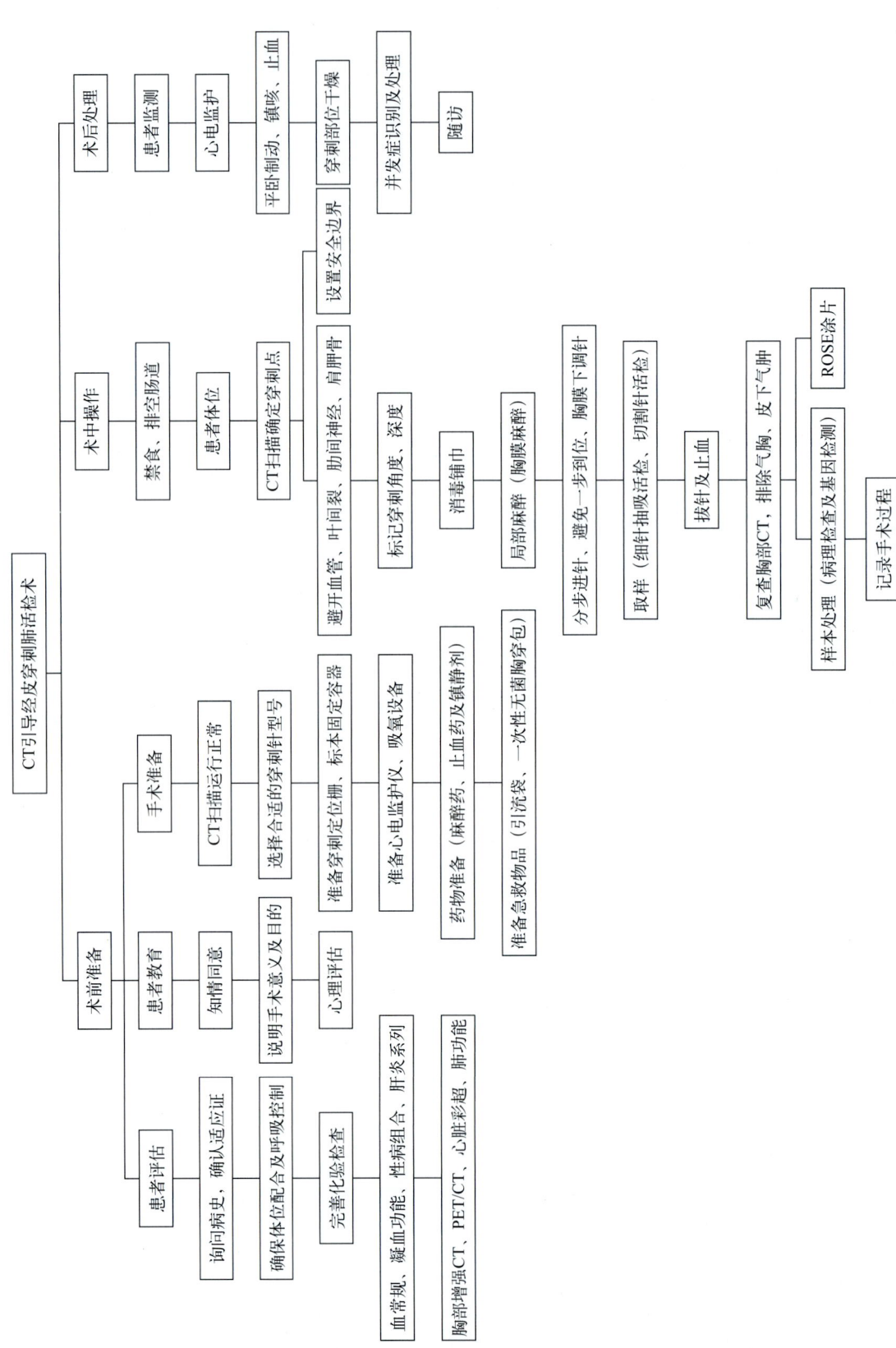

图 3-6-1 经皮穿刺肺活检术操作流程

吸氧（2～3L/min），并嘱其卧床休息4～6小时；肺压缩10%～30%时予以低流量吸氧（3L/min），同时需要行胸腔闭式引流。超过90%气胸出现在穿刺后3～4小时，迟发性气胸发生于穿刺后24小时内。其他常见并发症有胸膜反应、血胸、麻醉药过敏、伤口感染、肺循环或体循环血管气体栓塞、局部神经痛、针道种植转移等。若明确为空气栓塞，立即撤针，需要将患者置于头低足高位。若左心腔内气体增多，应将患者置于右侧卧位。发生颅内动脉空气栓塞时，需要高压氧治疗。

表 3-6-1　活检取材量估算

活检类别	18G 侧槽切割活检针	18G 末端切割活检针
首程活检	1.8cm×（1～2 条）	1.4cm×（1 条）
再程活检	1.8cm×（4～5 条）	1.4cm×（2～3 条）

三、影像引导下热消融（射频、微波）及冷冻消融（氩氦刀）治疗肺部病变操作流程

影像引导肺部病灶消融是一种微创介入治疗方法，分为热消融及冷冻消融两大类，热消融主要包括射频消融（RFA）及微波消融（MWA），冷冻消融主要包括氩氦刀。RFA是将射频电极刺入靶病灶，在375～500kHz高频交流电作用下，局部温度达60～120℃引起细胞凝固性坏死，其消融体积取决于局部产生的热量传导及血液与细胞基质间的热对流。MWA是在微波电磁场（915MHz或2450MHz）作用下，肺癌组织内极性分子相互碰撞、摩擦，短时间内温度达60～150℃致细胞凝固性坏死，微波热辐射在肺内有更高的对流性和更低的热沉降效应。氩氦刀主要利用焦耳-汤姆孙效应，使靶病灶温度从－140℃迅速上升至20～40℃，致使细胞坏死及组织蛋白变性裂解。通过CT扫描观察"冰球"覆盖范围可以直接将消融区域与肿瘤边界进行区分，从而测定冷冻损伤边界。

对于直径≤3cm的肿瘤，3种消融方式治疗效果均可，对于直径＞5cm肿瘤，MWA时间短、消融范围大，效果优于其他两种方式，且MWA受血流灌注影响小，更适合邻近大血管病灶。氩氦刀影像学易于检测且较少引起疼痛，对于邻近重要器官及胸膜的病灶，消融效果优于RFA及MWA。冷热消融的适应证相近。

1. **适应证**　①原发性肺癌术后孤立性复发病灶；②外周型肺癌放化疗、分子靶向治疗或免疫治疗后进展或复发；③肺癌局部病灶控制稳定，但不能消失或无明显缩小；④因心肺功能差或高龄不能耐受手术切除的患者；⑤拒绝行肺癌切除的患者；⑥肺内寡转移灶（最大直径≤5cm）；⑦肺内多发转移瘤，单侧数目≤3个（双侧数目≤5个），最大直径≤3cm且无其他部位转移等。

2. **禁忌证**　①肿瘤位于肺门、侵犯肺叶以上支气管或肿瘤浸润性生长；②广泛肺外转移，预计生存期＜3个月；③重症肺炎或肺功能差、恶病质患者；④重要器官功能衰竭或严重血液病患者；⑤凝血功能异常或正在服用抗凝/抗血小板聚集药物；⑥PS评分＞3分患者；⑦心律转复除颤仪植入史或金属植入史。

以临床最为常用的 CT 引导为例，影像引导下冷热消融治疗肺部病变操作流程见图 3-6-2。

3. 注意事项　完全性消融靶区（PTZ）= 临床靶区（CTZ）外放 5mm= 肉眼靶区（GTV）外放 10mm。尽量平行叶间胸膜穿刺进针，胸膜下肿瘤需要适当增加消融针经肺距离。穿刺方向不要求绝对精准，可通过适形的消融范围消除穿刺的微小误差。消融过程中人工液气胸的建立可以减轻术中疼痛并保护胸膜、心包及纵隔等重要部位。消融后 1 周内为早期改变，胸部 CT 可见病灶内实性、蜂窝状或低密度泡影样改变，病灶周围形成一圈磨玻璃影，磨玻璃影外有一层密度稍高反应带；1 周至 3 个月内，病灶消融区范围逐渐增大，磨玻璃影消失，环绕反应带变清晰、强化；3 个月后病灶逐渐稳定，病灶区域演变为缩小纤维化、空洞、结节、消失或复发。局部病灶可用 PET/CT 评估观察是否完全消融、肺内有无新发病灶及肺外转移等情况。术后并发症可分为穿刺相关（出血、气胸、空气栓塞、感染、咳嗽、肿瘤针道种植等）及消融相关（疼痛、胸膜反应、支气管胸膜瘘、非靶区热灼伤或冻伤、神经损伤、肺栓塞、急性呼吸窘迫综合征等），详见相关章节。

四、影像引导下放射性粒子治疗肺部病变操作流程

影像引导放射性粒子植入是经皮穿刺将放射性粒子（^{125}I）植入肺部靶病灶的一种近距离放疗方法，具有持续杀伤肿瘤细胞且对正常肺组织损伤较低的特点。

1. 适应证　① KPS 评分 > 70 分；②具有可测量的实体肿瘤病灶，肿瘤最大径 < 8cm，肺部肿瘤数量 < 4 个；③发生远处转移，需要局部控制的肺癌患者；④肺转移灶经穿刺活检确诊的患者；⑤因疾病原因或身体状态无法行肺切除手术的患者；⑥手术切除后复发不能再次手术者或不能耐受外科手术的患者；⑦有穿刺路径选择，预选方案可满足处方剂量要求的肺癌患者；⑧可耐受麻醉及粒子植入过程的肺癌患者。

2. 禁忌证　①全身肿瘤广泛转移的患者；②有出血倾向的严重凝血功能障碍患者（血小板 ≤ $50×10^9$/L 或凝血酶原时间 > 18 秒）；③粒子植入前 1 周服用抗凝药物或抗血小板聚集药物；④心、肝、脑、肾等重要器官严重病变的患者；⑤恶病质，无法耐受粒子植入治疗的患者；⑥重症肺炎患者；⑦孕妇或哺乳期妇女；⑧强迫体位、不能配合的患者。

以临床最为常用的 CT 引导为例，CT 引导下肺部病变粒子植入操作流程见图 3-6-3。

3. 注意事项　一般要求粒子植入患者住单人间或双人间病房，双人间床距 > 1.5m，病房应划为临时控制区，入口处有电离辐射警示标识，有条件的房间需要设立专用浴室及卫生间。由物理师根据处方剂量和射野离轴比（OAR）剂量限制进行预计划。结合肿瘤病理学分型，计划靶区（PTV）应大于肿瘤大体靶区（GTV）边缘 5～10mm。穿刺针深度一般为病灶远端边缘，回抽无血后连接装枪，回退粒子针，边退针边植入粒子。为保证粒子植入计划同质化，强调术中剂量验证，确保肿瘤得到精确的处方剂量。整个粒子植入过程中影像设备扫描床高应保持一致，图像对比更加直观，依据植入部位选择最佳的影像设备曝光条件。剂量学评估参数：90% 靶体积受照剂量（D90）≥ 100% 处方剂量、100% 靶体积受照剂量（D100）≥ 90% 处方剂量；接受 100% 处方剂量的肿瘤体积百分比（V100）

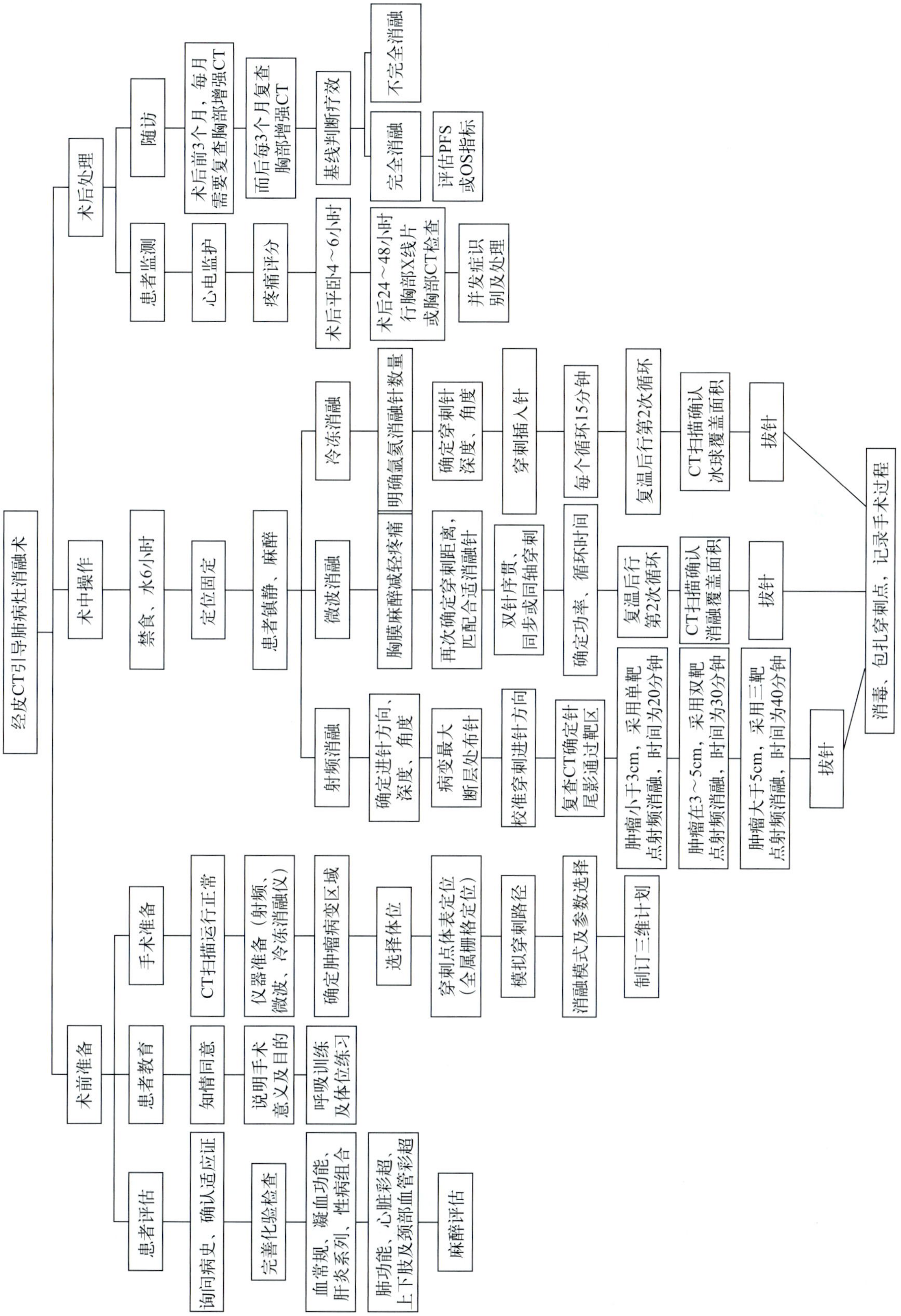

第 3 章 介入肺病学技术操作流程

图 3-6-2 影像引导下冷热消融治疗肺部病变操作流程

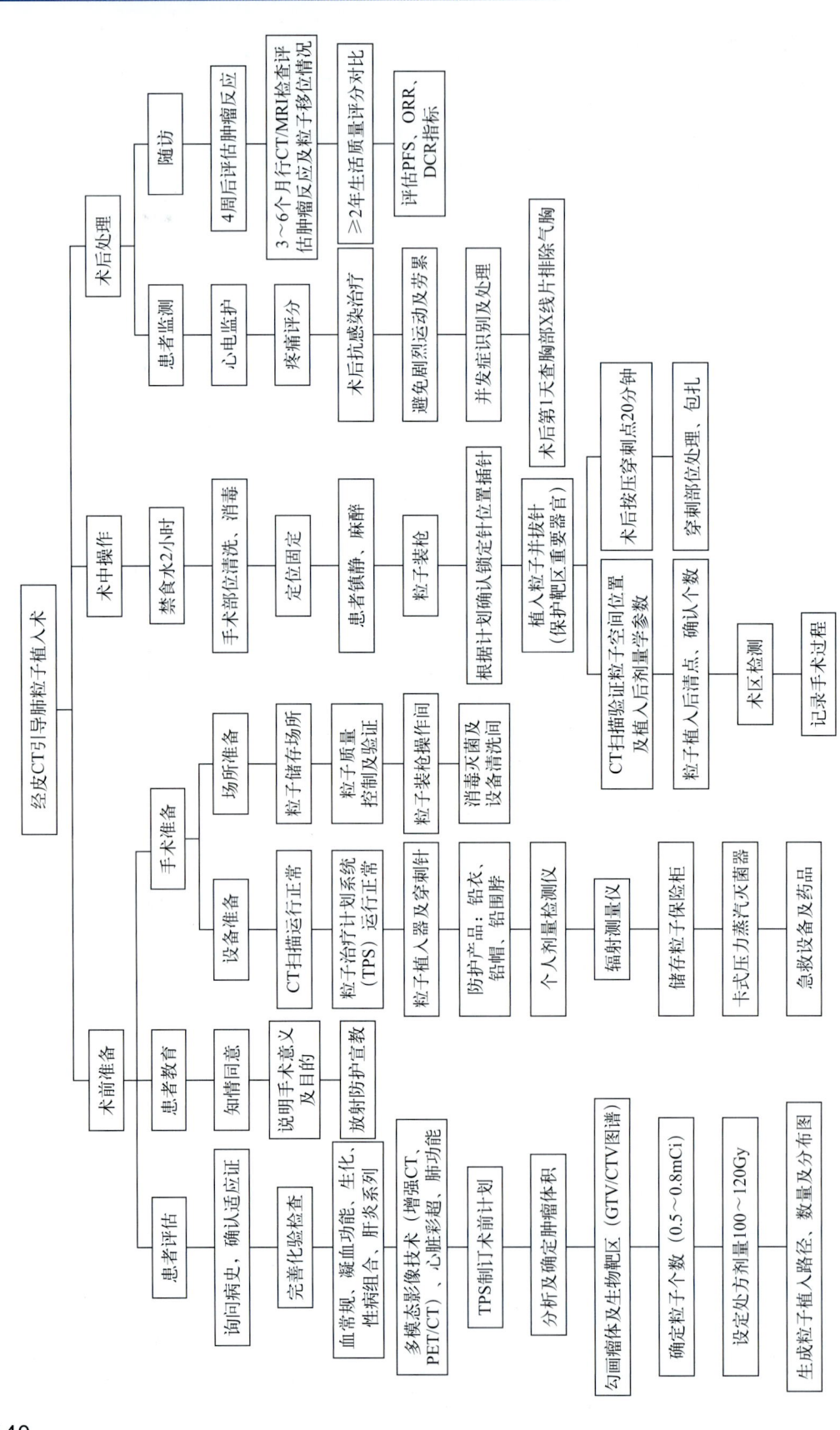

图 3-6-3 CT 引导下肺部病变粒子植入操作流程

≥95%、接受90%处方剂量的肿瘤体积百分比（V90）=100%、接受150%处方剂量的肿瘤体积百分比（V150）<60%。患者粒子植入部位需要覆盖0.5mm铅当量的铅毯或其他防护品，若发现粒子脱落，在放射防护下将粒子放入铅防护罐中保存并妥善处理，封闭工作场所，控制人员走动，避免放射性污染扩散，并进行场所及人员去污。建议出院患者2个月内与他人接触时保持1m距离，粒子植入第1年不要接触或拥抱儿童或孕妇。该操作常见并发症有气胸、感染、血胸、发热、咳嗽及呼吸困难等，根据具体情况对症处理。

第七节 经血管介入技术操作流程

一、概述

经血管介入技术是一种在医学领域广泛应用的微创诊疗技术，是指在医学影像设备（如超声、DSA、CT）等引导下，通过血管穿刺，将导管等器械经血管腔送至靶器官，并进行诊断和治疗的一系列技术。本节主要介绍经血管介入技术进行支气管动脉造影/化疗栓塞及上腔静脉造影/球囊扩张成形的标准化操作流程，旨在提高临床实践医疗质量同质化水平。介绍的主要内容包括术前准备、术中操作及术后处理三方面内容。

二、支气管动脉造影/化疗栓塞术

数字减影血管造影（digital subtraction angiography，DSA）下经血管介入治疗是肺癌的重要治疗方式之一，通过导管向肺癌的供血动脉直接灌注化疗药物和（或）栓塞剂阻断肺癌血供，局部动脉灌注化疗药物可以提高局部药物浓度，更有利于杀灭肿瘤细胞，并且通过联合栓塞可以延缓靶区药物流失，促使肿瘤组织缺血缺氧坏死。肺癌的主要供血动脉包括支气管动脉、肺动脉及其他体循环动脉，其中以支气管动脉为主。支气管动脉栓塞适用于基于标准治疗的联合治疗、有咯血症状的肺癌患者、肺转移瘤患者及支气管镜下治疗的预防。下述以支气管动脉造影/栓塞/化疗为例，简述经肿瘤供血动脉造影及栓塞和化疗的操作流程，见图3-7-1。

注意事项：对于KPS评分<60分或ECOG-PS评分>2分的肺癌患者，经支气管动脉化疗药物剂量可以使用静脉化疗患者体表面积所需总剂量减少20%～25%的剂量。另外对于白细胞计数<$3.0×10^9$/L、中性粒细胞计数<$1.5×10^9$/L、血小板计数<$100×10^9$/L、红细胞<$2.0×10^{12}$/L、血红蛋白<80g/L的患者，纠正后再行支气管动脉栓塞及化疗，并加强监控，对于严重肝、肾功能异常，和（或）实验室指标严重异常，和（或）有严重并发症和感染、发热、出血倾向者，原则上不宜行相关操作。

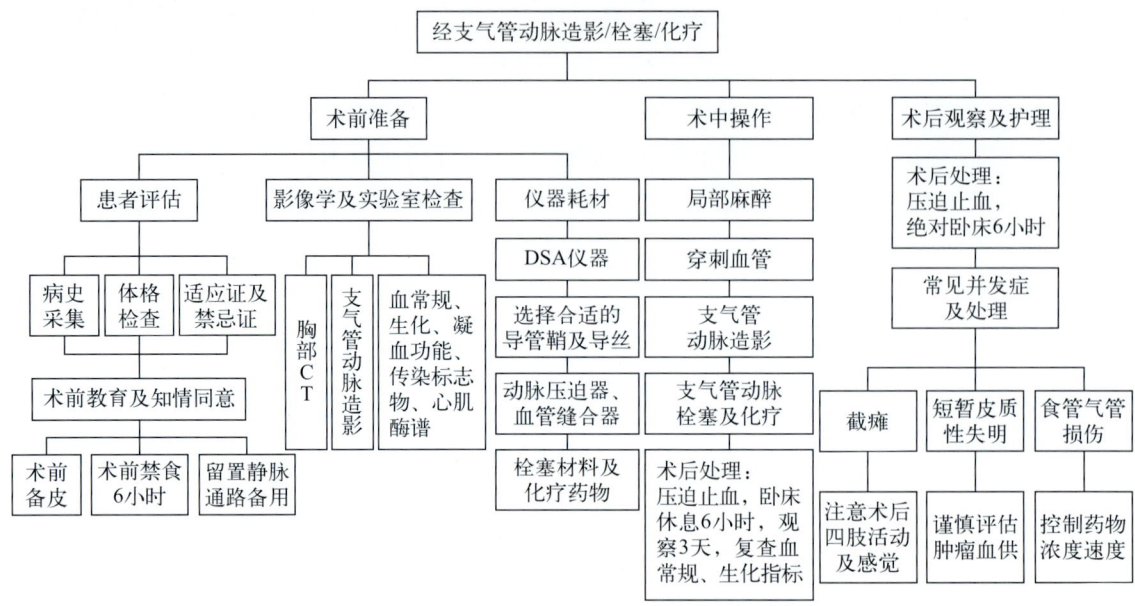

图 3-7-1　经支气管动脉造影 / 化疗栓塞术操作流程

三、上腔静脉造影 / 上腔静脉成形术（球囊扩张 / 支架置入）

上腔静脉球囊扩张 / 支架置入主要用于治疗上腔静脉狭窄或阻塞相关的疾病，当因肿瘤压迫（如肺癌等胸部肿瘤侵犯上腔静脉）、血栓等原因上腔静脉管腔变窄，影响血液回流时，可以行上腔静脉球囊扩张或支架置入。操作流程见图 3-7-2。

注意事项：术前需要充分评估患者的适应证及手术风险，并准备好手术所需的所有仪器、耗材和抢救药物。手术需要在持续心电监护下进行。手术操作过程需要在 DSA 引导下精准定位狭窄部位，在插入导管和导丝时，动作要轻柔，避免损伤血管内膜，进行球囊扩张时，要根据血管的承受能力逐步增加压力，每次增加的幅度不宜过大。支架置入时，要确保支架的位置准确，释放过程要平稳。支架应该完全覆盖狭窄段且两端要超出狭窄段 2cm 左右。术后密切观察有无并发症发生并及时处理。对于有严重的凝血功能和肝肾功能障碍的患者，不宜行血管造影及支架置入术。

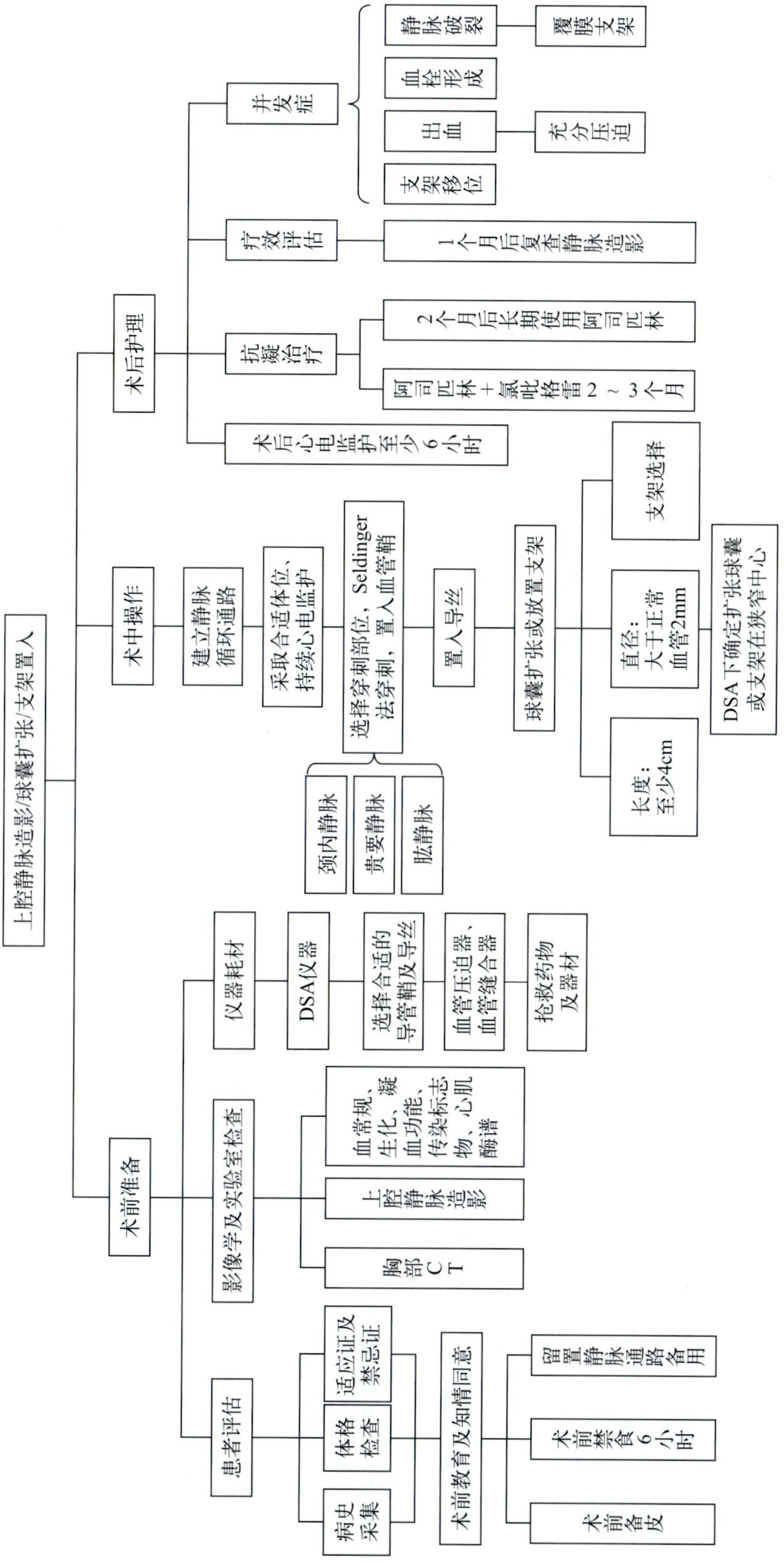

图 3-7-2 上腔静脉造影/球囊扩张/支架置入操作流程

第八节 经消化道介入技术操作流程

一、概述

经消化道介入技术是指在医学影像设备（如DSA等）的引导下，通过自然的消化道将特制的器械（如导管、内镜等）引入消化道内，进行诊断和治疗的一系列微创技术。这些技术能够直接作用于消化道病变部位，减少对周围组织的损伤。本节主要介绍DSA引导下食管狭窄成形术的操作流程。

二、食管狭窄成形术（球囊扩张/支架置入）

食管狭窄成形术是一种用于治疗食管狭窄的医疗技术。在DSA引导下进行球囊扩张及置入可扩张金属支架，被越来越多地用于治疗食管恶性或良性狭窄。食管狭窄成形术不但有效缓解了进食困难，而且降低了死亡率及并发症发生率。食管狭窄成形术操作流程见图3-8-1。

表3-8-1 常见食管支架

	覆膜/裸	输送器	非限制长度(cm)	非限制外径	说明
Wallstent Esophageal II（Boston Scientific/Medi-Tech/Natick，MA）	覆膜	18F	10 15	20mm（中段） 28mm（中段）	释放后缩短
Ultrafiex Esophageal Stent System（Boston Scientific/Medi-Tech/Naick，MA）	裸	20F	7 10 12 15	18mm（中段） 23mm（中段）	近端或远端释放机制
	覆膜	20F	10 12 15	18mm（中段） 23mm（近端喇叭口） 23mm（中段） 28mm（近端喇叭口）	支架两端有15mm裸区
Cook-Z stents（Cook, Inc, Bloomington.IN）	覆膜	24F	10 12 14	18mm（中段） 25mm（近端喇叭口）	内径16mm，聚乙烯膜覆盖不锈钢网，远端有中央倒钩

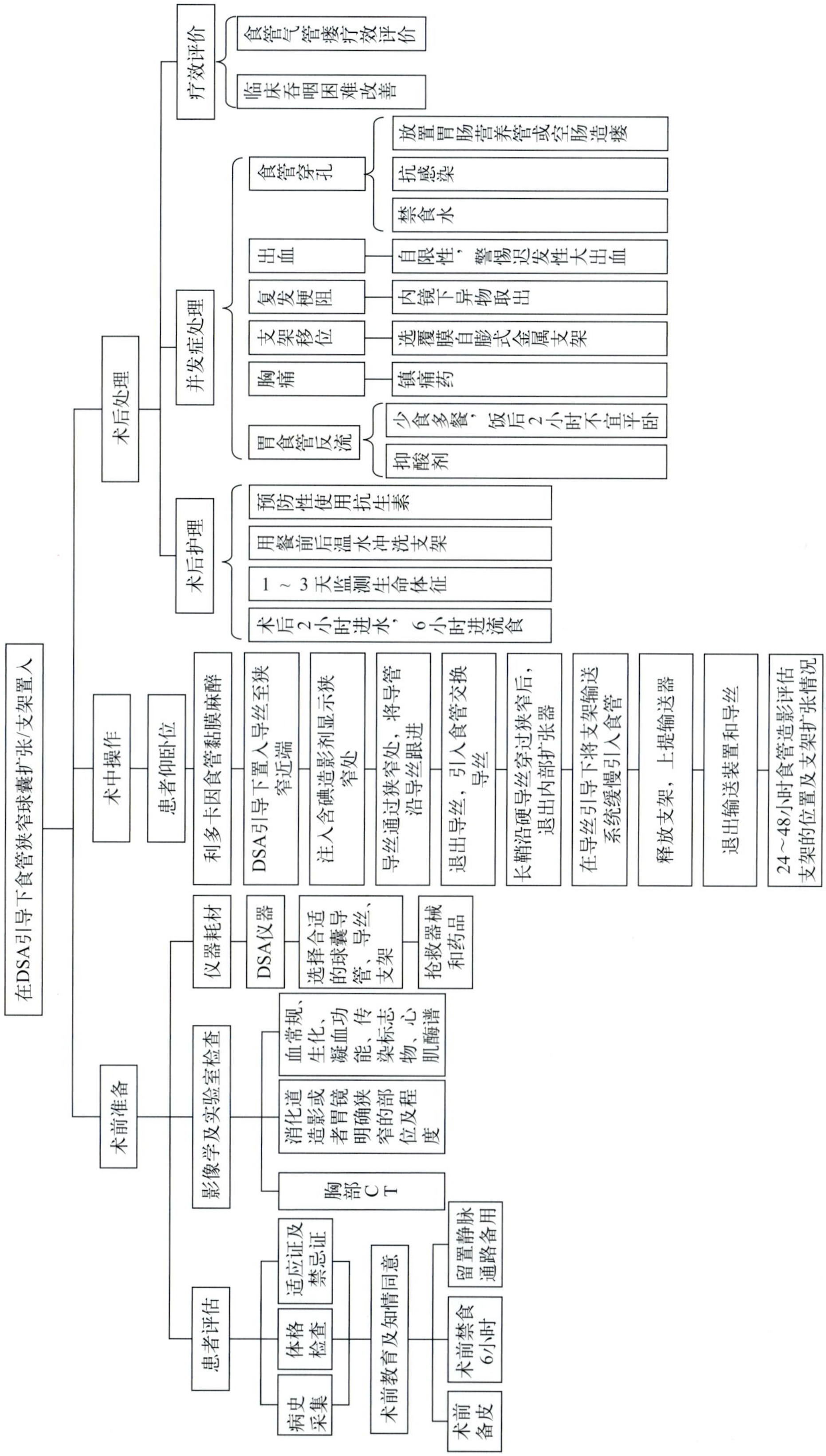

图 3-8-1 食管狭窄成形术操作流程

注意事项：术前需要充分评估患者的适应证及手术风险，并准备好手术所需的所有仪器、耗材和抢救药物。术中在 DSA 引导下插入导丝和导管时动作要轻柔，避免损伤食管黏膜。进行球囊扩张时，将球囊准确放置在狭窄段的中心位置，球囊扩张时注意压力增加的幅度不宜过大和速度不宜过快，密切观察球囊扩张情况和患者反应。扩张时间通常为 1～2 分钟，避免长时间过度扩张导致食管破裂。支架置入时，要确保支架输送系统沿着导丝顺利到达预定位置，在释放支架前，再次确认支架位置，使其完全覆盖狭窄段或瘘口，两端超过病灶部分 15～20mm，近端超过 20mm。对于自膨式支架，要注意其释放后的位置调整，对于球囊扩张式支架，在释放后可能还需要适当扩张球囊，使支架更好地贴合食管壁。术后需要密切观察患者并发症的发生情况，并积极处理。但对于有严重凝血功能障碍、生存期较短及有严重声带麻痹、严重心肺功能障碍无法耐受手术的患者，不宜进行该项操作。

（张　楠　王智娜　许　菲　凌佳音　廖　莎　唐　飞　侯　刚）

参 考 文 献

北京医师协会呼吸内科专科医师分会咯血诊治专家共识编写组, 2020. 咯血诊治专家共识 [J]. 中国呼吸与危重监护杂志, 19(1): 1-11.

蔡志刚, 张树森, 2020. 2019 版《成人诊断性可弯曲支气管镜检查术应用指南》更新要点解读 [J]. 河北医科大学学报, 41(11): 1241-1244, 1250.

郭曲练, 程智刚, 胡浩, 2021. 麻醉后监测治疗专家共识 [J]. 临床麻醉学杂志, 37(1): 89-94.

王龙飞, 周雪飞, 张勇华, 等, 2023. (支) 气管镜诊疗镇静麻醉的国内外指南或专家共识比较 [J]. 浙江医学, 45(13): 1438-1442.

于布为, 吴新民, 左明章, 等, 2013. 困难气管管理指南 [J]. 临床麻醉学杂志, 29(01): 93-98.

中华医学会呼吸病学分会, 2016. 支气管镜诊疗操作相关大出血的预防和救治专家共识 [J]. 中华结核和呼吸杂志, 39(8): 588-591.

Azzola A, von Garnier C, Chhajed P N, et al., 2010. Fatal cerebral air embolism following uneventful flexible bronchoscopy[J]. Respiration；International Review of Thoracic Diseases, 80(6): 569-572.

Chalhoub M, Joseph B, Acharya S, 2024. A review of endobronchial-ultrasound-guided transbronchial intranodal forceps biopsy and cryobiopsy[J]. Diagnostics, 14(9): 965.

Davidson K, Shojaee S, 2020. Managing massive hemoptysis[J]. Chest, 157(1): 77-88.

Feller-Kopman D, Lukanich J M, Shapira G, et al., 2008. Gas flow during bronchoscopic ablation therapy causes gas emboli to the heart: a comparative animal study[J]. Chest, 133(4): 892-896.

Folch E E, Mahajan A K, Oberg C L, et al., 2020. Standardized definitions of bleeding after transbronchial lung biopsy A Delphi consensus statement from the Nashville working group[J]. Chest, 158(1): 393-400.

Gompelmann D, Shah P L, Valipour A, et al., 2018. Bronchoscopic thermal vapor ablation: best practice recommendations from an expert panel on endoscopic lung volume reduction[J]. Respiration, 95(6): 392-400.

Li P, Wu C, Zheng W, et al., 2017. Pathway and application value of exploration of the pulmonary artery by endobronchial ultrasound[J]. Journal of Thoracic Disease, 9(12): 5345-5351.

Lin L Q, Chen D F, Wu H K, et al., 2023. Long-term efficacy and safety of the Dumon stent for treatment of benign airway stenosis[J]. Therapeutic Advances in Respiratory Disease, 17: 17534666231181269.

Meyer K C, Raghu G, Baughman R P, et al., 2012. An official American Thoracic Society clinical practice guideline: the clinical utility of bronchoalveolar lavage cellular analysis in interstitial lung disease[J]. American Journal of Respiratory and Critical Care Medicine, 185(9): 1004-1014.

Sata Y, Aragaki M, Inage T, et al., 2023. Assessment of effectiveness and safety of thrombolytic therapy to pulmonary emboli by endobronchial ultrasound-guided transbronchial needle injection[J]. JTCVS Techniques, 22: 292-304.

Steinfort D P, Evison M, Witt A, et al., 2023. Proposed quality indicators and recommended standard reporting items in performance of EBUS bronchoscopy: an official World Association for Bronchology and Interventional Pulmonology Expert Panel consensus statement[J]. Respirology, 28(8): 722-743.

van Den Plas K, van den Bergh V, Van Grimberge F, et al., 2020. Cerebral arterial air embolism after endobronchial ultrasound–guided transbronchial needle aspiration[J]. Journal of Bronchology & Interventional Pulmonology, 27(4): e62-e64.

Wang H W, Li W, Wang Z K, et al., 2023. Chinese expert consensus on interventional diagnosis and management of acquired digestive-respiratory tract fistulas(second edition)[J]. The Clinical Respiratory Journal, 17(5): 343-356.

Wherrett C G, Mehran R J, Beaulieu M A, 2002. Cerebral arterial gas embolism following diagnostic bronchoscopy: delayed treatment with hyperbaric oxygen[J]. Canadian Journal of Anaesthesia, 49(1): 96-99.

Xia Y, Li Q, Zhong C G, et al., 2023. Inheritance and innovation of the diagnosis of peripheral pulmonary lesions[J]. Therapeutic Advances in Chronic Disease, 14: 20406223221146723.

第 4 章

介入肺病学介入技术报告模板

呼吸内镜诊疗技术是呼吸系统疾病诊疗的重要方法，无论是大型综合教学医院，还是县域基础医院均已广泛开展，尤其是呼吸内镜三、四级手术，手术量不断增长。这要求我们在呼吸内镜诊疗过程中进行高质量、规范化推广、发展与实施。呼吸内镜诊疗报告作为医疗文书，具有与手术记录同等的重要性。然而，当前临床实践中缺乏统一、规范的呼吸内镜报告书写模板，这在一定程度上影响了呼吸内镜诊疗质量控制的结构指标、过程质量指标和结果质量指标的提取与统计分析。呼吸内镜报告的标准化内容应涵盖患者基本信息、内镜设备品牌与型号、诊疗过程、诊疗结果及随访信息等关键要素。通过统一不同医生的书写格式和内容，可以确保报告的一致性和规范性。这种标准化不仅能够提高医疗团队之间的沟通效率，减少信息传递中的误解，还能使医生在查阅报告时迅速获取所需信息，从而节省时间，提高临床工作效率。在急诊或复杂病例中，书写标准化报告尤为重要。在教学和科研领域，结构式报告能够为医学生和住院医生提供清晰的范例，帮助他们理解如何系统性地记录和分析病历。同时，结构化数据也便于进行大数据分析和临床研究，为学术进步提供有力支持。此外，规范的报告书写还能够提供翔实的病历记录，在法律纠纷或医疗争议中作为重要证据，维护医患双方的合法权益。对于多学科团队而言，结构式报告能够提供清晰的信息，有助于团队成员之间的协作和沟通，确保患者得到全面、细致的照顾。因此，呼吸内镜结构式报告的书写不仅有助于提升医疗服务的质量和效率，还有助于保障患者的安全和权益，是现代医疗实践中不可或缺的一部分。本书详细阐述了呼吸内镜结构式报告的标准化条目，对常见呼吸内镜诊断标准术语、呼吸内镜诊疗过程及相关诊断描述进行了深入解析。旨在帮助读者和医疗机构规范书写呼吸内镜图文报告，以规范呼吸内镜诊疗技术操作，便于质量管理与控制指标数据的提取和分析。本章将从报告规范用语、相关技术报告模板等方向入手，结合具体病例，为呼吸介入医生展示如何书写标准化报告。

第一节　支气管镜报告规范用语

电子支气管镜报告的规范用语是组成标准化报告的基本元素。一份完整的支气管镜报告应包括患者基本信息、术中病变描述、详细术式描述、术中并发症、并发症相关处理及支气管镜诊断等内容。

一、支气管镜检查基本术语

支气管镜检查基本术语主要包括支气管镜检查异常所见及病变规范化描述。使用统一的术语可以确保所有医生在诊断和治疗过程中遵循相同的标准,从而提高医疗质量和一致性,并使各科室之间的信息传递更加清晰和高效。

(一)支气管镜检查的异常所见

支气管镜检查的异常所见分类各国标准不一,有 Jackson 分类法、Huzl 和 Strading 分类法及池田茂人分类法等。我国尚无统一的分类标准,目前基于笔者所在中心电子支气管镜在实践中的应用,将池田茂人分类法略加补充,并加以必要的文字说明及图片展示,见表 4-1-1。

表 4-1-1 支气管镜检查异常所见

电子支气管镜检查的异常所见	气管、支气管壁的异常	发红(充血)
		肿胀(水肿)
		血管扩张
		支气管黏膜粗糙不平
		软骨环模糊不清
		溃疡
		结节
		肿物
		坏死
		浸润
		黏膜肥厚
		黏膜萎缩
		纵行皱襞
		瘢痕
		瘘
		黏膜腺孔扩大
		黏膜下淋巴结
		隆突或支气管嵴增宽、变短、扭曲
		支气管残端
		其他
	管腔异常	阻塞
		狭窄
		外压性狭窄
		扩张
		移位

续表

	支气管异常分支
管腔异常物质	分泌物
	出血
	钙化物质
	异物
动力学改变	声带麻痹
	隆突搏动消失
	支气管痉挛
	呼吸时及咳嗽时的变化

1. 气管、支气管壁的异常

（1）发红（充血）：黏膜毛细血管充血导致黏膜发红，通常无法清晰观察到扩张的血管（图 4-1-1）。

（2）肿胀（水肿）：黏膜因水肿、肿胀而苍白、光滑，且有增厚感。其可以单独存在，也常与充血并存。管腔可呈不同程度的狭窄，嵴部可增宽。气管和支气管软骨环之间的浅沟可能消失（图 4-1-2）。

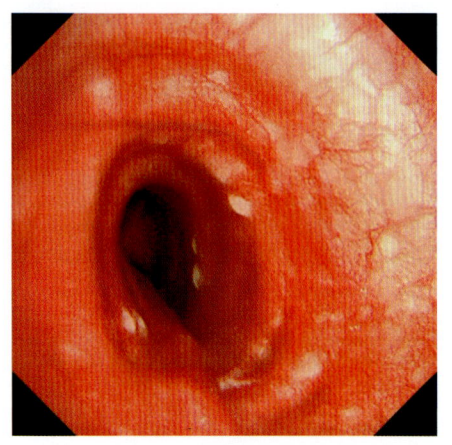

图 4-1-1　黏膜发红（充血）

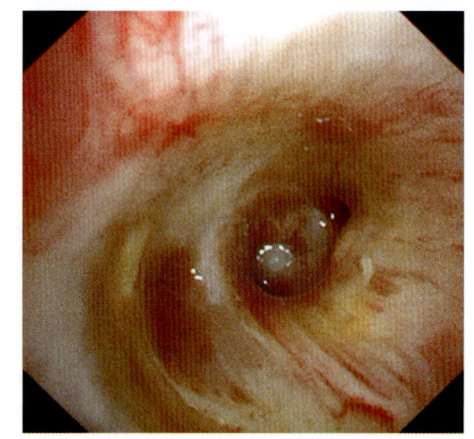

图 4-1-2　黏膜肿胀（水肿）

（3）血管扩张：小血管扩张表现为增粗和扭曲，可见于支气管黏膜、新生物等部位，有时常与黏膜发红、肿胀同时存在（图 4-1-3）。

（4）支气管黏膜粗糙不平：黏膜表现为细小的颗粒状，凹凸不平（图 4-1-4）。

（5）软骨环模糊不清：正常情况下，支气管软骨环呈白色，清晰可见。当出现炎症、结核、癌性浸润等情况时，支气管黏膜红肿，支气管软骨环常模糊不清或无法见到（图 4-1-5）。

（6）溃疡：支气管黏膜或新生物组织因局限性坏死脱落而形成内陷的溃疡，溃疡周围可有红晕，底部可有坏死组织或肉芽组织增生，偶可见炭末沉着的淋巴结（图 4-1-6）。

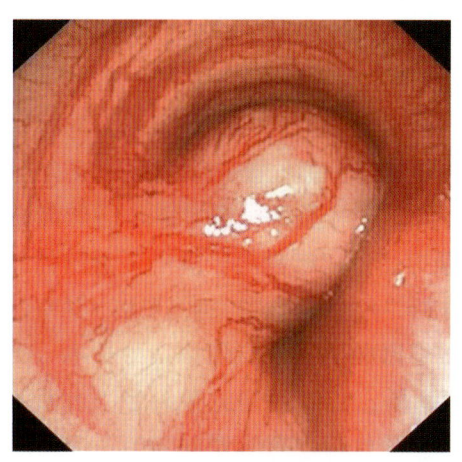

图 4-1-3 血管扩张

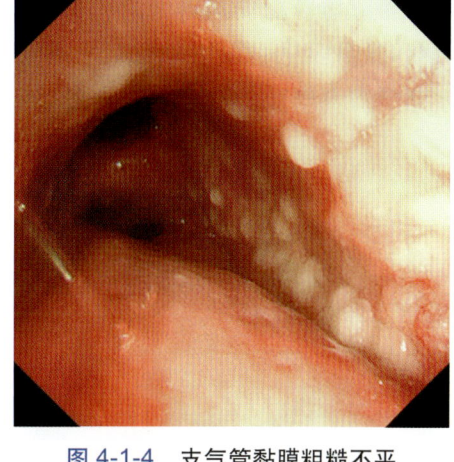

图 4-1-4 支气管黏膜粗糙不平

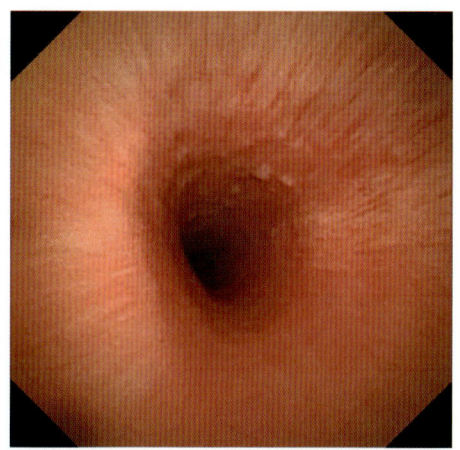

图 4-1-5 软骨环模糊不清

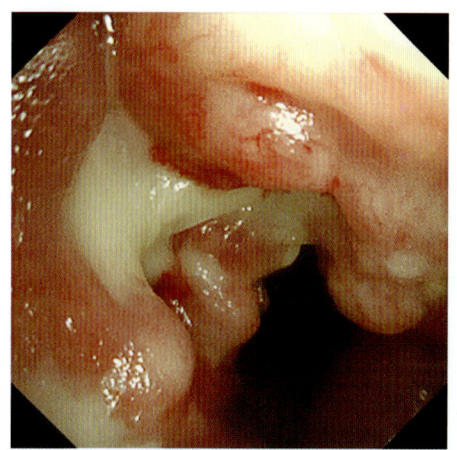

图 4-1-6 黏膜溃疡

(7) 结节：位于黏膜，呈隆起状（图 4-1-7）。

(8) 肿物：肿物的形态多种多样，大致可分为外生性生长和浸润性生长两类。外生性生长的肿物可呈球形、椭圆形、分叶状、结节状、息肉状、爪状、乳头状、菜花状等。少数肿物可有蒂，具有一定的移动性。浸润性肿物表面凹凸不平，伴有黏膜充血、水肿，软骨环模糊不清，并可导致管腔不同程度狭窄或阻塞（图 4-1-8）。

(9) 坏死：可表现为乳白色或污秽黄色等似膏状或糊状的坏死物，附着于肿瘤、结核或炎性黏膜的表面，或阻塞管腔（图 4-1-9）。

(10) 浸润：表现为黏膜红肿、粗糙、增厚、软骨环模糊不清及管壁僵硬，表面可有不规则溃疡或破损，呈现凹凸不平的形态等（图 4-1-10）。

(11) 黏膜肥厚：黏膜表面粗糙不平，色泽较差，管腔有缩小感（图 4-1-11）。

(12) 黏膜萎缩：黏膜表面积缩小，色灰白，管腔有扩大感，常由炎症或结核所致（图 4-1-12）。

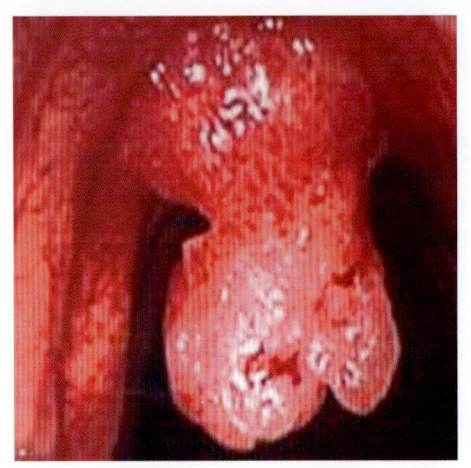

图 4-1-7　结节状突起

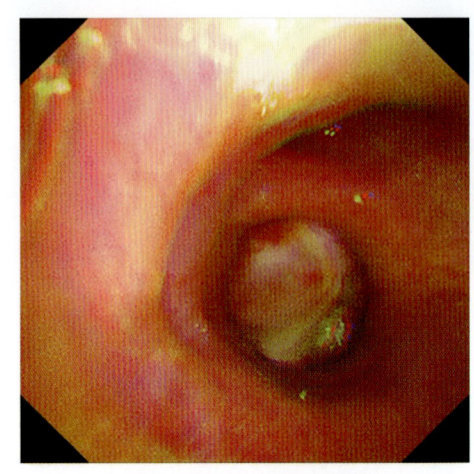

图 4-1-8　支气管肿物

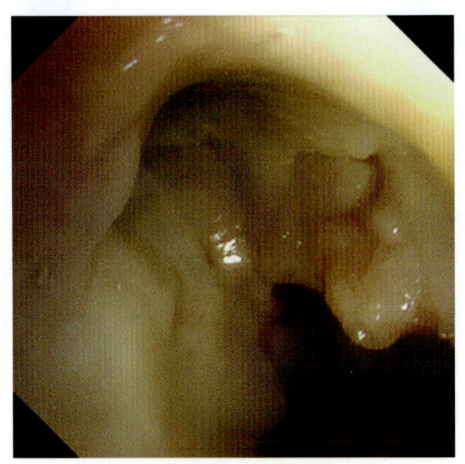

图 4-1-9　支气管黏膜坏死

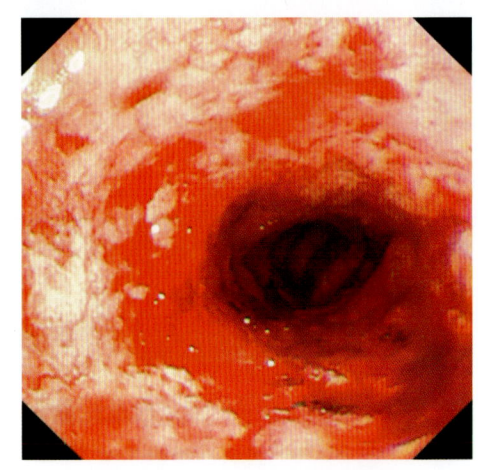

图 4-1-10　支气管黏膜浸润

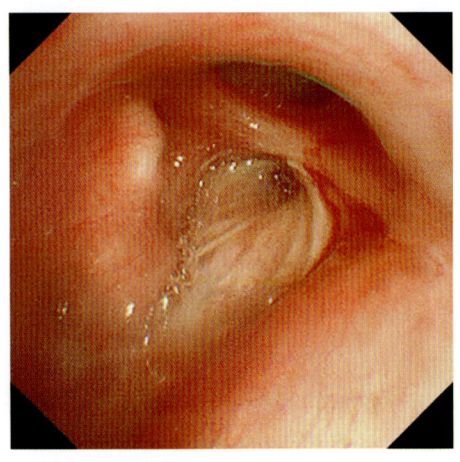

图 4-1-11　黏膜肥厚

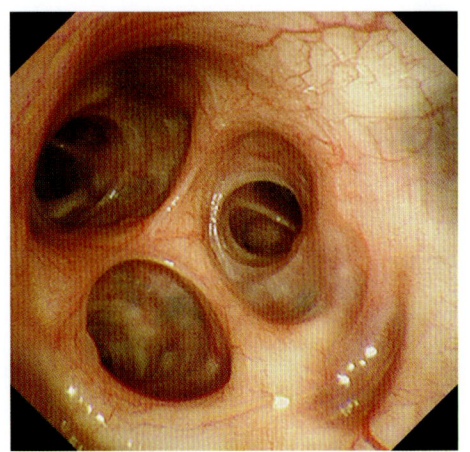

图 4-1-12　黏膜萎缩

(13) 纵行皱襞：可见于气管下部及大支气管的膜状部（图 4-1-13）。

(14) 瘢痕：黏膜呈收缩状，色灰白，管腔可变形、狭窄或阻塞（图 4-1-14）。

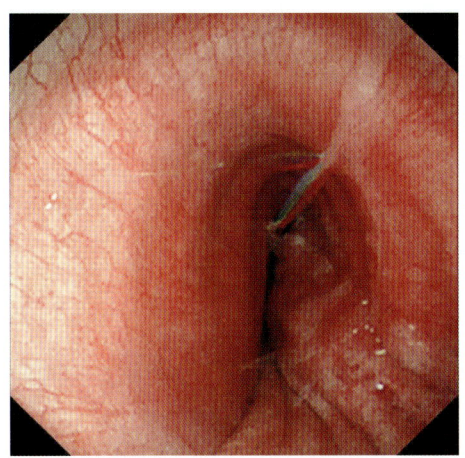

图 4-1-13　纵行皱襞

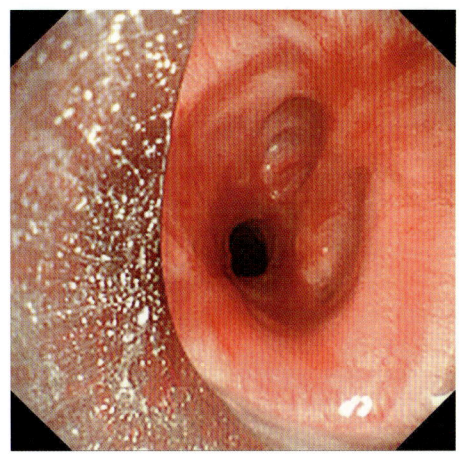

图 4-1-14　瘢痕

(15) 瘘：在支气管后可见凹陷的瘘管口，内有坏死性分泌物阻塞，如见于支气管淋巴结结核的干酪样坏死组织向支气管破溃时，或食管 - 支气管瘘（图 4-1-15）。

(16) 黏膜腺孔扩大：表现为数目不等的小孔陷入黏膜表面，较易见于两侧主支气管、右中间支气管及上叶支气管。其在慢性支气管炎时较常见。

(17) 黏膜下淋巴结：增大的气管、支气管旁淋巴结压迫及侵蚀支气管后可使黏膜表面隆起，向管腔凸出，有时伴炭末沉着（呈黑色），可见于慢性支气管炎和肺结核患者，偶可穿孔，形成瘘（图 4-1-16）。

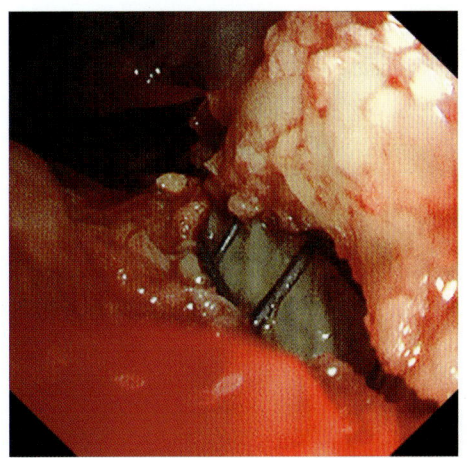

图 4-1-15　食管 - 支气管瘘

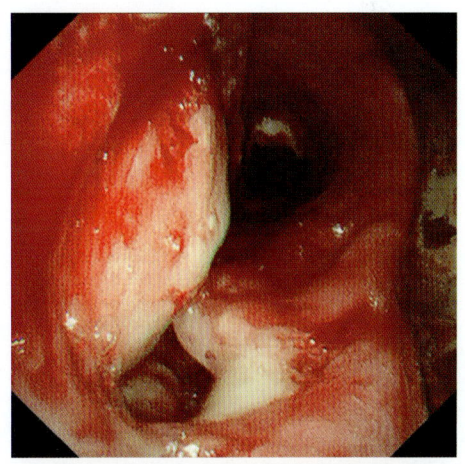

图 4-1-16　黏膜下淋巴结破溃

(18) 隆突或支气管嵴增宽、变短、扭曲（图 4-1-17）。

（19）支气管残端：为手术切除后的支气管盲端，除管腔阻塞外，有时可见线结及肉芽组织增生（图4-1-18）。

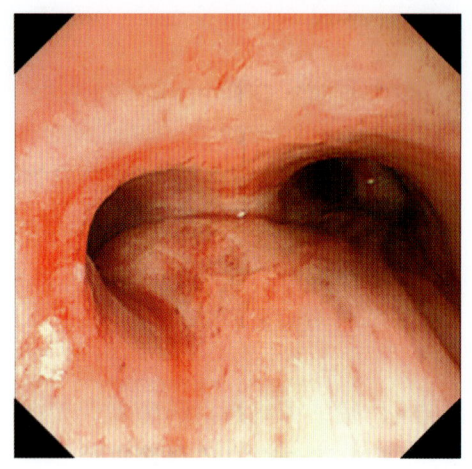

图 4-1-17　隆突增宽

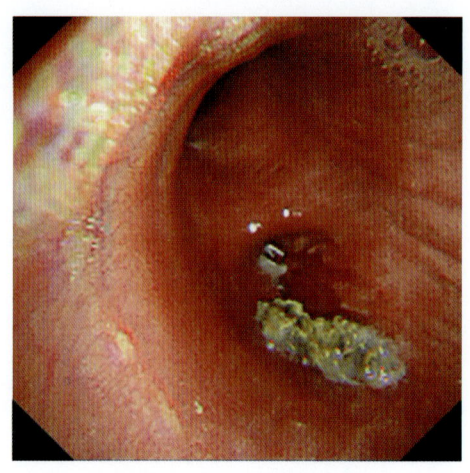

图 4-1-18　支气管残端

（20）其他：如炭末沉着、黏膜色素斑、支气管憩室及软骨骨刺等（图4-1-19）。

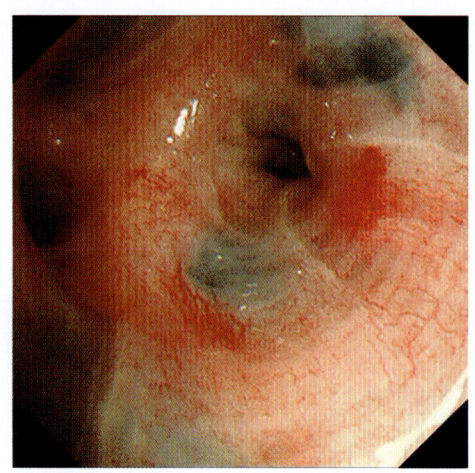

图 4-1-19　炭末沉着

2.管腔异常

（1）阻塞：可呈截断型、漏斗型或贯通型（假性阻塞），即眼观时管腔由于肿瘤或炎性黏膜肿胀而阻塞，活检钳或细胞刷向下插时尚能通过（图4-1-20）。

（2）狭窄：可呈环形、偏心性或管状狭窄（图4-1-21）。

（3）外压性狭窄：由于管外的压迫，局部的支气管黏膜向管腔膨出而使管腔狭窄，黏膜表面光滑，呈抛物线状凸起（图4-1-22）。

（4）扩张：管腔较正常增大，管口之间的嵴变薄、锐利，能看到下方多级支气管（图4-1-23）。

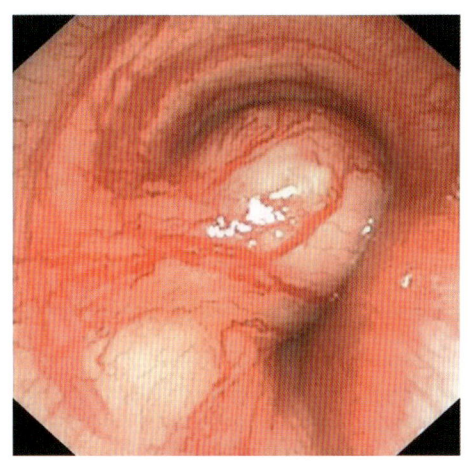

图 4-1-20　气管阻塞

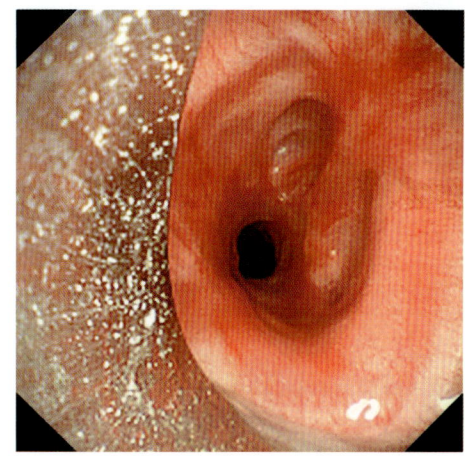

图 4-1-21　管腔环形狭窄

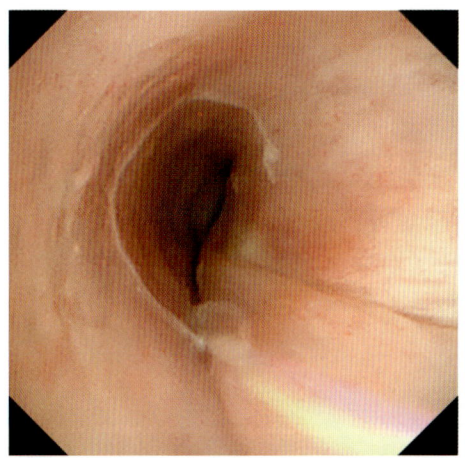

图 4-1-22　外压性狭窄

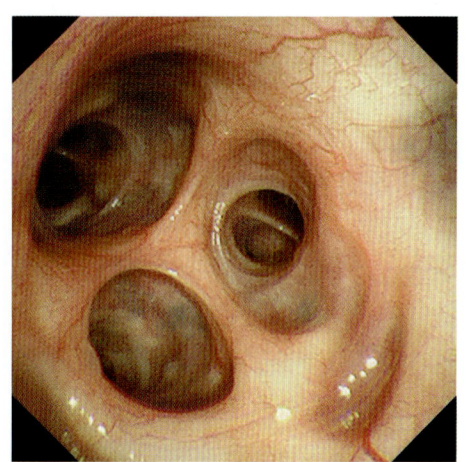

图 4-1-23　支气管扩张

(5) 移位：如右上叶支气管切除后，右下叶支气管开口可向上方移位，而与右中叶支气管开口并列（图 4-1-24）。

(6) 支气管异常分支：如有时可在近右上叶支气管开口的上方气管处看到一个与右上叶支气管开口平行的异常开口，段支气管异常不罕见（图 4-1-25）。

3. 管腔异常物质

(1) 分泌物：常见的为浆液性、黏液性、脓性及血性分泌物（图 4-1-26）。

(2) 出血：有时可见鲜血，有时可见陈旧性血凝块，阻塞支气管（图 4-1-27）。

(3) 钙化物质：气道内钙化物质主要是指在气管或支气管内形成的钙化灶或钙化点，这通常是由钙盐在气道壁内沉积所致（图 4-1-28）。

(4) 气管异物：非生物性或生物性物质（如食物、玩具、植物等）进入气管，导致气道部分或完全阻塞。这种情况通常发生于误吸时，尤其是在儿童和老年人中较为常见（图 4-1-29，图 4-1-30）。

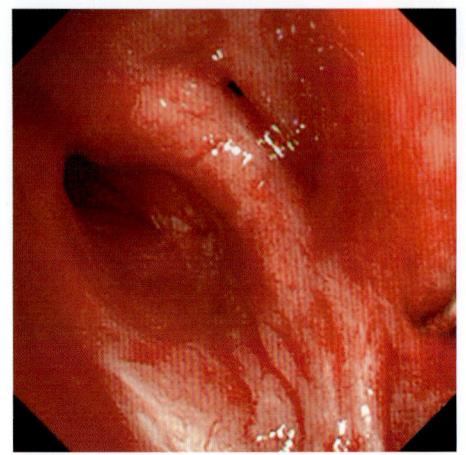
图 4-1-24　右上叶术后，支气管移位

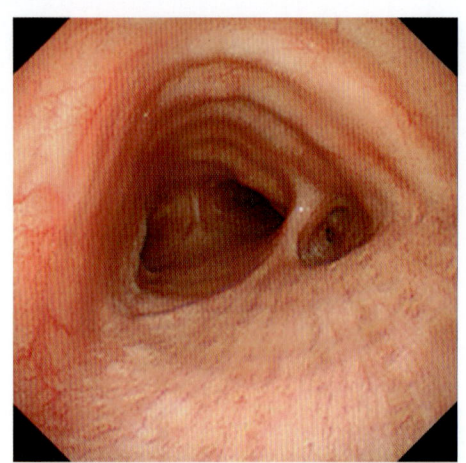
图 4-1-25　支气管异常分支

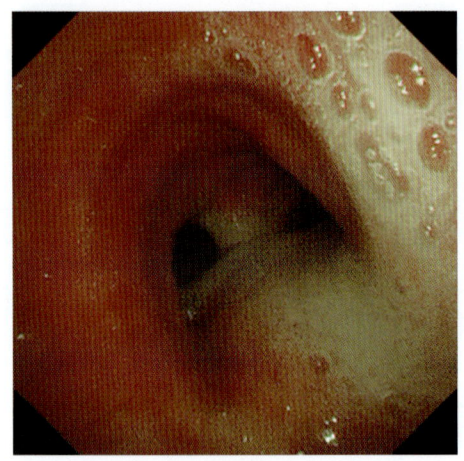
图 4-1-26　管腔脓性分泌物

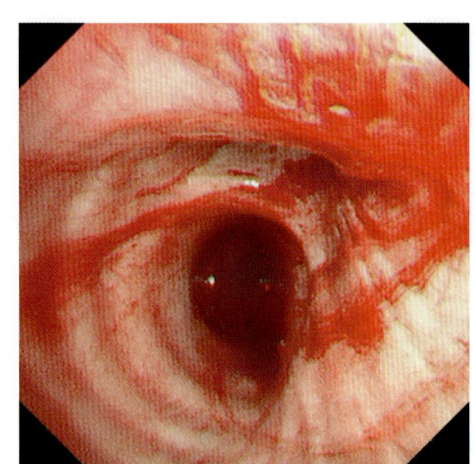
图 4-1-27　支气管出血

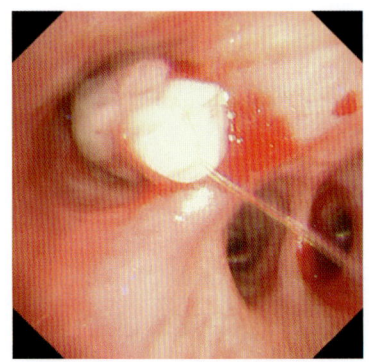
图 4-1-28　气管内钙化物

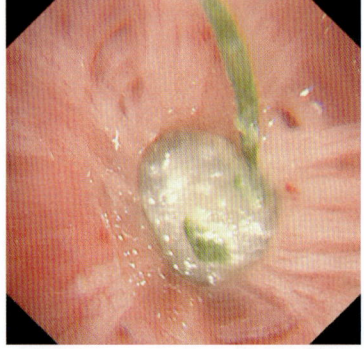
图 4-1-29　气管异物（肉馅）

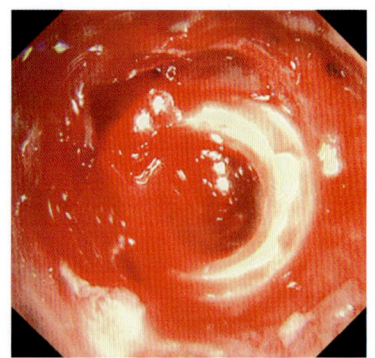
图 4-1-30　气管异物（笔帽）

4.动力学改变

（1）声带麻痹：常见单侧声带麻痹，声门不能完全关闭。有时位于声门下的新生物可影响声门关闭，并无声带麻痹，需要注意鉴别（图4-1-31）。

（2）隆突搏动消失：常提示隆突下淋巴结增大，使隆突固定（图4-1-32）。

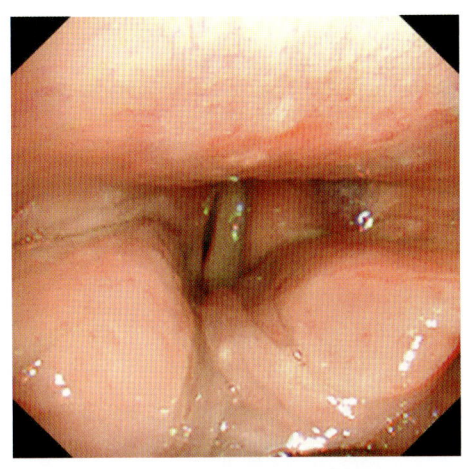

图4-1-31　双侧声带麻痹

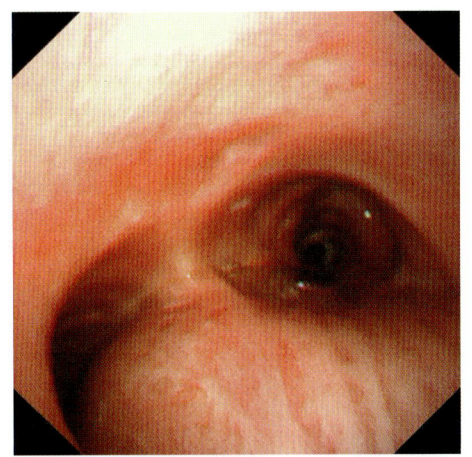

图4-1-32　隆突增宽、搏动消失

（3）支气管痉挛：过敏的支气管受支气管镜操作时的刺激后可发生痉挛，使局部支气管管腔明显收缩（图4-1-33）。

（4）呼吸时及咳嗽时的变化：在长期的慢性支气管炎患者中，有时可见气管或主支气管变形，表现为管腔狭窄或变扁，在剧烈呼气时或咳嗽时，由于后膜向腔内前方隆起而更为明显。正常呼气时气道后壁稍向管腔内凹陷，称为动态气道塌陷，病理情况下呼气时气道后壁向管腔内凹陷超过50%，即为过度动态气道塌陷（图4-1-34）。

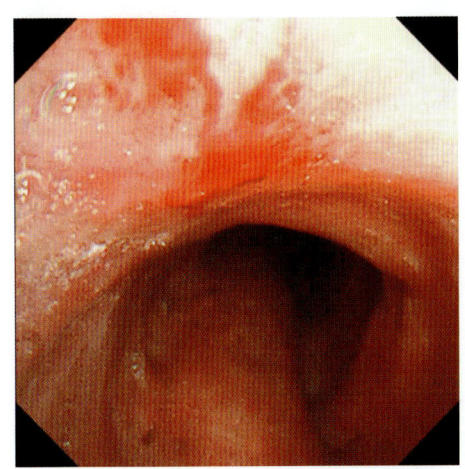

图4-1-33　气管痉挛

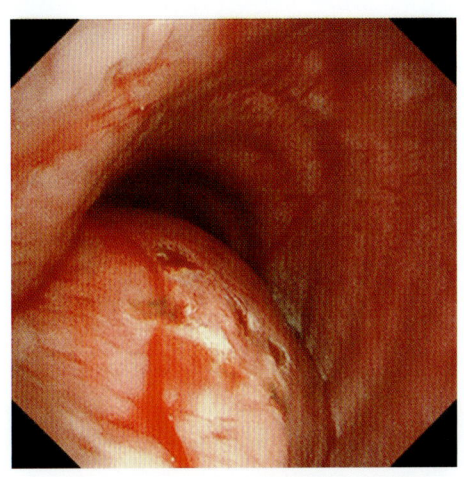

图4-1-34　呼气相膜部凸向管腔

(二)电子支气管镜病变基本描述

在呼吸内镜检查过程中,第一部分内容对黏膜异常表现、管腔异常物质及管腔动力学改变等不同类型进行了规范化描述,而病变位置、范围、程度、不同检查方式的异常所见,仍需要在报告中详细描述,如描述病变的位置、范围和性质有助于医生判断病变的类型(如肿瘤、炎症、感染等),从而制订合适的治疗方案。同时病变范围的描述可以为患者的预后提供重要信息,帮助医生预测疾病的发展和可能的并发症。

1.**病变位置** 对于病变位置的描述,应按照检查的顺序如实重点描述。自进镜顺序由近端至远端描述,依次为会厌、声门;气道上中下段及支气管或气道八分区法(图4-1-35);左上下叶开口间嵴至左舌叶;右上中间段间嵴至右中叶。外周病变描述包括具体分支,如LB1+2biβ(图4-1-36,图4-1-37)。

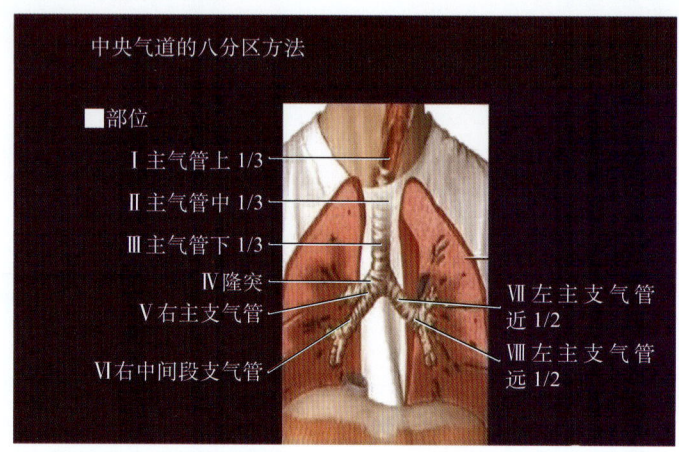

图4-1-35 气道八分区法

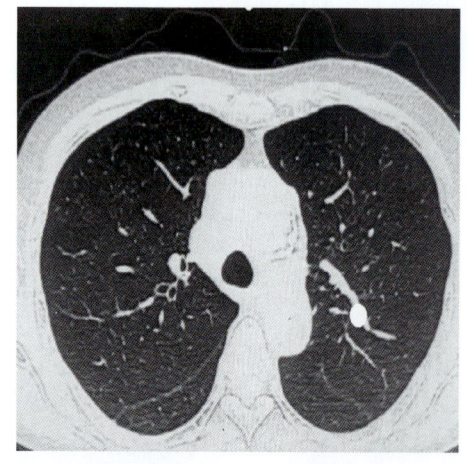

图4-1-36 左上叶(LB1+2biβ)

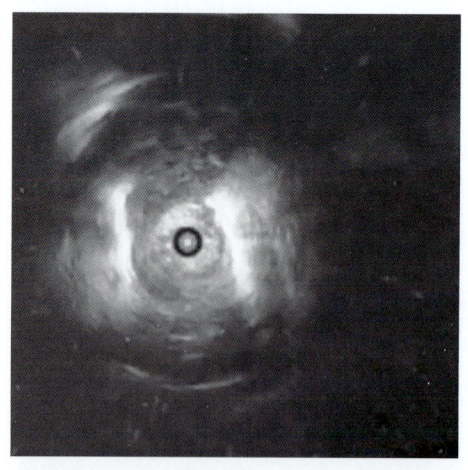

图4-1-37 径向超声(LB1+2biβ)

2.**病变范围** 根据气管镜留图常规方向,按时钟12点顺时针表述病变位于镜像平面的位置(图4-1-38,图4-1-39)。

3. 病变长度　采用统一单位如"mm"或者"cm"(图 4-1-38，图 4-1-39)。

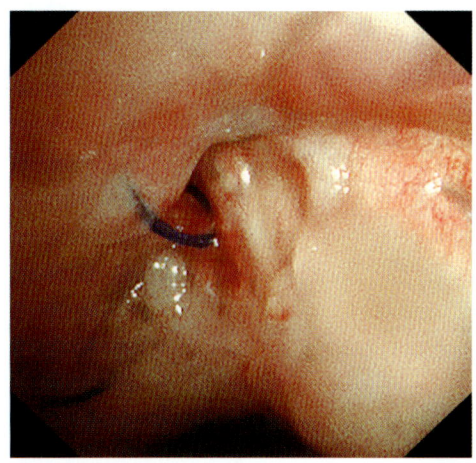

图 4-1-38　右上叶残端 11 点位可见大小约 2mm 纵行瘘口

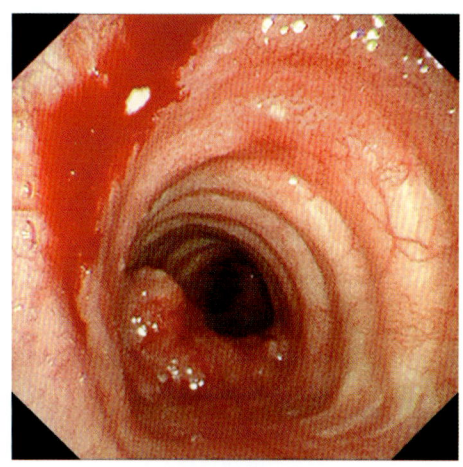

图 4-1-39　中央气道Ⅱ区 5～9 点位可见新生物，长约 20mm

4. 病变类型

(1) 动力性狭窄：指的是气道在呼吸时，由于气流速度增加而产生的相对狭窄。这种狭窄通常与气道的可塑性有关，可能在吸气和呼气时表现出不同的狭窄程度，见于气管支气管软化 [包括气管、支气管膜部增宽及膜部运动障碍，软骨环与膜部的比例由正常的 (4～5)∶1 降至 2∶1 左右]；气管、支气管软骨环缺失（图 4-1-40）。

(2) 结构性狭窄：指由气道的解剖结构发生变化导致的狭窄。这种狭窄可能是肿瘤、炎症、瘢痕组织、外部压迫等原因造成的。结构性狭窄通常是不可逆的。其见于管腔内阻塞；各种类型的瘢痕狭窄；先天性完全性气管环、支气管环；骨化性气管支气管病；管腔外压迫（图 4-1-41）。

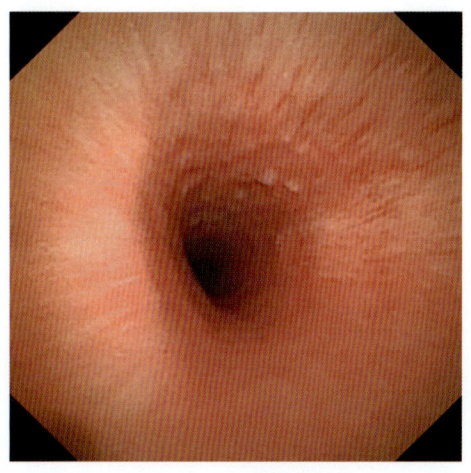

图 4-1-40　软骨环缺失

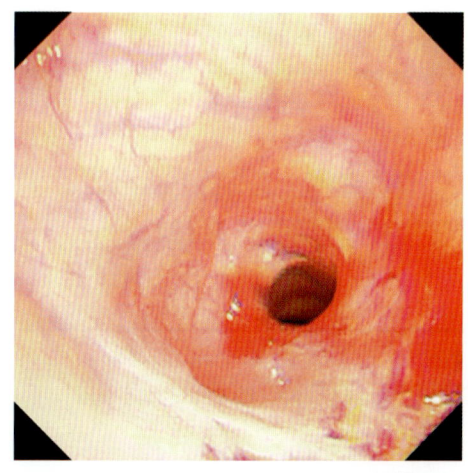

图 4-1-41　中央气道Ⅰ区瘢痕狭窄

5. 狭窄程度　通常可以通过不同的评估方法量化。

(1) 声门下和气管狭窄以 Myer-Cotton 分度方法为主，采用百分比表示（表 4-1-2）。

Ⅰ度狭窄：管腔阻塞面积≤50%。

Ⅱ度狭窄：管腔阻塞面积＞50% 且≤70%。

Ⅲ度狭窄：管腔阻塞面积占总面积的 70% 以上且≤99%。

Ⅳ度狭窄：管腔完全阻塞。

Ⅰ、Ⅱ度狭窄属于轻度狭窄；Ⅲ、Ⅳ度狭窄属于重度狭窄。

表 4-1-2　Myer-Cotton 分度

分度	阻塞面积（低限）	阻塞面积（高限）	内镜下表现
Ⅰ度	无狭窄	50%	
Ⅱ度	51%	70%	
Ⅲ度	71%	99%	
Ⅳ度		完全阻塞	

(2) 放疗后狭窄的分类，采用百分比表示（表 4-1-3）。

0 级：无狭窄。

Ⅰ级：中度狭窄（＜70%）。

Ⅱ级：重度狭窄（＞70%）。

表 4-1-3 放疗后狭窄的分类

损伤类型	分度	具体描述	镜下所见
血管变化	0：无异常	未检测到毛细血管扩张	
	Ⅰ：毛细血管扩张	毛细血管扩张	
	Ⅱ：部分异常	气道壁部分白色变，有/无局灶性毛细血管扩张	
	Ⅲ：重度异常	相关气道壁完全白色变	
	Ⅳ：坏死	气道壁坏死（穿孔/瘘）	
狭窄	0 级：无狭窄	未见狭窄	

续表

损伤类型	分度	具体描述	镜下所见
	Ⅰ级：中度狭窄（<70%）	气管和（或）主支气管/叶支气管狭窄<70%	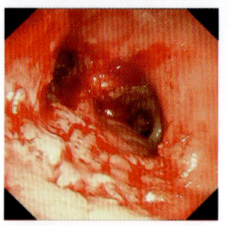
	Ⅱ级：重度狭窄（>70%）	气管和（或）主支气管/叶支气管狭窄>70%	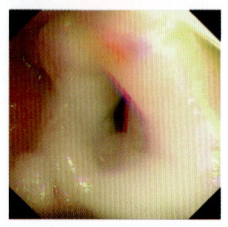

（3）气管支气管结核是指发生于气管、支气管的黏膜、黏膜下层、平滑肌、软骨及外膜的一种结核病。分期诊断是为了更好地选择合理治疗方案及加强传染病临床管理。根据2012年气管支气管结核的诊疗指南其可以分为6种类型：Ⅰ型，炎症浸润型；Ⅱ型，溃疡坏死型；Ⅲ型，肉芽增殖型；Ⅳ型，瘢痕狭窄型；Ⅴ型，管壁软化型；Ⅵ型，淋巴结瘘型（表4-1-4）。

表 4-1-4　气管支气管结核

分型	具体描述	镜下所见
Ⅰ型（炎症浸润型）	病变以充血及水肿为主，表现为气管、支气管黏膜充血、水肿，病变局部黏膜表面见灰白色粟粒状结节，气道黏膜下组织肿胀而有不同程度的狭窄	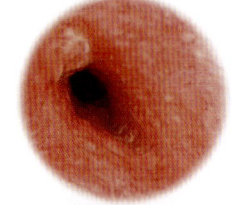
Ⅱ型（溃疡坏死型）	病变以局部溃疡及坏死为主，表现为病变区域在充血、水肿的基础上，局部出现边缘不整、深浅不一的溃疡，溃疡表面常有灰白色干酪样坏死物覆盖	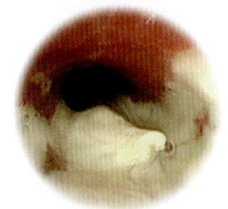
Ⅲ型（肉芽增殖型）	病变以局部肉芽组织增生为主。气管、支气管黏膜充血、水肿减轻，黏膜的溃疡面开始修复，病变明显处可见肉芽组织增生，表面可见坏死物，增生肉芽组织部分阻塞管腔	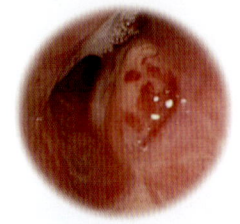

续表

分型	具体描述	镜下所见
Ⅳ型（瘢痕狭窄型）	病变以瘢痕形成、管腔狭窄为主。气管、支气管黏膜组织被增生的纤维组织取代，形成瘢痕，纤维组织增生及瘢痕挛缩导致所累及的支气管管腔狭窄	
Ⅴ型（管壁软化型）	受累的气管、支气管软骨环因被破坏而缺失或断裂，从而失去支撑结构，导致气管、支气管管腔塌陷，并造成不同程度的阻塞，尤以呼气相及胸膜腔内压升高时明显，病变远端支气管可出现不同程度的扩张	
Ⅵ型（淋巴结瘘型）	纵隔或肺门淋巴结结核破溃入气道形成支气管淋巴结瘘	

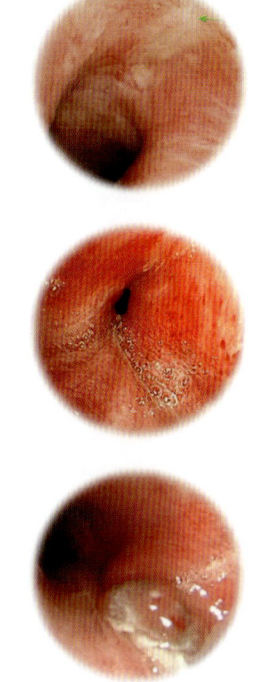

(4) 肺移植术后气道吻合口狭窄

1) 气道吻合口狭窄的类型如下：①位于支气管吻合口或在吻合口 2cm 范围内，称为中央气道狭窄（central airway stenosis，CAS）；②位于吻合口远端或肺叶支气管的气道，称为远端支气管狭窄（distal airway stenosis，DAS），可伴或不伴 CAS。DAS 最常发生于支气管中间段，导致完全狭窄或中间段支气管消失综合征。

2) ISHLT 基于肺移植术后 2～3 周首次内镜观察结果，并动态评估气道情况后提出了最新气道狭窄的分级系统：①根据气道狭窄的部位分为吻合口、吻合口与肺叶肺段、肺叶肺段 3 种类型；②根据气道狭窄横截面积减少情况分为 0～25%、26%～50%、51%～99%、100% 4 个等级（表 4-1-5）。

表 4-1-5 肺移植术后气道狭窄

分度	阻塞面积（低限）	阻塞面积（高限）
Ⅰ度	无狭窄	25%

续表

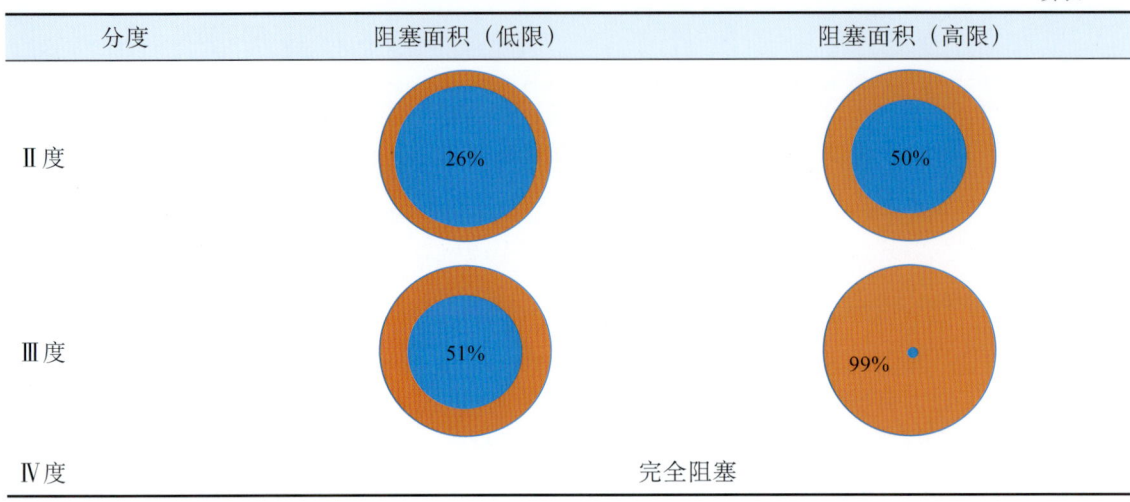

分度	阻塞面积（低限）	阻塞面积（高限）
Ⅱ度	26%	50%
Ⅲ度	51%	99%
Ⅳ度	完全阻塞	

6. 内镜窄带成像术（narrow band imaging，NBI） 有无毛细血管袢生成、点状血管形成、扭曲的毛细血管网、出现突然中断的血管，描述具体范围（图4-1-42）。

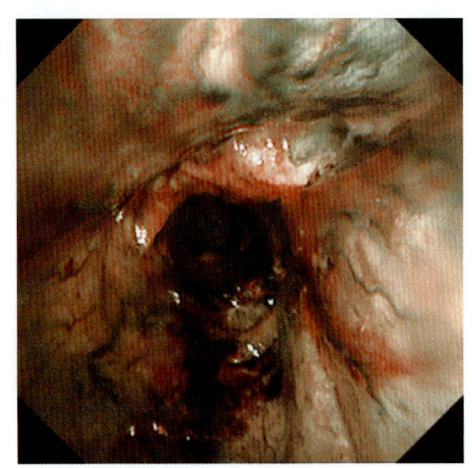

图4-1-42 窄带成像术

7. 荧光支气管镜 描述具体镜下所见。如更换荧光支气管镜，可见病变呈紫红色，范围至右上叶开口/大小。

8. 共聚焦支气管镜 描述具体镜下所见，如共聚焦支气管镜检查可见气管基底膜弹性纤维排列杂乱无章、其荧光强度显著降低/纤维排列不规则、纤维结构成簇、缠绕/细胞外基质强荧光渗透、黑洞形成/细胞基质呈高亮条索样分布/图像荧光分散。描述具体范围及大小。

9. 声像特征 应用支气管腔内超声技术（包括凸阵超声支气管镜和径向超声支气管镜）时，需要记录探查结果，至少记录是否探查到目标病变。进行凸阵超声支气管镜检查时，记录有临床意义的超声特征如病变血流情况、弹性成像评分等；进行径向超声支气管镜检查时，记录超声探头与病灶的关系，有条件者记录病灶边界、回声是否均匀及是否存在坏死区域、血管情况、线性支气管充气征等特征（图4-1-43，图4-1-44）。

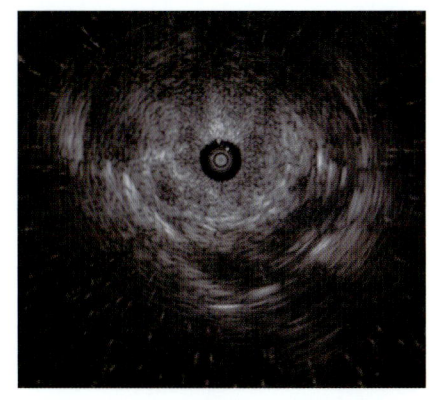

图4-1-43　径向超声支气管镜

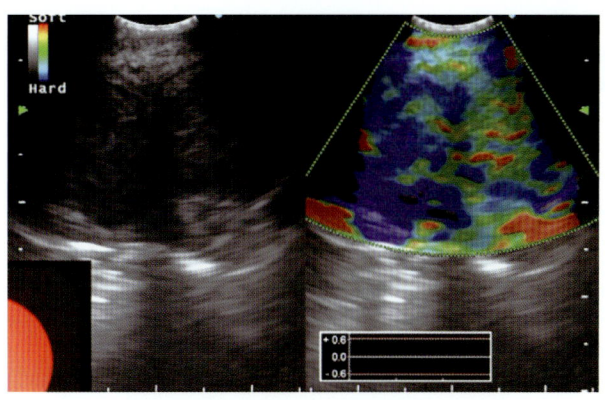

图4-1-44　凸阵超声（弹性成像）支气管镜

（三）器械与耗材描述规范

呼吸内镜检查是一种用于诊断和治疗呼吸系统疾病的重要医疗程序。该过程涉及多种专用器械和耗材，确保检查的安全性、有效性和患者的舒适度。呼吸内镜是核心器械，主要包括硬质支气管镜和电子支气管镜。在治疗过程中常需要一种或多种呼吸内镜及配套的各种操作工具，如对气道狭窄进行扩张时的球囊扩张导管，用于获取肺部或气道组织样本的活检钳等。

1. 气管镜类型　在书写报告时应描述硬质支气管镜型号、长度及电子可弯曲支气管镜型号。如硬质支气管镜（12mm～33cm，7.5mm～43cm）；电子可弯曲支气管镜（外径4.9mm等）（图4-1-45，图4-1-46）。

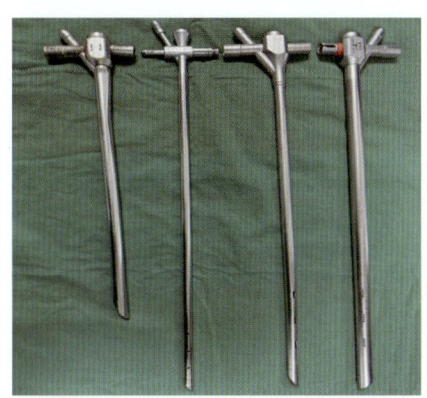

图4-1-45　硬质支气管镜

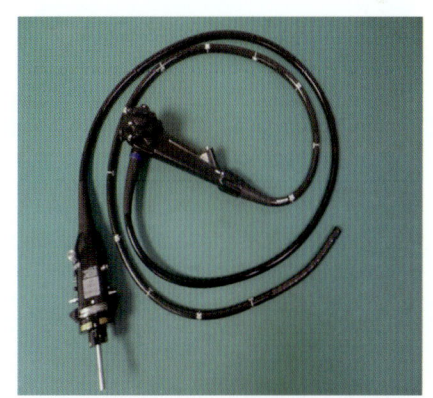

图4-1-46　电子支气管镜

2. 使用器械　呼吸内镜检查是一项复杂而精细的医疗操作，涉及多种器械和耗材。根据病变具体情况，需要不同工具协助治疗。经支气管镜球囊导管扩张术临床上主要应用于良性气道狭窄的治疗，是良性增生性狭窄及良性瘢痕性狭窄的主要治疗手段之一，根据对狭窄部位和范围的评估，选择合适的球囊直径和长度。气道内新生物削瘤或外周结节获取组织样本时常用到二氧化碳冷冻冻取，根据治疗目的不同，选择相应的冷冻探头及冷冻时间等。对于工具的选择及使用方式，我们应进行如实且规范记录。例如，球囊型号包括直径及长度（15～18mm/40mm）；冷冻探头大小（mm）；超声活检针规格（如19G/22G）；激光功率（如20W）；其他特殊器械如超细毛刷、超细钳（图4-1-47～图4-1-52）。

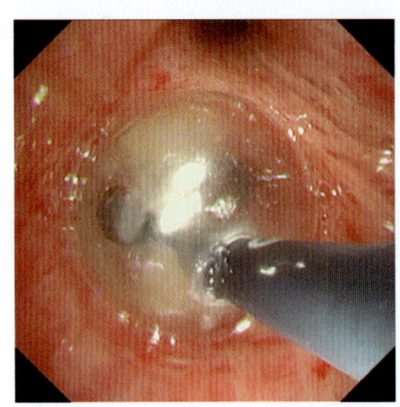

图 4-1-47　封堵球囊（9mm）

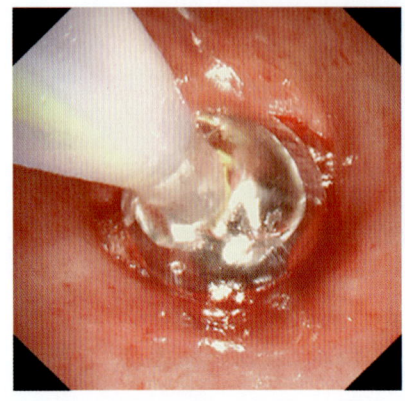

图 4-1-48　扩张球囊（12～15mm）（1）

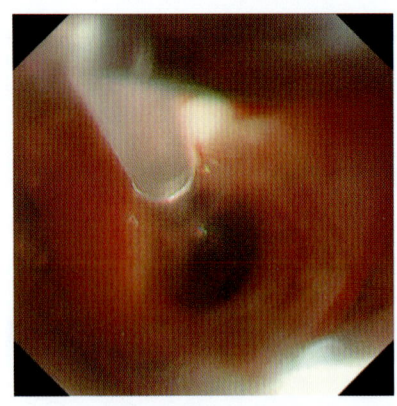

图 4-1-49　扩张球囊（12～15mm）（2）

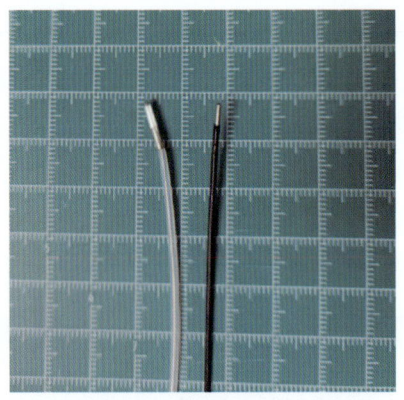

图 4-1-50　冷冻探头（1.9/1.3mm）

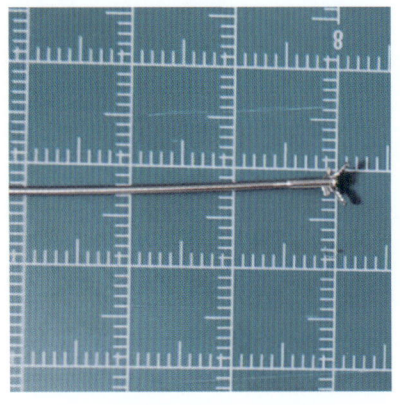

图 4-1-51　超细钳

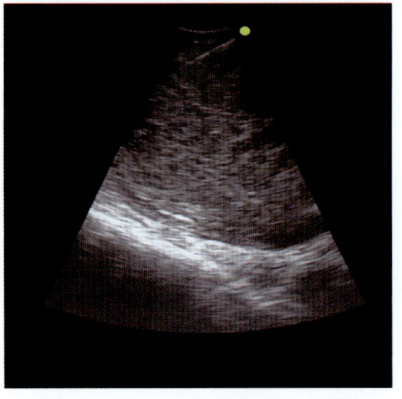

图 4-1-52　超声活检针（22G）

3. 置入物　在呼吸内镜治疗过程中，无置入物无法解决问题时，根据病情需要，必要时选择相应置入物。当高压球囊扩张、硬质支气管镜扩张及腔内病灶清理后仍达不到气道通畅作用时，可考虑放置支架，其可起到持续扩张气道的作用，将支架送至气管内的狭窄部位，张开后可支撑管壁，维持气道通畅，从而达到改善呼吸功能的目的。在肺气肿严重的患者中，可通过经气管镜单向活瓣置入肺减容术，使严重气肿或肺大疱的肺组织萎陷，从而改善患者肺功能、运动能力及提高生活质量。记录气道置入物的型号对临床管理非常重要，可以帮助在后续治疗中评估其效果并进行必要的调整。在发生并发症时，知晓具体型号可以帮助医生快速做出相应处理。此外对气道置入物的临床效果评估和研究及收集这些数据至关重要。

（1）气管支架：是一种可置入气道的带中空管腔的管状装置。根据材质气管支架大致可分为金属支架和硅酮管状支架 2 种。根据有无覆膜和覆膜多少，金属支架又分为完全覆膜支架、部分覆膜支架和裸支架。支架有多种直径、长度及形状，可根据病变部位、长度进行选择。在报告中需要详细描述支架以下要素：①支架形状，直筒形 / 沙漏形 /L 形 /Y 形 /OK 形。②支架类型，南京微创金属覆膜 / 西格玛金属覆膜（裸）/ 硅酮 /Ultraflex 覆膜（裸）支架。③支架规格，支架长度、直径、置入位置。例如，主 16—40mm/ 右 12—10mm/ 左 10—30mm；右主 12—40mm/ 右上叶 8—10mm/ 右中间段 15—15mm。④特殊定制。豁口；打孔；两端缝线；缩口；拼接 / 缝合等（图 4-1-53 ～图 4-1-58）。

（2）其他置入物：除气管支架外，在支气管瘘的治疗中，根据瘘口位置及瘘口大小等，需要选择合适的封堵器，如房间隔封堵器、硅胶假体等。在慢性阻塞性肺气肿治疗中，需要单向活瓣置入等。这些置入物的名称及型号需要与说明书一致并在呼吸内镜报告中进行记录（图 4-1-59，图 4-1-60）。

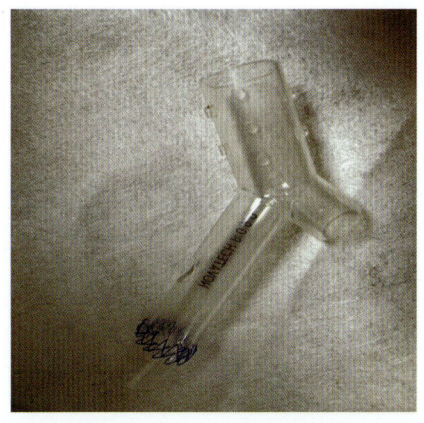

图 4-1-53　Y 形硅酮支架
（规格：主 16—30mm/ 左 13—50mm，拼接 13—15mm，外侧缘 25mm 处打洞 / 右主 13—15mm）

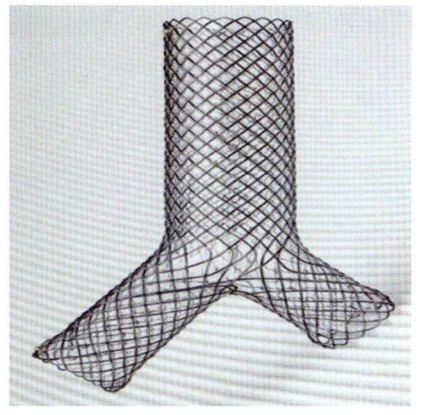

图 4-1-54　Y 形金属覆膜支架
（规格：主 14—50mm/ 左 12—30mm/ 右 12—15mm）

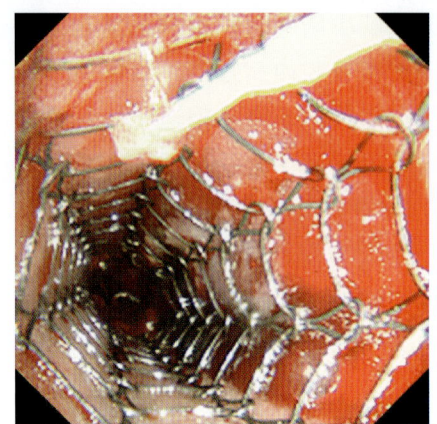

图 4-1-55　Ultraflex 支架（直径为 12mm，长度为 40mm）

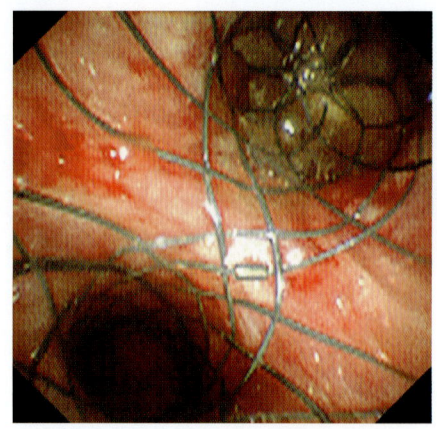

图 4-1-56　Y 形金属覆膜支架
（规格：右中间段 12—14mm/ 右中叶 6—10mm/ 右下叶 8—8mm，夹角 80°，右支子弹头，无打孔）

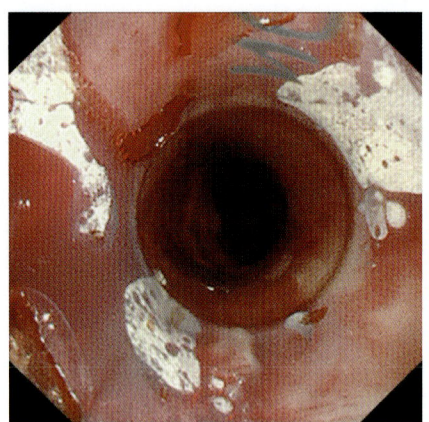

图 4-1-57　沙漏形硅酮支架
（规格：ST14-12-14mm L15-20-15mm）

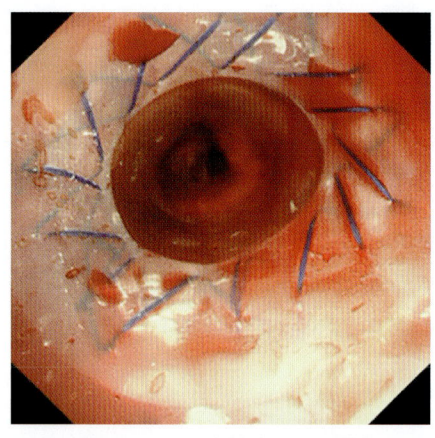

图 4-1-58　硅酮支架拼接处

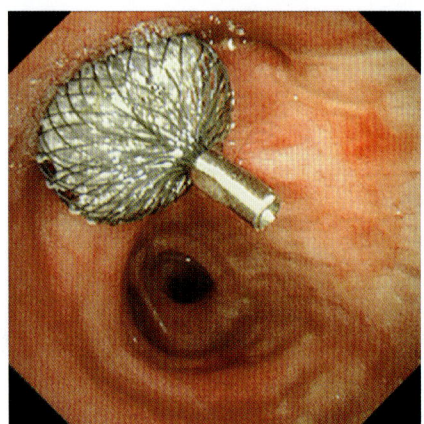

图 4-1-59　房间隔缺损封堵器
（规格：D=6mm，H1=6mm，H2=4mm，L=3mm）

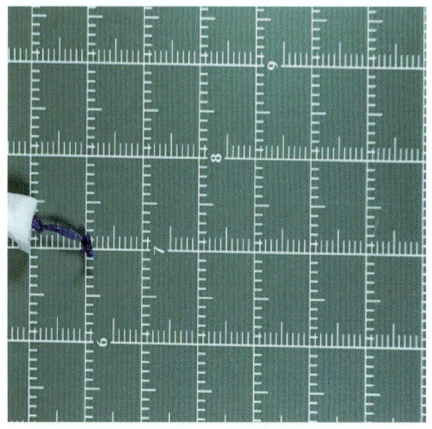

图 4-1-60　硅胶假体

二、支气管镜手术常用术语

（一）呼吸内镜常用参数描述

经电子支气管镜对各种气道疾病进行诊治时，常涉及多种治疗方式及方法。常见治疗包括肿瘤削除，采用激光、氩等离子体凝固术对肿瘤进行局部处理，采用冷冻、药物注射治疗部分良性气道狭窄。这些治疗方法广泛应用于临床，为呼吸系统疾病的管理提供了重要手段。根据病灶位置、大小及治疗目的，选择不同治疗方式或相同治疗方式、不同治疗参数需要在报告中具体描述。为进一步评估治疗效果、处理相关并发症提供翔实数据。

1. 激光　气道激光治疗主要用于治疗气道狭窄和过度动态塌陷。例如，在支气管淀粉样变的治疗中，激光被用来切割和消融病变组织，从而解除气道阻塞，改善患者的通气功能。在气道动态塌陷中，通过气管镜下的激光刻蚀，膜部塌陷明显缓解，管腔增宽，改善患者的呼吸困难。根据治疗目的（刻蚀/消融/切割）及治疗对象（组织/缝线）不同，选择相应的激光类型及功率，并进行记录。治疗目的：蚀刻/消融/切割（图4-1-61～图4-1-63）；治疗部位：主气管/支气管（图4-1-61，图4-1-62）；治疗对象：组织/缝线（图4-1-61～图4-1-63）；激光类型；功率等。

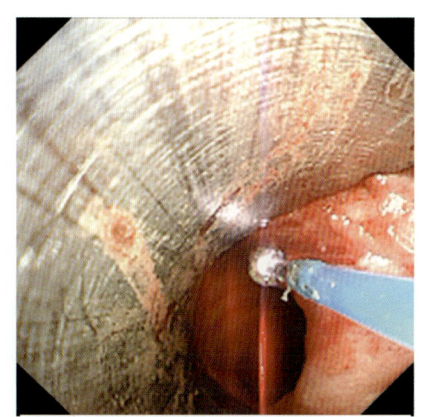

图 4-1-61　中央气道Ⅰ区激光消融
Nd：YAG 激光，功率为 15W

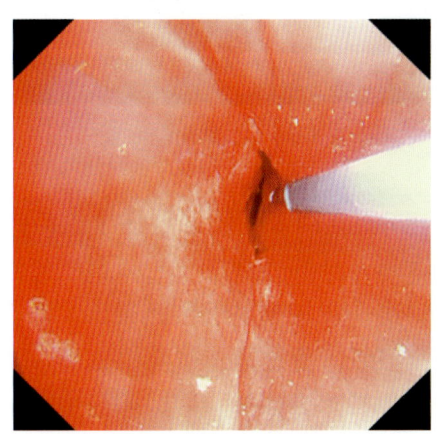

图 4-1-62　左主支气管激光刻蚀
Nd：YAG 激光，功率为 15W

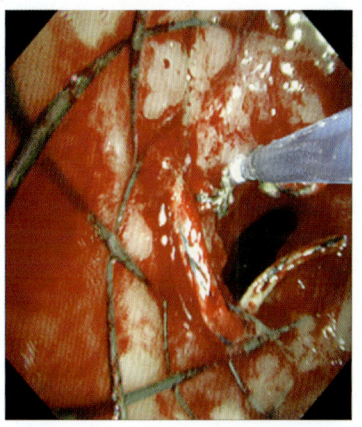

图 4-1-63　支架下缘行激光断线
Nd：YAG 激光，功率为 15W

2. 氩等离子体凝固术/高频电疗法　氩等离子体凝固术是一种使用高频电流电离氩气流，通过非接触式方式产生局部高温凝固效应，以达到止血和组织失活效果的医疗技术。高频电疗法通过高频电能作用于组织，使其凝固、坏死或汽化，从而达到清除病变组织、恢复气道通畅的目的。两者均适用于支气管镜检查或治疗过程中出现的出血情况。对于气管、支气管或主支气管内的良性或恶性肿瘤，高频电疗法可以用于姑息性治疗或根治性切除。由于操作过程中，大部分情况下参数设置相似，一般不在报告中体现。有特殊情况，如使用超大功率或电极类型如钝头电针、电刀、电活检钳或金属圈套器需要详细记录。报告应记录治疗目的、（如电凝/电切）治疗效果及并发症。

3. 冷冻　根据临床需求不同，冷冻治疗分为冷冻消融术、冷冻黏附术及冷冻活检术。将冰冻探头的金属头部放于组织表面或推进至组织内，使其能在周围产生最大体积的冰球，在冷冻状态下将探头及其黏附的组织取出，此谓冷冻黏附术或冻取；可以反复插入探头直至将腔内的异常组织全部取出。如将冰冻探头的金属头部放于组织表面或推进至组织内，其能在周围产生最大体积的冰球，持续冷冻 1～3 分钟，复温后再进行另外 2 个冷冻 - 复温周期，移动探头，直至将所有能看到的组织全部冷冻，组织原位灭活，不必将冷冻组织取出，此谓冻融。探头大小及冷冻时间也影响治疗效果。应如实记录探头大小、冷冻时间、冷冻目的（冻融/冻取）（图 4-1-64，图 4-1-65）。

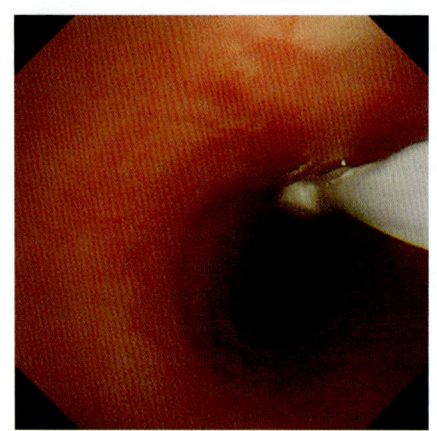

图 4-1-64　二氧化碳冻融

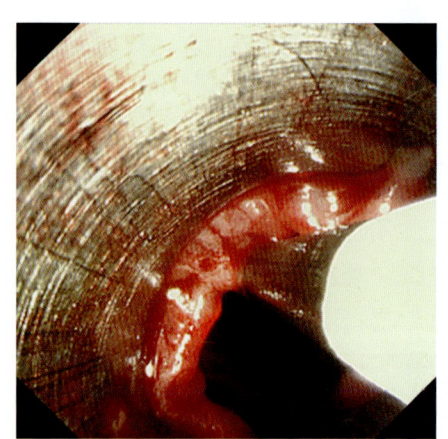

图 4-1-65　二氧化碳冻取

4. 射频/微波　射频消融术（radiofrequency ablation，RFA）是目前临床上治疗肺癌的一种有效手段，是通过高频射波引起肿瘤组织温度迅速升高，使之发生蛋白质变性和凝固性坏死，肿瘤组织供血也因周围血液凝固而阻断，进一步加速肿瘤细胞灭亡。微波消融术（microwave ablation，MWA）的治疗原理与 RFA 相似，通过施加微波电磁场，使肿瘤组织内的极性分子高速运动，分子相互碰撞摩擦的动能转化为热能，短时间内局部温度达到 60～150℃，引起肿瘤细胞凝固性坏死。与 RFA 相比，MWA 有消融时间短、消融范围大、受血流灌注影响小等优势，更适合治疗位于大血管附近的肿瘤。根据病变性质与范围（如较小的病变或狭窄区域，较低的功率即可达到治疗效果）及组织类型，选择相应的功率及时间。上述参数在内镜报告中应如实记录。

（二）呼吸内镜操作相关并发症

呼吸内镜报告应记录有无相关并发症、并发症名称 [如出血（表 4-1-6）、气胸等]、并发症处理措施及处理后结局。对于呼吸内镜诊疗术中及术后相关严重并发症（恶性心律失常、心搏骤停、重度或极重度出血、大量气胸等），需要注明术后转归（普通病房 / 重症监护病房 / 紧急手术干预等）。

表 4-1-6　经支气管活检出血严重程度评估量表

分级	气管镜检查	依据
1 级	吸引血液时间 < 1 分钟	对患者未造成不良影响的少量出血
2 级	吸引血液时间 > 1 分钟 需要支气管镜反复吸引持续性出血或滴注稀释的冷盐水 / 血管活性药物 / 凝血酶	需要一种或多种工具进一步控制或防止出血
3 级	选择性气管插管或球囊 / 支气管压迫时间 < 20 分钟或过早中断手术	患者临床状态短期受影响，涉及更具侵入性的手术，并导致计划手术中断
4 级	持续选择性插管 > 20 分钟或转入重症监护病房或浓缩红细胞输注或需要支气管动脉栓塞或复苏	护理水平改变，需要高级通气支持和（或）浓缩红细胞输注

三、支气管镜常用内镜诊断

呼吸内镜报告诊断是呼吸内镜报告最核心的部分。术者于呼吸内镜诊疗术后即刻完成镜下诊断记录，需要有镜下进行的各项操作项目及准确的手术分级。准确完整的诊断意味着呼吸内镜下对所视疾病的概括及整个诊疗过程的总结，不仅为后续的临床管理提供了重要的历史资料，还有助于后续检查和治疗的决策。其中手术类型按照《呼吸内镜诊疗技术临床应用管理规范（2019 年版）》标准书写。呼吸内镜报告诊断如下。

1. 病变诊断　对于病变诊断，应描述病变具体位置及病变具体类型：如声门肿胀；双侧声带麻痹；气管上段 / 中央气道Ⅰ区狭窄（瘢痕 + 肉芽型）；右主支气管 / 中央气道Ⅴ区新生物（管内型 + 管壁型）。

2. 电子支气管镜术式　包括检查项目和治疗项目，要注意按病种收费（DRGs）收费要求，治疗项目和耗材需要对应（一物一码，术式匹配耗材）。

（1）检查项目：包括且不限于硬质支气管镜探查术、电子支气管镜检查、窄带成像支气管镜检查、荧光支气管镜检查、超声支气管镜（凸阵 / 径向超声）检查、虚拟导航支气管镜检查、电磁导航支气管镜实时定位、Chartis 系统。

（2）治疗项目：包括且不限于电子支气管镜操作及硬质支气管镜操作。电子支气管镜操作包括经支气管镜支气管肺泡灌洗术、经电子支气管镜吸痰、经电子支气管镜注药治疗（图 4-1-66）、经支气管内镜活检术、经电子支气管镜冷冻治疗、经电子支气管镜支架置入术、电子支气管镜激光治疗、经电子支气管镜气管扩张术、经电子支气管镜氩等离子体凝固术、经电子支气管镜电套圈治疗、经电子支气管镜高频电凝治疗、经电子支气管镜微波治疗、经电子支气管镜采样刷采样、经支气管内镜透支气管壁肺活检、经支气管内镜针吸活检术。硬质支气管镜操作包括经硬质支气管镜冷冻治疗、硬质支气管镜下气管异物取出术、硬质支气管镜 + 电子支气管镜支气管扩张、经硬质支气管镜支架置入术（图 4-1-67）、经硬质支气管镜支气管扩张术、经硬质支气管镜氩等离子体凝固术、经硬质支气管镜电套圈治疗（图4-1-68）、经硬质支气管镜高频电治疗、经硬质支气管镜激光治疗、超声内镜引导下穿刺活检术（图4-1-69）。

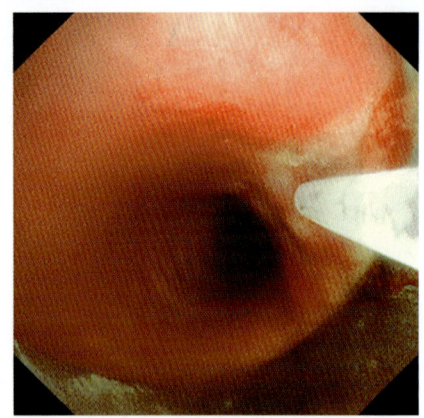

图4-1-66　经电子支气管镜注药治疗

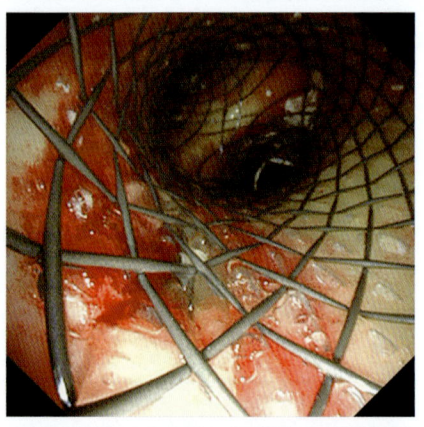

图4-1-67　经硬质支气管镜支架置入术

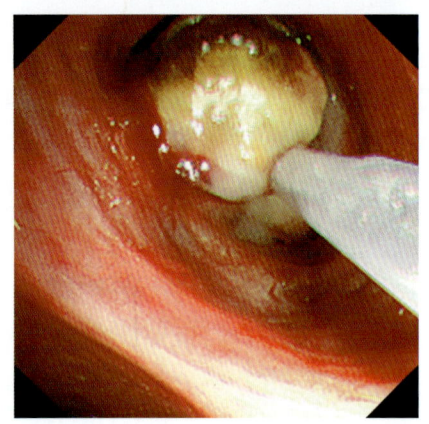

图4-1-68　经硬质支气管镜电套圈治疗

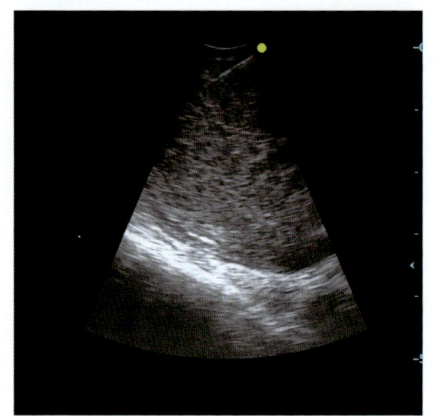

图4-1-69　超声内镜引导下穿刺活检术

四、支气管镜检查留图规范

气管镜标准留图在气管镜检查中的作用非常关键。支气管镜标准留图是指在支气管镜检查过程中，通过标准化方法拍摄高质量图片。这些图片涵盖气道的关键部位，如会厌、声门、气管、隆突、支气管及各叶段支气管等（图4-1-70）。选中的图片，尽量展现各个叶段。如果有病灶，重点展示病灶，还要展示病灶的具体位置及其与周围结构的关系。标准化的图像能够清晰展示气道的各个部位，使医生可以更加准确地识别病变或异常；便于追踪病情的发展和变化；通过支气管镜标准留图，医生可以更加系统和规范地记录和分析气道情况，为临床诊断和治疗提供基础。其不仅提高了医疗质量，还为患者提供了更有针对性的治疗方案。

留图要求：清晰，无分泌物遮挡，气管位于图中央，包含整个软骨环和膜部。

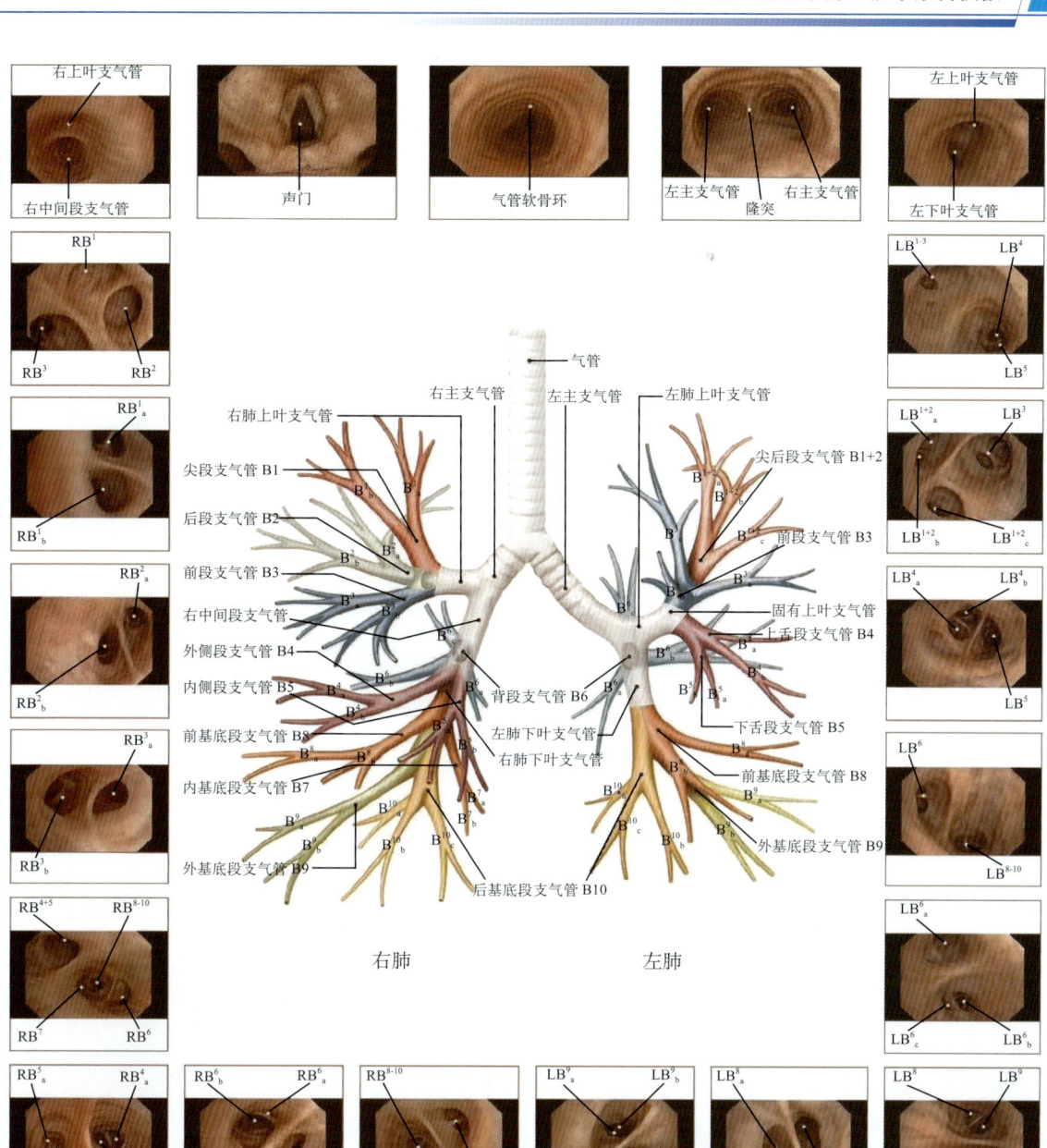

图 4-1-70　普通支气管镜下观察到的支气管树

检查顺序：（以经口进镜为例）支气管镜自牙垫咬口处插入→下颌上抬，支气管镜经舌后根中线插入→到达舌后根部，拇指向下压可见会厌→拇指轻轻向上推动，绕过会厌，镜身向前推进约 1cm，拇指再向下压，见声门→支气管镜顶端应保持在两侧声带中央，于其前 1/3 部位，嘱患者用力吸气，可观察声带的活动→支气管镜向前推进，同时拇指轻轻略向上推动，支气管镜即可沿气管前壁进入气管管腔→观察气管黏膜、软骨环及膜部情况→逐步向前推进至气管隆突上 2cm，可注入 2% 利多卡因 2ml，使麻醉药流入左、右总支气管，黏膜得以浸润，可减少咳嗽→同时观察隆突的位置是否居中、是否锐利及活动情况→分别观察左、右总支气管，检查原则为先健侧，后患侧，自上叶—中叶—下叶，自各叶段开口按国际通用支气管分支命名原则，尽量观察到远端支气管（表 4-1-7）。

表 4-1-7　支气管镜检查留图规范

支气管气管	镜下所见
会厌、声门 显示全部的会厌＋声门	会厌／声门
气管上段／中央气道Ⅰ区	中央气道Ⅰ区
气管中段／中央气道Ⅱ区	中央气道Ⅱ区

续表

支气管气管	镜下所见
气管下段/中央气道Ⅲ区	中央气道Ⅲ区
气管隆突/中央气道Ⅳ区 （完整包括左、右主支气管开口， 此处距离气管隆突约2cm）	隆突
右主支气管/中央气道Ⅴ区 （右侧检查时，手顺时针旋转=向右旋转； 右主支气管到右上叶开口长10～12mm）	上叶 中间段

续表

支气管气管	镜下所见
右上叶	
右中间段/中央气道Ⅵ区（包含右中下叶开口，右中间段长约15mm）	
右中叶	
右下叶	

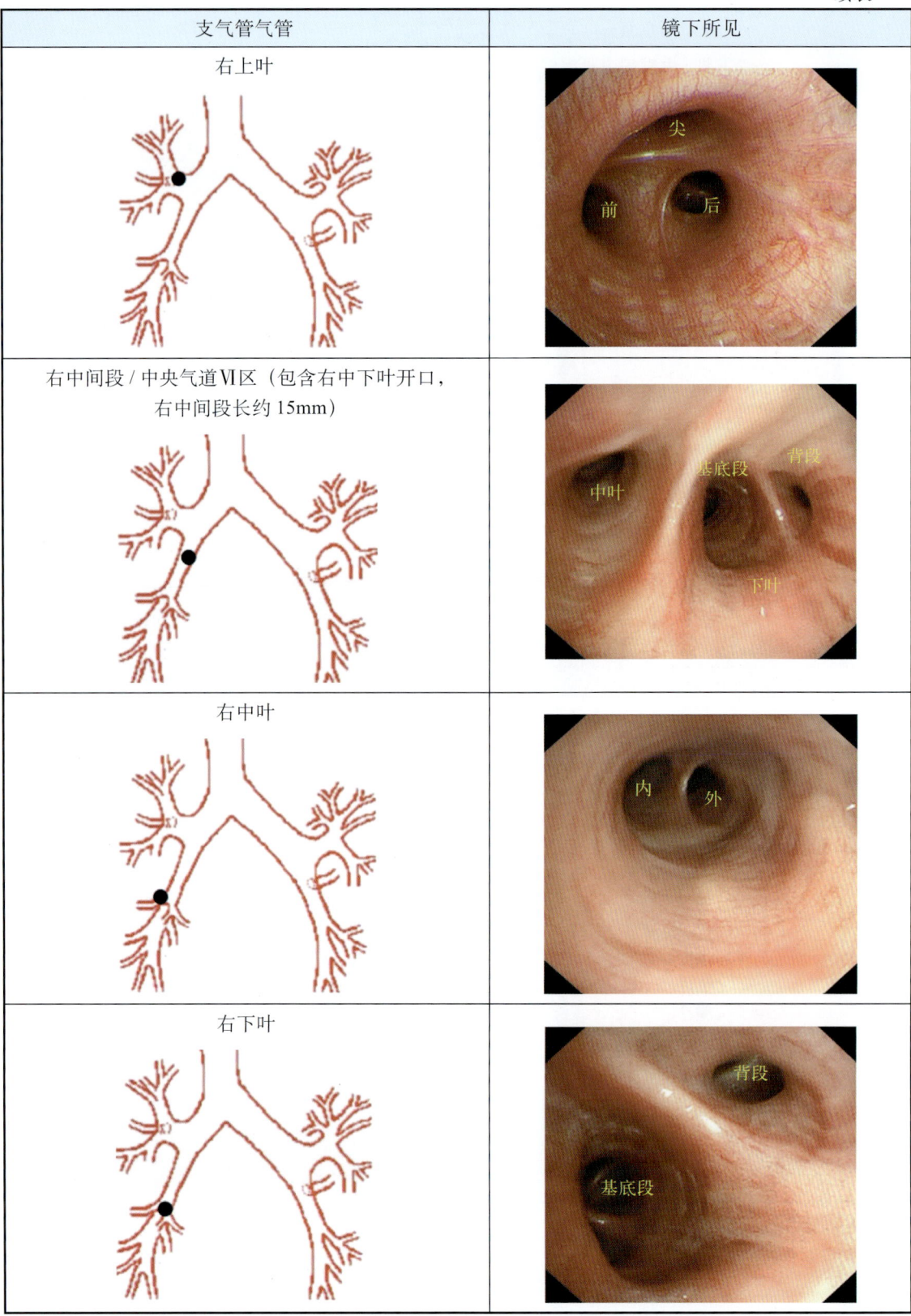

续表

支气管气管	镜下所见
右下叶背段 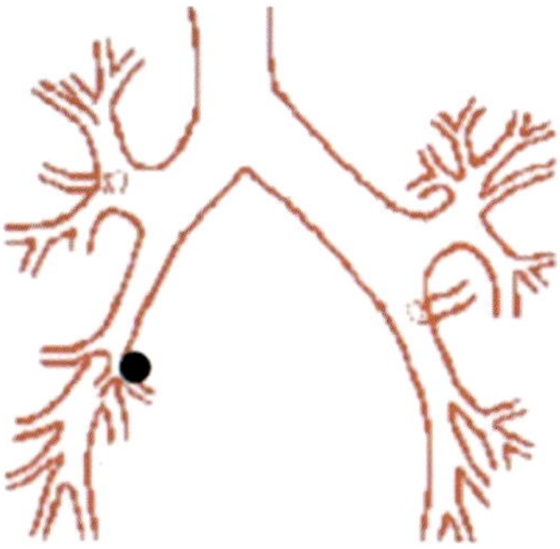	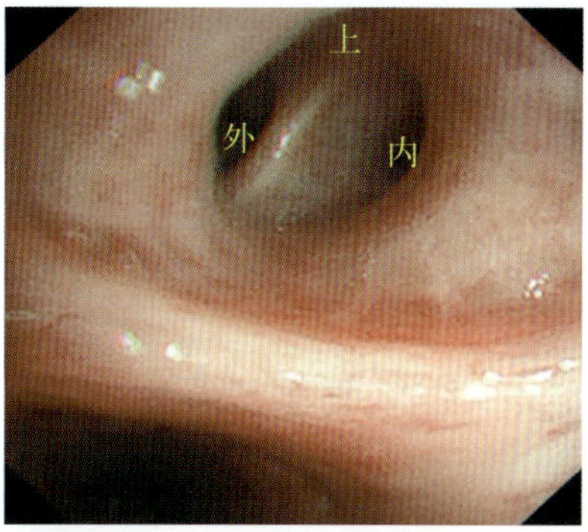
右下叶基底段 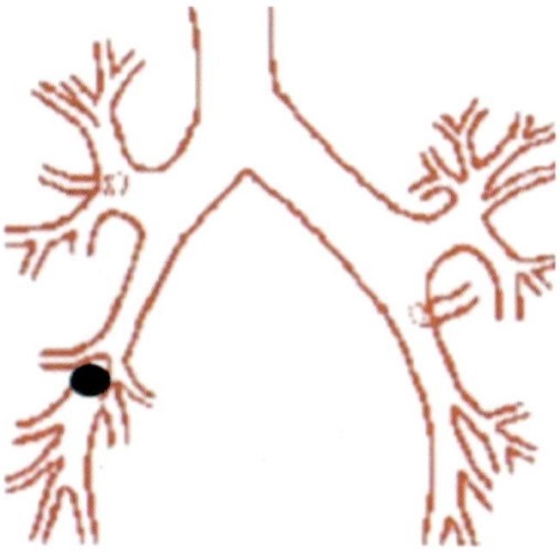	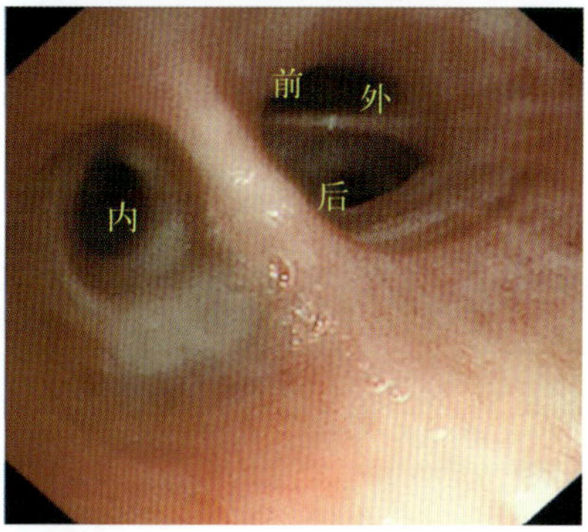
左主支气管近段 / 中央气道Ⅶ区 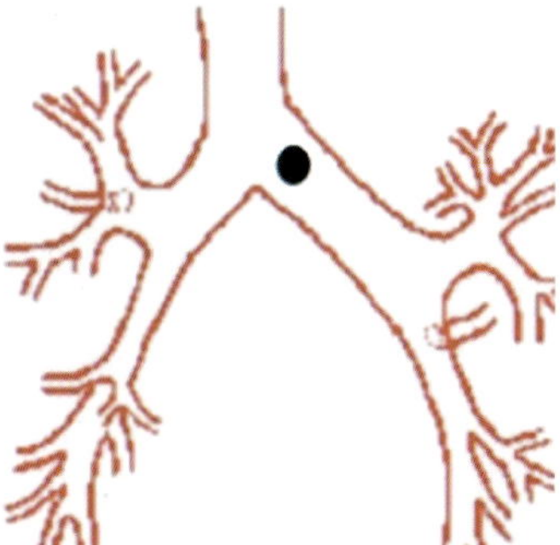	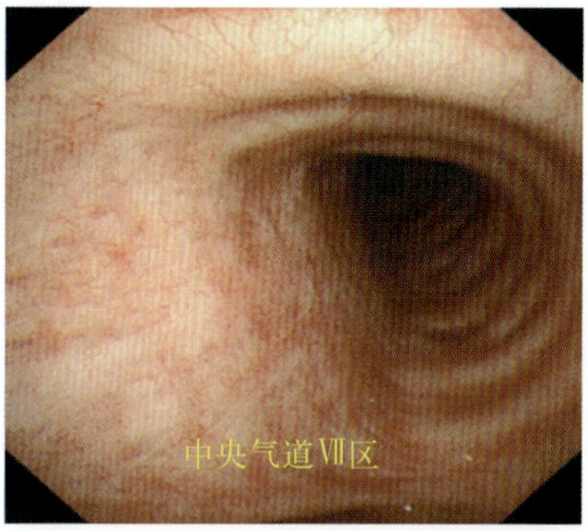
左主支气管远段 / 中央气道Ⅷ区 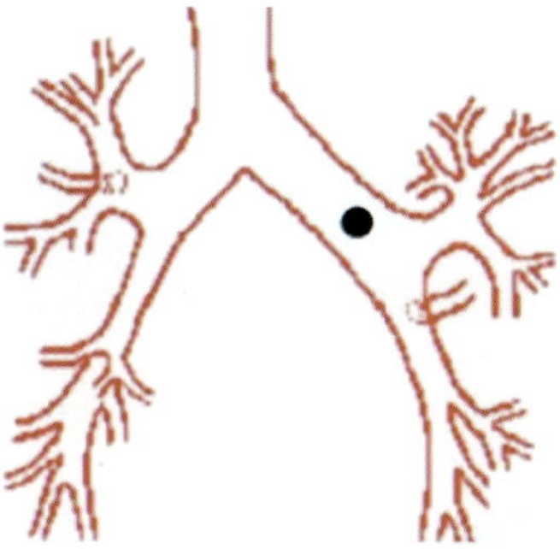	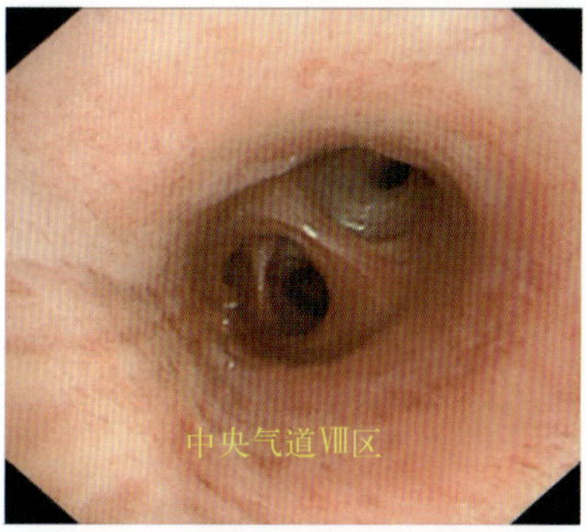

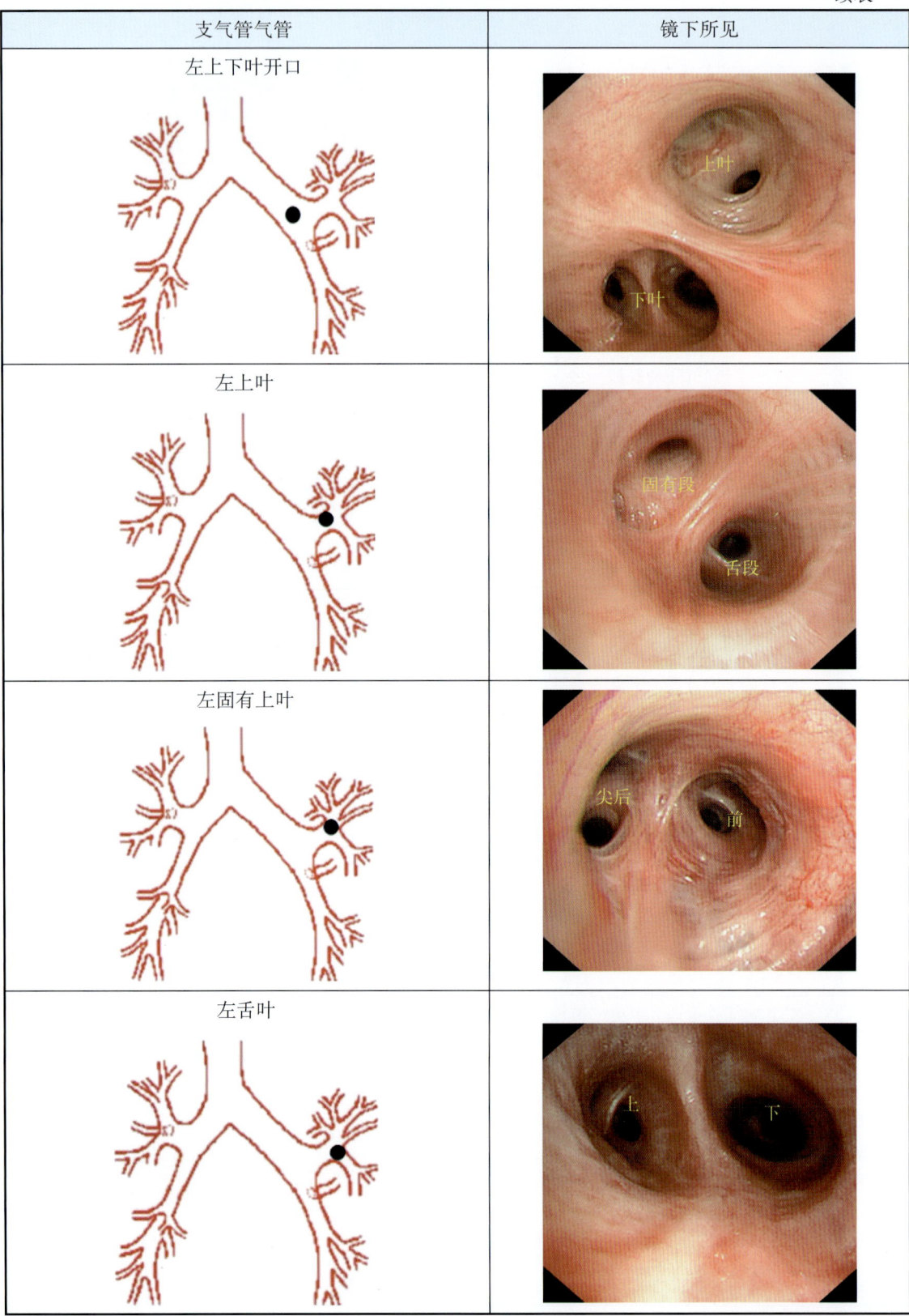

续表

支气管气管	镜下所见
左下叶 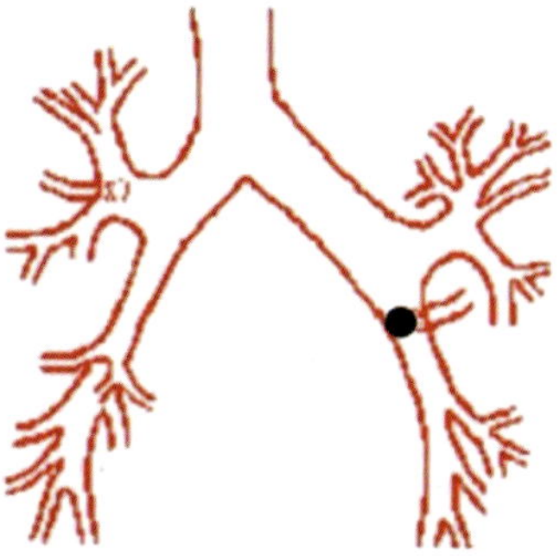	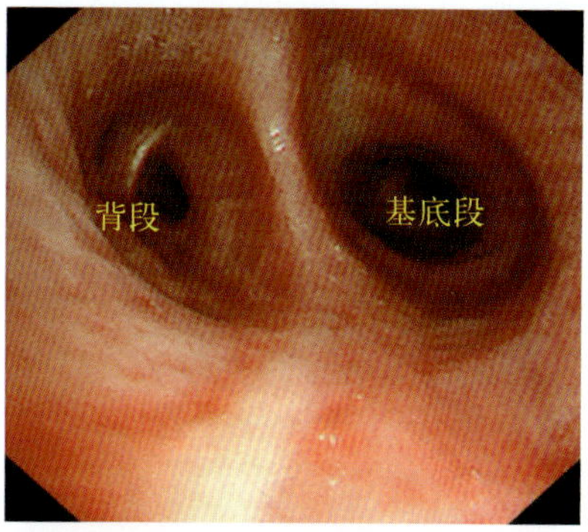 背段　基底段
左下叶背段 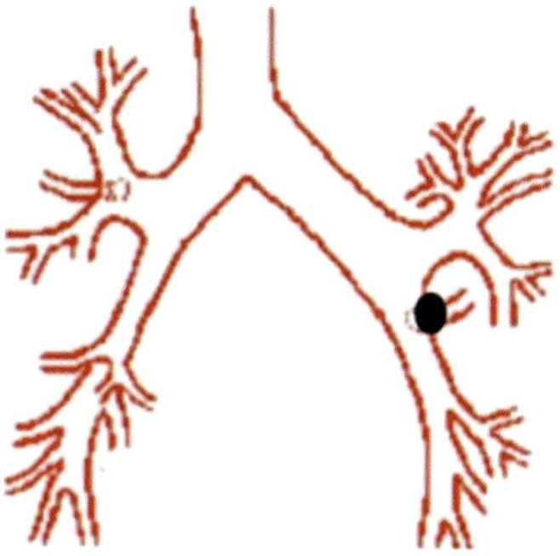	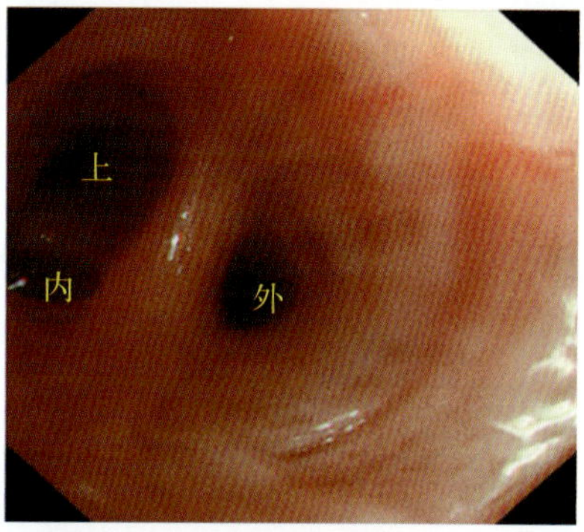 上　内　外
左下叶基底段 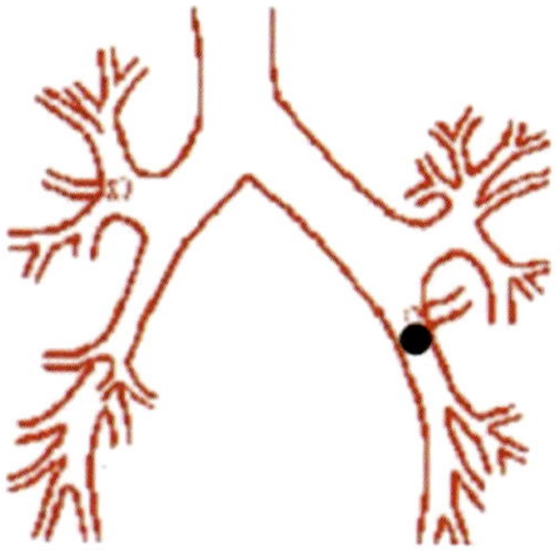	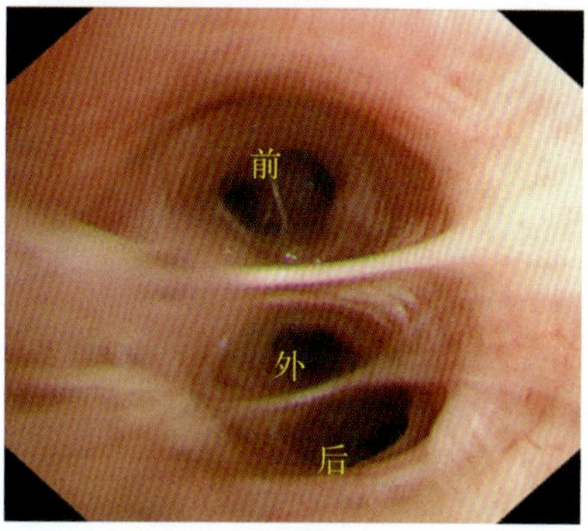 前　外　后

第二节　呼吸内镜介入技术

一、呼吸内镜基础诊断技术

常规支气管镜检查技术是指可弯曲支气管镜检查（包括纤维支气管镜及电子支气管镜，以下简称支气管镜），是呼吸系统疾病临床诊断和治疗的重要手段和方法，已在临床上得到广泛应用。1964年日本研制成功世界上第一台纤维支气管镜，1968年池田茂人医生向世人介绍了可弯曲的软式纤维支气管镜,这被誉为支气管镜发展史的里程碑。支气管镜已成为气道和肺部疾病不可缺少的诊断与治疗工具,尤其是电子支气管镜,除了常规检查下对气管内病变组织的刷检与活检外,还可用于肺泡灌洗、肺组织活检、纵隔内支气管旁淋巴结针吸活检。肺部疾病的介入治疗包括异物取出、肿瘤切除、引导气管插管、分泌物清除及机械通气时气道管理等。气管镜检查分为基础诊断和高级诊断,两者在复杂性、所需设备和应用范围方面有所不同。基础诊断侧重于常规检查和初步诊断,包括电子支气管镜检查、支气管肺泡灌洗术、支气管镜采样刷刷检/支气管镜防污染保护性毛刷刷检、支气管腔内活检、经支气管镜肺活检术、经支气管镜针吸活检术。

(一)电子支气管镜检查

电子支气管镜检查是将细长的支气管镜经鼻或口腔插入患者的下呼吸道,以便直接观察气管和支气管的病变,观察有无出血、炎症、新生物、异物及管腔是否通畅等,同时可进行病理学、细菌学和细胞学检查,有利于发现早期病变,明确诊断,进行针对性治疗。

(报告常规书写模板)麻醉方式→气管镜插入途径(经鼻进镜/经口进镜/经气管造瘘口/经气管插管、喉罩、硬质支气管镜)→①气管上/中/下段或中央气道Ⅰ~Ⅲ区(气管黏膜/软骨环/膜部情况)管腔通畅,黏膜光滑,未见新生物。②(自发荧光支气管镜)中央气道__区__点位可见黏膜欠光滑,自发荧光支气管镜检查可见粉红色。③(窄带成像支气管镜)中央气道__区__点位可见黏膜欠光滑,窄带成像支气管镜检查可见血管有凸入/增多/扭曲/密集。④(共聚焦支气管镜)中央气道__区__点位可见黏膜欠光滑,共聚焦支气管镜检查可见气道基底膜弹性纤维排列杂乱无章、其荧光强度显著降低/纤维排列不规则、纤维结构成簇、缠绕/细胞外基质强荧光渗透、黑洞形成/细胞基质呈高亮条索样分布/图像荧光分散→气管隆突上2cm,滴注2%利多卡因2ml→气管隆突(是否居中/是否锐利/活动情况)→左、右主支气管(先健侧,再患侧)→上叶→中叶→下叶(各叶段开口按国际通用支气管分支命名原则,尽量观察到远端支气管黏膜及管腔情况)→术中出血量,处置方式,术后无出血→手术用时__分钟→术前心律、心率、血压、血氧→术后心律、心率、血压、血氧。

实例

检查所见:局部麻醉下经口进电子支气管镜(外径4.9mm),会厌、声门结构正常。中央气道Ⅰ~Ⅲ区管腔通畅,黏膜光滑,未见新生物。隆突上滴注2%利多卡因2ml。隆突锐利。左、右主支气管及分支各叶、段支气管管腔黏膜光滑,未见新生物。术中、术后无活动性出血。手术用时10分钟。术前窦性心律,心率80次/分,血压128/72mmHg,血氧饱和度95%。术后窦性心律,心率90次/分,血压135/78mmHg,血氧饱和度96%。

检查结论:气管、支气管黏膜未见异常

电子支气管镜检查

(二)支气管肺泡灌洗术

支气管肺泡灌洗术是通过支气管镜向支气管肺泡内注入生理盐水灌洗、回收的一项技术。收集肺泡表面液体及清除填充于肺泡内的物质,进行炎症与免疫细胞及可溶性物质的

检查，达到明确诊断和治疗目的。

步骤同电子支气管镜检查。支气管肺泡灌洗术标准部位是右中叶或左舌叶。支气管肺泡灌洗术包括部位、灌入量、回收量、回收率及回收液外观。

实例

检查所见：局部麻醉下经口进电子支气管镜（外径5.9mm），会厌、声门结构正常。中央气道Ⅰ～Ⅲ区管腔通畅，黏膜光滑，未见新生物。隆突上滴注2%利多卡因2ml。隆突锐利。左、右主支气管及分支各叶、段支气管管腔黏膜光滑，未见新生物。结合胸部CT，于右肺中叶内侧段行支气管肺泡灌洗术，灌入温生理盐水100ml，回收55ml，回收率55%，回收液为粉红色。支气管肺泡灌洗液送检相关病原学检查（宏基因组二代测序/结核杆菌及利福平耐药基因检测/细菌及真菌培养/病理学找肿瘤细胞）。术中、术后无活动性出血。手术用时20分钟。术前窦性心律，心率81次/分，血压118/62mmHg，血氧饱和度97%。术后窦性心律，心率94次/分，血压125/64mmHg，血氧饱和度96%。

检查结论：肺部感染

　　　　　气管、支气管黏膜未见异常

　　　　　电子支气管镜检查、经支气管镜支气管肺泡灌洗术

（三）经支气管镜刷检

通过支气管镜检查直接从患者的气管或肺内采样，以获得组织样本进行组织培养和病理检查的方法。

步骤同电子支气管镜检查。描述毛刷部位。

实例

检查所见：局部麻醉下经口进电子支气管镜（外径5.9mm），会厌、声门结构正常。中央气道Ⅰ～Ⅲ区管腔通畅，黏膜光滑，未见新生物。隆突上滴注2%利多卡因2ml。隆突锐利。右上叶开口黏膜肥厚，给予一次性保护性细胞刷刷检，刷片2张。余左、右主支气管及分支各叶、段支气管管腔黏膜光滑，未见新生物。术中、术后无活动性出血。手术用时15分钟。术前窦性心律，心率72次/分，血压132/67mmHg，血氧饱和度100%。术后窦性心律，心率80次/分，血压136/88mmHg，血氧饱和度100%。

检查结论：肺部感染

　　　　　右上叶开口黏膜肥厚

　　　　　电子支气管镜检查、经电子支气管镜采样刷刷检

（四）经支气管镜活检术

经支气管镜活检术指对支气管腔内可视病变进行的活检术，如支气管黏膜活检、支气管内肿物活检等。

步骤同电子支气管镜检查。描述活检部位及活检量。

实例

检查所见：全身麻醉下经口进硬质支气管镜（型号12—33cm），经硬质支气管镜进电子支气管镜（外径4.9mm），会厌、声门结构正常。中央气道Ⅰ～Ⅲ区管腔通畅，黏膜光滑，

未见新生物。隆突锐利。右肺上叶尖段管腔开口可见多发结节样新生物，窄带成像支气管镜检查可见血管迂曲，给予活检钳钳取，共钳取 10 块，组织送 ROSE（未见核异质细胞）、病原学及病理学检查。余左、右主支气管及分支各叶、段支气管管腔黏膜光滑，未见新生物。术中少量出血，充分吸引清除后血止，术后无出血。手术用时 25 分钟。术前窦性心律，心率 95 次/分，血压 141/97mmHg，血氧饱和度 99%。术后窦性心律，心率 102 次/分，血压 142/90mmHg，血氧饱和度 100%。

检查结论：肺占位

　　　　　右肺上叶尖段新生物

　　　　　硬质支气管镜探查术、电子支气管镜检查、窄带成像支气管镜检查、经硬质支气管镜活检术

（五）经支气管镜肺活检术

经支气管镜肺活检术对于肺外周病变，常规支气管镜检查不能窥见时，将活检钳通过病变部位相应的支气管达到远端病灶进行活检，即经支气管肺活检术。对于局灶性病灶，通常需要在 X 线透视或 CT 引导下施行，以达到准确取材，提高手术成功率。如为弥漫性病变，则可通过支气管镜直接进行肺活检，无须 X 线或 CT 引导。

其包括测距法 /X 线透视引导下经支气管镜肺活检术 / 经支气管超声导向鞘引导的经支气管肺活检术 / 电磁导航支气管镜。

实例

检查所见：全身麻醉下经口进硬质支气管镜（型号 12—33cm），经硬质支气管镜进电子支气管镜（外径 4.9mm），会厌、声门结构正常。中央气道Ⅰ～Ⅲ区管腔通畅，黏膜光滑，未见新生物。隆突锐利。左、右主支气管及分支各叶、段支气管管腔黏膜光滑，未见新生物。结合胸部 CT，选择病变部位的肺叶作为活检靶区。经电子支气管镜孔道，于右下叶外基底段距开口 40mm 处应用活检钳钳取，共 6 块，组织送 ROSE（未见核异质细胞）、病理学及病理学检查。并于此处行气管肺泡灌洗，灌入温生理盐水 40ml，回收 20ml，回收率 50%，回收液为粉红色。支气管肺泡灌洗液送相关病原学化验（宏基因组二代测序 / 结核杆菌及利福平耐药基因检测 / 细菌及真菌培养 / 病理学找肿瘤细胞）。术中、术后无出血。手术用时 30 分钟。术前窦性心律，心率 116 次/分，血压 128/89mmHg，血氧饱和度 94%。术后窦性心律，心率 123 次/分，血压 140/92mmHg，血氧饱和度 90%。

检查结论：间质性肺疾病

　　　　　气管、支气管黏膜未见异常

　　　　　硬质支气管镜探查术、电子支气管镜检查、经支气管镜支气管肺泡灌洗术、经支气管镜肺活检术

（六）经支气管镜针吸活检术

经支气管镜针吸活检术是应用一种特制的带有可弯曲导管的穿刺针通过气管镜的活检通道进入气道内，然后穿透气管壁对气管、支气管腔外病变进行针刺吸引，获取细胞或组织标本进行细胞学或病理学检查的一种技术（图 4-2-1，图 4-2-2）。

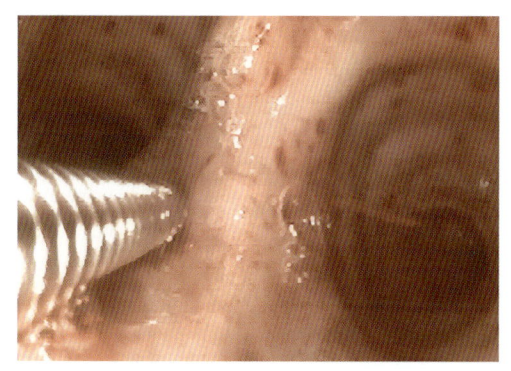

图 4-2-1　经支气管镜针吸活检术（1）

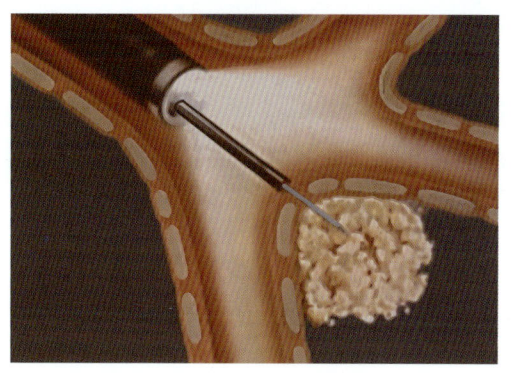

图 4-2-2　经支气管镜针吸活检术（2）

（报告常规书写模板）麻醉方式→气管镜插入途径（经鼻进镜/经口进镜/经气管造瘘口/经气管插管、喉罩、硬质支气管镜）→中央气道Ⅰ～Ⅲ区（气管黏膜/软骨环/膜部情况）→气管隆突 2cm，滴注 2% 利多卡因 2ml→气管隆突（是否居中/是否锐利/活动情况）→左、右主支气管（先健侧，再患侧）→上叶→中叶→下叶→利用气道腔内的标志结合影像学定位进行穿刺（于气管第 __ 软骨环间 __ 点位置 __ 区淋巴结行支气管针吸活检，共穿刺 __ 针，部分组织送 ROSE 及病理学检查）→术中出血量，处置方式，术后无出血→手术用时 __ 分钟→术前心律、心率、血压、血氧饱和度→术后心律、心率、血压、血氧饱和度。

实例

检查所见：全身麻醉下经口插入硬质支气管镜（型号 12—33cm），经硬质支气管镜进电子支气管镜（外径 4.9mm），会厌、声门结构正常。中央气道Ⅰ～Ⅲ区管腔通畅，黏膜光滑，未见新生物。隆突增宽。左、右主支气管及分支各叶、段支气管管腔黏膜光滑，未见新生物。结合胸部 CT 影像学检查，于隆突处 6 点位置 7 区淋巴结行支气管针吸活检，共穿刺 3 针，穿刺过程顺利，部分组织送 ROSE（可见核异质细胞）及病理学检查。术中、术后无出血。手术用时 30 分钟。经支气管镜针吸活检术用时 15 分钟。术前窦性心律，心率 84 次/分，血压 119/86mmHg，血氧饱和度 98%。术后窦性心律，心率 98 次/分，血压 142/88mmHg，血氧饱和度 100%。

检查结论：纵隔淋巴结肿大（7 区）

气管、支气管黏膜未见异常

硬质支气管镜探查术、电子支气管镜检查、经支气管镜针吸活检术

二、呼吸内镜高级诊断技术

随着胸部 CT 筛查的普及，肺癌早期诊断、早期治疗已经成为呼吸系统肿瘤诊疗发展必然趋势。呼吸内镜高级诊断技术应运而生，此类技术依赖更多先进的技术手段对纵隔淋巴结、肺外周病变等之前传统光学支气管镜不可视病变进行诊断、治疗。其包括支气管内超声引导下经支气管针吸活检、支气管内超声引导下经支气管淋巴结活检、支气管内超声

引导下经支气管纵隔冷冻活检、肺外周病变诊断技术。

（一）支气管内超声引导下经支气管针吸活检

支气管内超声引导下经支气管针吸活检（图4-2-3，图4-2-4）是指在支气管镜前端安装超声探头，在超声图像下对气管、支气管周围病变组织实施监视，进行穿刺活检的一种技术，该技术主要作用为诊断肺内肿瘤、评估肺癌临床病理分期及诊断不明原因纵隔、肺门淋巴结肿大。

（常规报告模板）麻醉方式→气管镜插入途径（经鼻进镜/经口进镜/经气管造瘘口/经气管插管、喉罩、硬质支气管镜）→中央气道Ⅰ～Ⅲ区（气管黏膜/软骨环/膜部情况）→气管隆突上2cm，滴注2%利多卡因2ml→隆突（是否居中/是否锐利）→左、右主支气管（先健侧，再患侧）→上叶→中叶→下叶→更换凸阵超声支气管镜→超声探头探及__区淋巴结→形状（椭圆形、圆形、不规则形）、短径长度__mm、边界（清晰、模糊）、强回声、等回声、低回声、无回声、回声不均匀、有/无液化/钙化、有/无融合、后方有/无增强→在超声定位下__区淋巴结弹力成像__级→行超声引导下__区淋巴结经支气管镜针吸活检术，共穿刺__针→术中出血量，处置方式，术后无出血→手术用时__分钟→术前心律、心率、血压、血氧饱和度→术后心律、心率、血压、血氧饱和度。

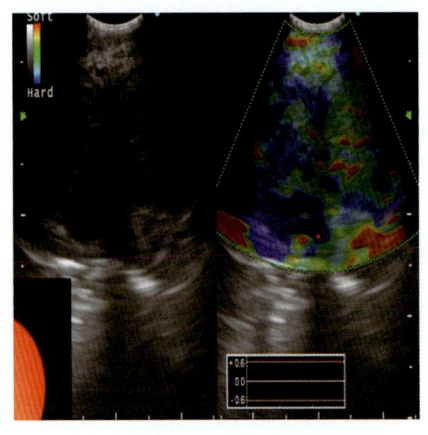

图4-2-3　弹力成像

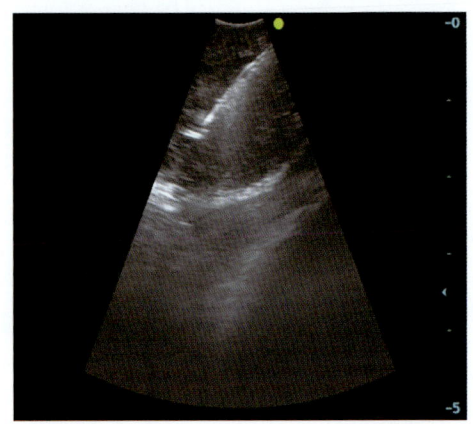

图4-2-4　超声引导下经支气管针吸活检

实例

检查所见：全身麻醉下经口插入硬质支气管镜（型号12—33cm），经硬质支气管镜进电子支气管镜（外径4.9mm）。会厌、声门结构正常。中央气道Ⅰ～Ⅲ区管腔通畅，黏膜光滑，未见新生物。隆突锐利。RB7开口呈外压性狭窄，窄带成像支气管镜检查未见血管迂曲，予以活检钳钳取，共钳取5块，组织送检ROSE（可见核异质细胞）及病理学检查。并于RB7开口刷检，刷片2张，送病原学检查。余左、右主支气管及分支各叶、段支气管管腔通畅，黏膜光滑，未见新生物。更换凸阵超声支气管镜，超声探头探及12R组淋巴结（RB8朝向RB7方向），椭圆形，短径长度20mm，边界清晰，回声不均匀、无融合，可见液化坏死，弹力成像呈2级，后方无增强，超声引导下行12R组淋巴结经支气管镜针吸活检，共穿刺7针，组织送ROSE（可见少量淋巴细胞及大量坏死）及病理学检查。超声探头探及7组、11Rs组、11L组淋巴结被中等及较大血管包绕无穿刺路径，短径长度分别为5mm、8mm、10mm，上述淋巴结内可探及坏死区域。术中少量出血，负压吸引后停止，术后无活动出血。手术用时60分钟。超声引导下经支气管针吸活检用时20分钟。术前窦性心律，心率61次/分，血压99/59mmHg，血氧饱和度96%。术后窦性心律，心率70次/分，血压93/57mmHg，血氧饱和度98%。

检查结论：纵隔淋巴结肿大（12R）、支气管狭窄（RB7）
硬质支气管镜探查术、电子支气管镜检查、窄带成像支气管镜检查、经支气管内镜活检术、经电子支气管镜采样刷采样、超声内镜、超声内镜引导下穿刺活检术

（二）支气管内超声引导下经支气管淋巴结活检

结节病、结核、肿瘤、淋巴结炎等疾病可致肺门、纵隔淋巴结肿大，但其缺乏特征性临床表现及影像学改变，故确诊难度较大。支气管内超声引导下经支气管针吸活检（图4-2-5）是在气管内超声引导下，对气管支气管外、肺门与纵隔病变及血管和淋巴结等组织进行分辨，穿刺病变组织，从而获取组织、细胞学病理诊断的介入呼吸病学技术。在支气管内超声引导下经支气管针吸活检基础上，气管内超声引导建隧活检术可进一步提高肺门及纵隔疾病诊断的敏感度和特异度。气管内超声引导建隧活检术是指在气管内超声引导监视下，经主气管建立透过黏膜及黏膜下各层组织结构的隧道（建隧），用活检钳经隧道自纵隔或紧邻主气管病灶活检取材的介入呼吸病学技术。

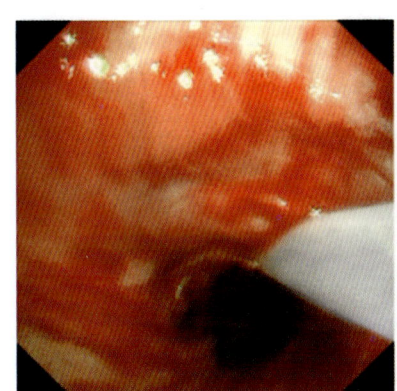 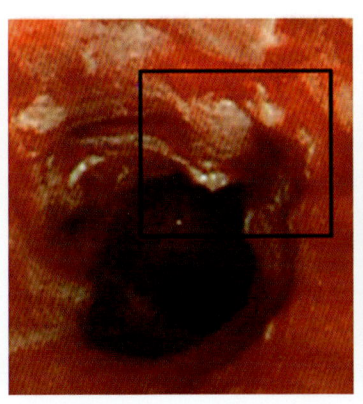 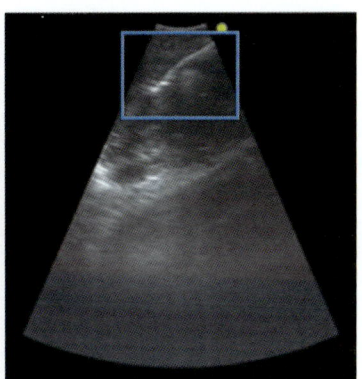

图4-2-5 支气管内超声引导下经支气管淋巴结活检

（常规报告模板）麻醉方式→气管镜插入途径（经鼻进镜/经口进镜/经气管造瘘口/经气管插管、喉罩、硬质支气管镜）→中央气道Ⅰ～Ⅲ区（气管黏膜/软骨环/膜部情况）→气管隆突上2cm，滴注2%利多卡因2ml→隆突（是否居中/是否锐利/活动情况）→左、右主支气管（先健侧，再患侧）→上叶→中叶→下叶→更换凸面超声支气管镜→超声探头探及__区淋巴结/气管第__软骨环间__点位置外病灶/气管、支气管名称__点位置外病灶→形状（椭圆形、圆形、不规则形）、短径长度__mm、边界（清晰、模糊）、强

回声、等回声、低回声、无回声、回声不均匀、有／无液化／钙化、有／无融合、后方有／无增强→在超声定位下上述病灶弹力成像＿＿级→给予高频电电针于＿＿区淋巴结／气管第＿＿～＿＿软骨环间＿＿～＿＿点位置／气管、支气管名称＿＿～＿＿点位置建隧，经隧道给予活检钳钳取治疗，共钳取＿＿块，组织送 NGS 及病理学检查→术中出血量，处置方式，术后无出血→手术用时＿＿分钟→术前心律、心率、血压、血氧饱和度→术后心律、心率、血压、血氧饱和度。

实例

检查所见：全身麻醉下经口插入硬质支气管镜（型号 12—33cm），经硬质支气管镜进电子支气管镜（外径 5.9mm），会厌、声门结构正常，中央气道Ⅰ～Ⅲ区管腔通畅，黏膜光滑，未见新生物。隆突锐利。左、右主支气管及分支各叶、段支气管管腔通畅，黏膜光滑，未见新生物。更换凸阵超声支气管镜，超声探头探及 2R、4R 淋巴结肿大，融合，边界不清，回声不均匀，弹性成像 3 级，短径长度约为 30mm，行超声引导下 2R、4R 淋巴结经支气管镜针吸活检术，共穿刺 9 针，标本送病理学检查。给予高频电电针于 4R 淋巴结区建隧，经隧道给予活检钳钳取治疗，组织送 NGS 及病理学检查。术中少许出血，给予高频电氩气刀治疗后血止，术后无活动性出血。术前窦性心律，心率 60 次／分，血压 114/74mmHg，血氧饱和度 99%。术后窦性心律，心率 66 次／分，血压 112/65mmHg，血氧饱和度 99%。

检查结论：纵隔淋巴结肿大（2R/4R）
硬质支气管镜探查术、电子支气管镜检查、窄带成像支气管镜检查、超声内镜检查、超声内镜引导下穿刺活检术、经硬质支气管镜高频电治疗、支气管内超声引导下经支气管淋巴结活检、经硬质支气管镜氩等离子体凝固术

（三）支气管内超声引导下经支气管纵隔冷冻活检

支气管内超声引导下经支气管纵隔冷冻活检指在气管内超声引导监视下，经主气道建立透过黏膜及黏膜下各层组织结构的隧道（建隧），用二氧化碳冷冻经建隧自纵隔或紧邻主气道病灶活检取材的介入呼吸病学技术（步骤同超声内镜引导下建隧活检术；描述探头大小、冷冻时间、组织块数）。

实例

检查所见：全身麻醉下经口插入硬质支气管镜（型号 12—33cm），经硬质支气管镜进电子支气管镜（外径 5.9mm），会厌、声门结构正常。中央气道Ⅰ～Ⅲ区管腔通畅，未见新生物。隆突锐利。左、右主支气管及分支各叶、段支气管管腔通畅，黏膜光滑，未见新生物。更换凸阵超声支气管镜，超声探头探及 2R、4R 淋巴结肿大，椭圆形，融合，边界不清，回声不均匀，后方无增强，弹性成像 3 级，短径长度分别为 15mm、30mm，行超声引导下 2R、4R 淋巴结经支气管镜针吸活检术 9 针，标本送 ROSE（可见核异质细胞）及病理学检查。给予高频电电针于 4R 淋巴结区建隧，经凸阵超声支气管镜引导下，经隧道给予二氧化碳冻取（探头 1.3mm，分别 9 秒、11 秒、13 秒、15 秒，共冻取 4 块），组织送 NGS 及病理学检查。术中少量出血，给予高频电氩等离子体凝固术治疗后血止，术后无活动性出血。手术用时 60 分钟。超声内镜引导下经支气管冻取术 25 分钟。术前窦性心

律，心率60次/分，血压114/74mmHg，血氧饱和度99%。术后窦性心律，心率66次/分，血压112/65mmHg，血氧饱和度99%。

检查结论：纵隔淋巴结肿大（2R/4R）
　　　　　　硬质支气管镜探查术、电子支气管镜检查、超声内镜检查、超声内镜引导下穿刺活检术、经硬质支气管镜氩等离子体凝固术、支气管内超声引导下经支气管纵隔冷冻活检、经硬质支气管镜高频电治疗

（四）肺外周病变诊断技术

1. 径向超声引导的经支气管活检（radial-EBUS/TBLB/GS-TBLB/TBCB）　环形扫描超声探头通过支气管镜进入气管、支气管管腔，通过环形超声扫描，获得气管、支气管管壁层次及周围相邻器官的超声图像，以进行诊断或协助治疗。

（常规报告模板）麻醉方式→气管镜插入途径（经鼻进镜/经口进镜/经气管造瘘口/经气管插管、喉罩、硬质支气管镜）→中央气道Ⅰ～Ⅲ区（气管黏膜/软骨环/膜部情况）→隆突（是否居中/是否锐利/活动情况）→左、右主支气管（先健侧，再患侧）→上叶→中叶→下叶→支气管镜到达胸部CT定位肺叶，滴注2%利多卡因1ml→使用环形径向超声探查如左上叶前段、后段/LB1+2cii/RB3ii αβxy，距左上叶前段开口__cm处，超声探查可见（强回声、等回声、低回声、无回声）异常回声，边界（清晰），深度/范围约__mm；于左上叶后段超声小探头探查未见异常→经电子支气管镜孔道，于左上叶前段异常处给予活检钳钳取/活检套装穿刺活检/二氧化碳冷冻冻取（1.9/2.4mm冷冻探头，冷冻时长__秒，冻取__块），组织送ROSE及病理学检查→术中出血量，处置方式，术后无出血→手术用时__分钟→术前心律、心率、血压、血氧饱和度→术后心律、心率、血压、血氧饱和度。

实例

检查所见：全身麻醉下经口插入硬质支气管镜（型号12—33cm），经硬质支气管镜进电子支气管镜（外径4.9mm），会厌、声门结构正常。中央气道Ⅰ～Ⅲ区管腔通畅，黏膜光滑，未见新生物。隆突锐利，左、右主支气管及分支各叶、段支气管管腔黏膜光滑，未见新生物。右肺下叶窄带成像支气管镜检查未见迂曲血管。更换环形径向超声探查右下叶外基底段，距开口10mm处，距离胸膜15mm处，超声探查可见异常回声，边界清晰，病变长约40mm，最大直径约15mm。经电子支气管镜孔道，于右下叶外基底段异常处给予活检套装（图4-2-6）钳取，共钳取6块。于右下叶外基底段距开口40mm处给予二氧化碳冷冻冻取（1.9mm冷冻探头，冷冻时长4秒，冻取3块）。于右下叶后基底段距开口30～35mm处给予二氧化碳冷冻冻取（1.9mm冷冻探头，冷冻时长4秒，冻取2块），组织送病理学检查，此处行肺泡灌洗40ml（回收25ml）送细菌学检查。术中、术后无活动性出血。手术用时60分钟。超声小探头及活检用时20分钟。术前窦性心律，心率116次/分，血压128/89mmHg，血氧饱和度94%。术后窦性心律，心率123次/分，血压140/92mmHg，血氧饱和度90%。

检查结论：肺占位（右下叶外基底段）

硬质支气管镜探查术、电子支气管镜检查、窄带成像支气管镜检查、radial-EBUS-GS-TBLB、radial-EBUS-GS-TBCB

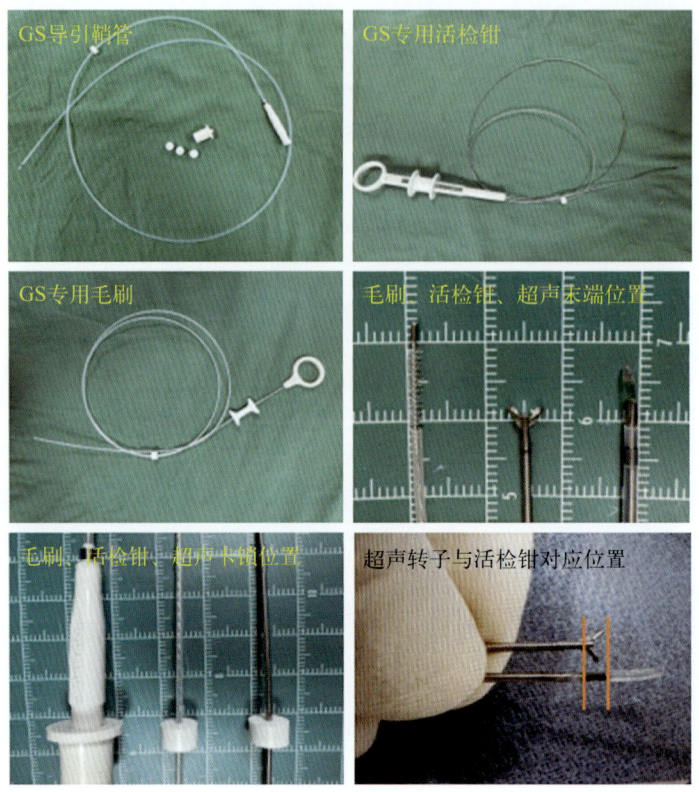

图 4-2-6　活检套装

2. X 线、锥形线束 CT 引导支气管镜肺活检术　主要用于肺外周局灶性浸润性病灶或占位性病灶。术前胸部 X 线片 / 胸部 CT 确定病变所在的准确部位。

（常规报告模板）麻醉方式→气管镜插入途径→中央气道Ⅰ～Ⅲ区（气管黏膜 / 软骨环 / 膜部情况）→隆突（是否居中 / 是否锐利 / 活动情况）→左、右主支气管（先健侧，再患侧）→上叶→中叶→下叶→气管镜伸入病变所在部位的第 5 级支气管开口，并将活检钳通过活检工作孔道伸入相应的支气管腔内→在 X 线透视下 / 锥形线束 CT 下进一步将活检钳 / 冷冻探头伸至病变所在部位→张开活检钳，向前推少许，吸气末关闭活检钳→术中出血量，处置方式，术后无出血→手术用时 __ 分钟→术前心律、心率、血压、血氧饱和度→术后心律、心率、血压、血氧饱和度。

实例

检查所见：全身麻醉下经口插入气管插管（型号 8 号），经气管插管进电子支气管镜（外径 4.9mm）。中央气道Ⅰ～Ⅲ区管腔通畅，黏膜光滑，未见新生物。气管隆突锐利，左、右主支气管及分支各叶、段支气管管腔通畅，黏膜光滑，未见新生物。结合胸部 CT，于右肺上叶后段后支 RB2ai 行环形径向超声探查，超声探查可见异常回声，边界清晰，病变长约20mm，最大直径约10mm。经电子支气管镜进活检钳、冷冻探头，锥形线束CT确认活检钳、冷冻探头到达右肺上叶后段后支病灶，给予活检钳钳取（共6块）及二氧化碳冷冻冻取（1.9mm冷冻探头，冷冻时长4秒，冻取4块），组织送ROSE（可见核异质细胞）及病理学检查。术中少量出血，给予冰盐水止血后血止。术后无活动性出血。手术用时50分钟。术前窦性心律，心率70次/分，血压120/90mmHg，血氧饱和度100%。术后窦性心律，心率73次/分，血压126/89mmHg，血氧饱和度98%。

检查结论：肺占位（右肺上叶后段）
硬质支气管镜探查术、电子支气管镜检查、radial-EBUS-TBLB、radial-EBUS-TBCB

3. 电磁导航支气管镜/机器人支气管镜　电磁导航支气管镜（electromagnetic navigation bronchoscope，ENB）是一种以电磁定位技术为基础，结合计算机虚拟支气管镜与高分辨螺旋CT特点，经支气管镜诊断的新技术。其优点在于既可准确到达常规支气管镜无法到达的肺外周病灶或准确进行纵隔淋巴结定位，又可获取病变组织进行病理学检查。

（常规报告模板）麻醉方式→支气管镜插入途径（经鼻进镜/经口进镜/经气管造瘘口/经气管插管、喉罩、硬质支气管镜）→中央气道Ⅰ～Ⅲ区（气管黏膜/软骨环/膜部情况）→隆突（是否居中/是否锐利/活动情况）→左、右主支气管（先健侧，再患侧）→上叶→中叶→下叶→隆突上3cm停留，导航定位装置与延长工作管道伸入工作通道并露出1～1.5cm，依次到隆突、右上叶、右中叶、右下叶、左上叶、左下叶→结合电磁导航行路径规划，确认目标靶点→到达目标后用固定器固定延长工作管道，退出导航定位装置，在延长工作管道中伸入活检钳、活检针、细胞刷等工具取材→术中出血量，处置方式，术后无出血→手术用时__分钟→术前心律、心率、血压、血氧饱和度→术后心律、心率、血压、血氧饱和度。

实例

检查所见：全身麻醉下经口插入硬质支气管镜（型号12—33cm），经硬质支气管镜进电子支气管镜（外径5.9mm），会厌、声门结构正常。中央气道Ⅰ～Ⅲ区管腔通畅，黏膜光滑，未见新生物。隆突锐利。左、右主支气管及分支各叶、段支气管管腔通畅，黏膜光滑，未见新生物，可见白色胶冻样分泌物，给予充分吸引清除。左下叶后基底段窄带成像支气管镜检查未见异常回声。结合电磁导航行路径规划，病变位于LB10iiαx，使用环形径向超声探查（LB10ciiαx），超声探查可见异常低回声，于左下叶后基底段（LB10ciiαx）异常处给予活检钳钳取，组织送病理学检查。并于左下叶后基底段行保护性毛刷刷检及肺泡灌洗40ml（回收20ml），送病原学检查。术中、术后无活动性出血。手术用时50分钟。术前窦性心律，心率70次/分，血压120/90mmHg，血氧饱和度100%。术后窦性心律，心率76次/分，血压125/89mmHg，血氧饱和度98%。

检查结论：肺占位（左下叶后基底段）
硬质支气管镜探查术、电子支气管镜检查、窄带成像支气管镜检查、经支气管镜支气管肺泡灌洗术、经电子支气管镜防污染采样刷检、电磁导航支气

管镜实时定位、radial-EBUS-TBLB

三、呼吸内镜介入治疗

呼吸介入治疗技术是现代医学中关键的治疗手段之一，旨在通过直接介入呼吸系统，改善患者的呼吸功能。这些技术涵盖了气道管理、支气管镜检查及相关操作，能够有效应对各种呼吸疾病和紧急情况。下面主要从良性气管狭窄、气管/支气管软化、恶性气管狭窄、消化道瘘、支气管胸膜瘘、支气管肺泡瘘、气管/支气管异物及慢性阻塞性肺疾病支气管镜治疗八大方面的呼吸内镜报告模板进行展开描述。

（一）良性气管狭窄支气管镜治疗

良性气道狭窄是指非恶性肿瘤病变导致气道管径变细，在临床上表现为不同程度的呼吸困难，严重者可能出现窒息甚至死亡。随着支气管内肺结核、插管率等良性因素增多，良性气道狭窄与日俱增，成为介入呼吸病学中的常见病。良性气道狭窄的病因分为先天性和获得性两类。其中成人良性气道狭窄主要为获得性良性气道狭窄，包括：①损伤性狭窄，创伤及医源性因素为最多见的因素。其中气管切开和气管插管后导致的气道狭窄在医源性气道损伤中最多见。创伤及外科术后气管支气管断端吻合口的狭窄也是常见原因。②感染性因素，在我国，气道内结核为良性气道狭窄最主要的原因。③其他因素，如韦格纳肉芽肿、气道良性肿瘤、结节病、淀粉样变等。本部分就临床常见的气管切开、气管插管所致的气管狭窄及支气管结核、移植后支气管病变为例，阐述上述疾病的呼吸内镜报告模板，并结合临床病例进行展示。

1.气管切开/气管插管良性气管狭窄初始治疗　近年来，随着呼吸机在临床上广泛应用，气管插管/气管切开病例逐年增加。气管插管位置不当、频繁移位、频繁更换导管、吸痰不当、气道感染等可能造成气管插管后/气管切开后狭窄。气管插管或气管切开引起的气管狭窄的主要临床表现包括呼吸困难、喘息、声音变化、疲劳感等。呼吸内镜下表现可能包括结构性狭窄（管腔内肉芽组织生成/瘢痕挛缩/扭曲变形）及动力性狭窄（气道膜部向内膨出/气道软化）。此类狭窄多发生于声门下，气管上段为主。经典术式以球囊扩张为主，伴或不伴激光消融、药物注射，或置入支架或T管保证气道通畅（图4-2-7）。

（常规报告模板）麻醉方式→气管镜插入途径（经鼻进镜/经口进镜/经气管造瘘口/经气管插管、喉罩、硬质支气管镜）→会厌、声门结构正常/声门肿胀/__侧声带麻痹，中央气道Ⅰ~Ⅲ区可见纤维瘢痕型（蹼样/非蹼样）/肉芽组织型/气管软化型（膜部/非膜部）狭窄，狭窄距声门__cm，狭窄位于气管切开切口上方__cm/气管切开处/气管切开套管远端，狭窄长约__cm，管腔狭窄__%，Myer-Cotton分度__度，镜身（外径__mm）可通过/不能通过/勉强挤过，电针放射状/环形切割，深度大于/小于等于2mm，给予球囊扩张（型号__bar×__秒×__次）/硬质支气管镜（型号__）扩张__秒，共扩张__次，在电针切割处/黏膜撕裂处给予二氧化碳冷冻冻融__秒，在电针切割处/黏膜撕裂处给予曲安奈德__mg黏膜下注射，治疗后管腔狭窄__%

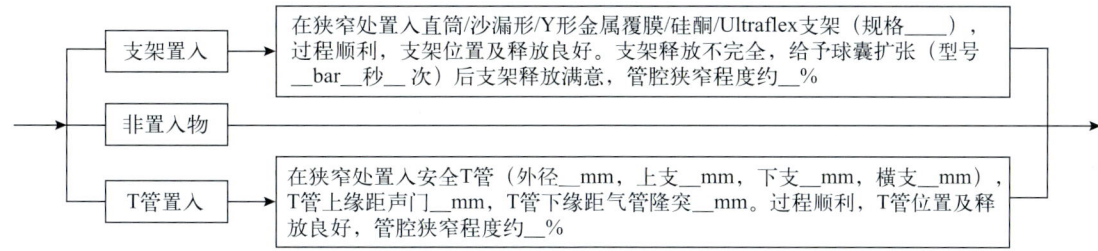

隆突锐利，左、右主支气管及分支各叶、段支气管管腔通畅，可见大量/中量/少量/脓性/黏性/稀薄/分泌物，给予保护性毛刷刷检/肺泡灌洗 __ml（回收 __ml）送细菌学/NGS检查，并充分吸引清除，黏膜光滑，未见新生物→术中出血量，处置方式，术后无出血→T管置入用时 __ 分钟。手术用时 __ 分钟→术前心律、心率、血压、血氧饱和度→术后心律、心率、血压、血氧饱和度。

实例 1：非置入物

检查所见：全身麻醉下经口插入硬质支气管镜（型号 10—43cm），经硬质支气管镜进电子支气管镜（外径 4.9mm），会厌、声门结构正常。中央型气道Ⅰ区（声门下 2cm）可见环形狭窄伴瘢痕组织增生，狭窄长约 1cm，管腔狭窄 60%，Myer-Cotton 分度Ⅱ度，镜身（外径 4.9mm）可勉强挤过，给予硬质支气管镜（型号 10—43cm）扩张 5 分钟，球囊扩张（型号 12～15mm，5bar×60 秒 ×2 次），二氧化碳冷冻冻融等治疗，治疗后管腔狭

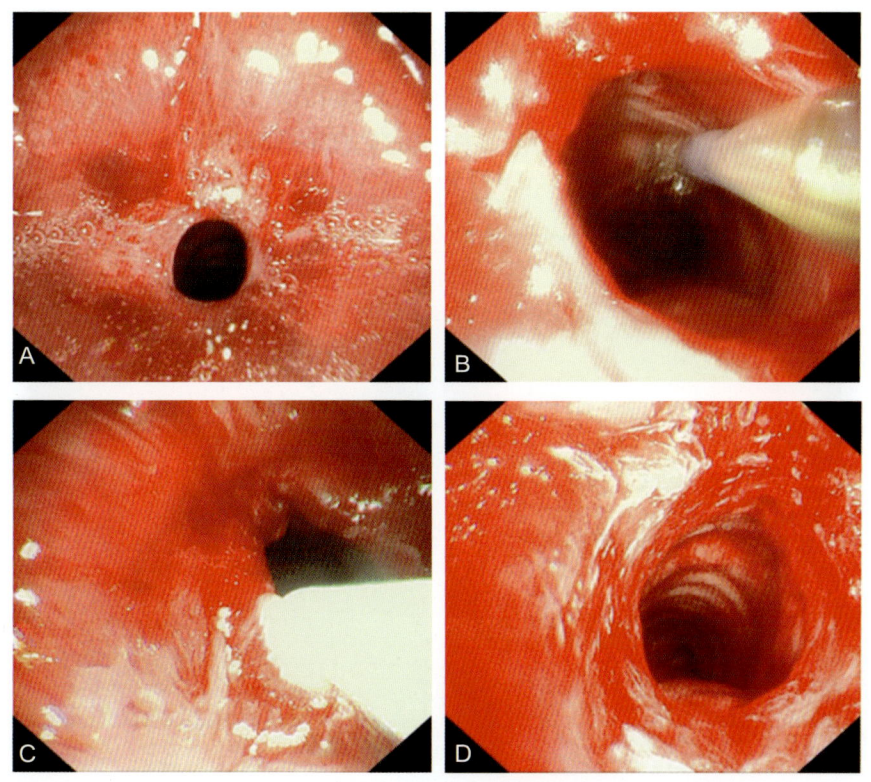

图 4-2-7 良性气管狭窄治疗

A. Ⅰ区环形狭窄伴瘢痕组织增生；B. Ⅰ区：球囊扩张；C. Ⅰ区：二氧化碳冷冻；D. Ⅰ区治疗后

窄约40%。中央气道Ⅰ—Ⅲ区管腔通畅，黏膜光滑，未见新生物。隆突锐利，余左右分支各叶、段支气管管腔通畅，黏膜光滑，未见新生物。术中、术后无活动性出血。手术用时20分钟。术前窦性心律，心率111次/分，血压98/53mmHg，血氧饱和度100%。术后窦性心律，心率120次/分，血压120/83mmHg，血氧饱和度99%。

检查结论：气管狭窄

硬质支气管镜探查术、电子支气管镜检查、经硬质支气管镜冷冻治疗、经硬质支气管镜+电子支气管镜支气管扩张术

实例2：T管置入（图4-2-8）

检查所见：全身麻醉下经口插入硬质支气管镜（型号10—43cm），经硬质支气管镜进电子支气管镜（外径4.9mm），会厌、声门结构正常。中央气道Ⅰ区可见塑料气管切开套管，拔除塑料气管切开套管（7号加长型），中央气道Ⅰ区可见气管软化型（非膜部）狭窄，Ⅰ区狭窄距声门10mm，狭窄位于气管切开处，狭窄长约20cm，管腔狭窄80%，Myer-Cotton分度Ⅲ度，镜身（外径：4.9mm）可挤过，原气管切开套管下缘气管右侧壁隐窝形成，窄带成像支气管镜检查未见迂曲血管。原气管切开管上缘可见肉芽组织，给予活检钳钳取、二氧化碳冷冻冻取，并于狭窄处给予硬质支气管镜（型号10—43cm）扩张5分钟。在狭窄处置入安全T管（外径11mm，上支25mm，下支60mm，横支50mm），T管上缘距声门5mm，T管下缘距离隆突30mm。过程顺利，T管位置及释放良好，管腔狭窄程度约10%。中央气道Ⅲ区管腔通畅，黏膜光滑，未见新生物。左、右主支气管及分支各叶、段支气管管腔通畅，黏膜光滑，少许分泌物，未见新生物。术中、术后无活动性出血。T管置入用时15分钟。手术用时30分钟。术前窦性心律，心率72次/分，血压131/82mmHg，血氧饱和度98%。术后窦性心律，心率60次/分，血压103/66mmHg，血氧饱和度100%。

检查结论：气管狭窄、气管切开术后、T管置入术

硬质支气管镜探查术、电子支气管镜检查、经硬质支气管镜冷冻治疗、窄带成像支气管镜检查、经硬质支气管镜活检术

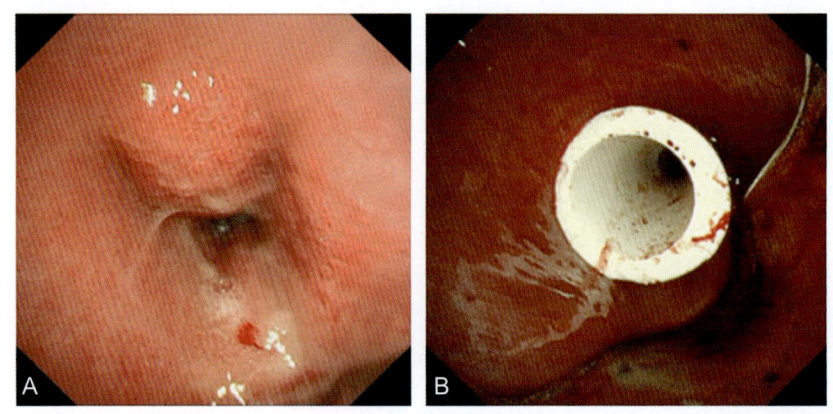

图4-2-8 T管置入术

A. Ⅰ区（原气管切开处）治疗前；B. Ⅰ区治疗后；T管上缘

实例 3：支架置入（图 4-2-9）

检查所见：全身麻醉下经口插入硬质支气管镜（型号 12—33cm），经硬质支气管镜进电子支气管镜（外径 5.9mm），会厌、声门结构正常。中央气道Ⅰ区可见环形狭窄伴瘢痕组织增生，窄带成像支气管镜检查未见迂曲血管，Ⅰ区狭窄距声门 2cm，狭窄长约 2cm，狭窄段管腔伴扭曲，管腔狭窄 80%，Myer-Cotton 分度Ⅲ度，镜身（外径 5.9mm）无法通过，给予球囊扩张（型号 12～15mm 2bar×60 秒×3 次），可见 5 点及 9 点位置黏膜撕裂约 2mm，可见瘢痕部分游离，给予二氧化碳冷冻冻取游离组织，并给予电针放射状切割，深度小于 2mm，在电针切割处、黏膜撕裂处给予二氧化碳冷冻冻融 60 秒，治疗后管腔狭窄 70%。于狭窄处置入沙漏形硅酮支架（ST 12mm-10mm-12mm，L 7.5mm-20mm-15mm），过程顺利，支架位置及释放良好，管腔狭窄程度约 10%。支架上缘距声门 11mm。中央气道Ⅱ～Ⅲ区管腔通畅，黏膜光滑，未见新生物。隆突锐利，左、右主支气管及分支各叶、段支气管管腔通畅，黏膜光滑，未见新生物。支架置入用时 5 分钟。手术用时 30 分钟。术中、术后无活动性出血。术前窦性心律，心率 80 次/分，血压 115/60mmHg，血氧饱和度 99%。术后窦性心律，心率 88 次/分，血压 109/66mmHg，血氧饱和度 99%。

检查结论：气管狭窄、硅酮支架置入术

硬质支气管镜探查术、电子支气管镜检查、窄带成像支气管镜检查、经电子支气管镜气管扩张术、经硬质支气管镜冷冻治疗、经硬质气管高频电治疗、经硬质支气管镜支架置入术

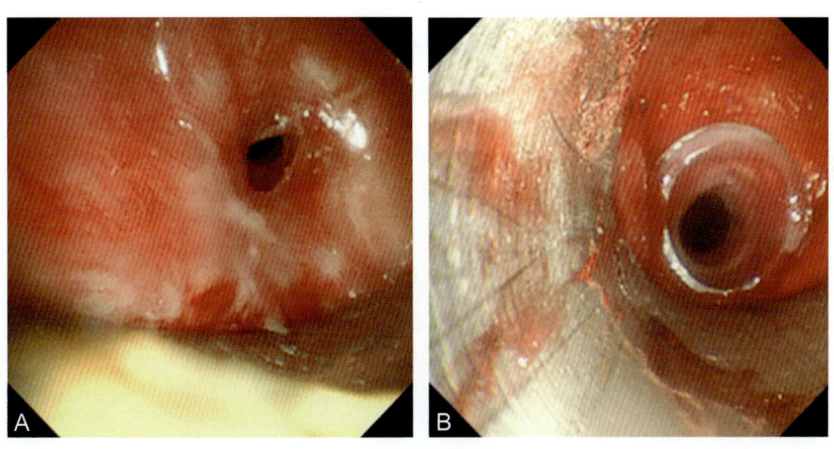

图 4-2-9　硅酮支架置入术
A. Ⅰ区治疗前；B. Ⅰ区治疗后：支架上缘

2. 气管切开/气管插管良性气道狭窄支架/T 管复查　（常规报告模板）麻醉方式→支气管镜插入途径（经鼻进镜/经口进镜/经气管造瘘口/经气管插管、喉罩、硬质支气管镜）→会厌、声门结构正常/声门肿胀/__侧声带麻痹→中央气道____区可见直筒/沙漏形/L 形/Y 形金属覆膜/硅酮/Ultraflex 支架/T 管（规格__，有无打孔/缝线/豁口），支架位置/上移/下移__cm，释放良好，支架上下缘有/无与管壁成角，支架上/下缘__点

位置嵌入管壁，较前次治疗后管腔狭窄由__%变为__%。气管支架内可见分泌物__级，支架两端炎性反应__级，肉芽组织增生__级→隆突（是否居中/是否锐利/活动情况）→左、右主支气管（先健侧，再患侧）→上叶→中叶→下叶→__可见大量/中量/少量/脓性/黏性/稀薄/分泌物，给予保护性毛刷刷检/肺泡灌洗__ml（回收__ml）送细菌学/NGS检查，并充分吸引清除，黏膜光滑，未见新生物→术中出血量，处置方式，术后无出血→手术用时__分钟→术前心律、心率、血压、血氧饱和度→术后心律、心率、血压、血氧饱和度。

实例：支架复查（图4-2-10）

检查所见： 全身麻醉下经口插入电子支气管镜（外径4.9mm），会厌结构正常。双侧声带活动度可。中央气道Ⅰ区可见沙漏形硅酮支架（ST 15mm-13mm-15mm，L10mm-20mm-15mm），支架位置及释放良好，支架上下缘无与管壁成角，支架上缘炎症反应0级，肉芽组织增生0级，可见少许白色坏死物，窄带成像支气管镜检查未见血管迂曲，给予活检钳钳取。支架下缘炎症反应0级，肉芽组织增生0级。支架内分泌物1级，给予防污染毛刷刷检及灌洗（生理盐水20ml，回收10ml），送病原学检查。支架上缘距声门15mm。中央气道Ⅱ～Ⅲ区管腔通畅，黏膜光滑，未见新生物。左、右主支气管及分支各叶、段支气管管腔通畅，黏膜光滑，未见新生物。术中、术后无活动性出血。术前窦性心律，心率80次/分，血压157/102mmHg，血氧饱和度99%。术后窦性心律，心率88次/分，血压127/93mmHg，血氧饱和度99%。

检查结论： 气管狭窄、硅酮支架置入术后复查

电子支气管镜检查、窄带成像支气管镜检查、经支气管内镜活检术、经支气管镜支气管肺泡灌洗术、经电子支气管镜采样刷采样

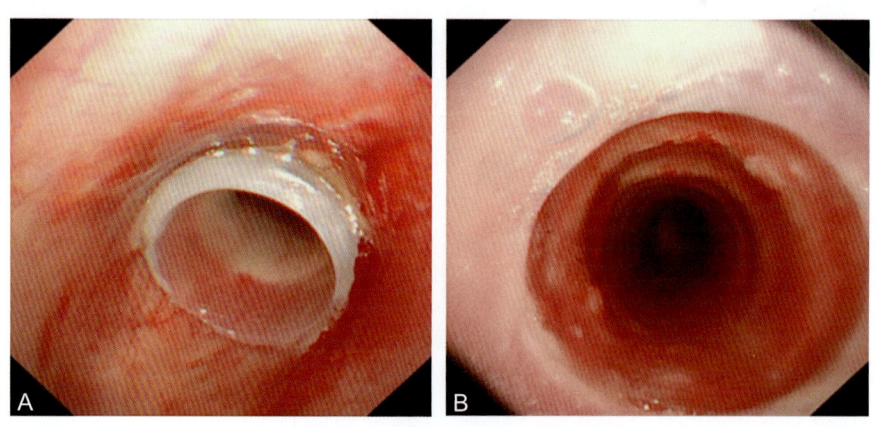

图4-2-10　硅酮支架置入术后复查
A.支架上缘；B.支架下缘

3.气管支气管结核所致良性气道狭窄初始治疗　气管支气管结核是指发生于气管、支气管黏膜、黏膜下层、平滑肌、软骨及外膜的一种结核病，其是肺结核的一种特殊类型。

如得不到及时、有效的治疗，气管、支气管的病变进展而导致气管支气管狭窄、阻塞及肺不张等严重后果，已成为临床上亟待解决的问题，也一直是国内较为常见的良性气道狭窄的主要病因之一。其临床表现主要是咳嗽、咳痰、呼吸困难、喘息、乏力等。根据2012年气管支气管结核的诊疗指南可以分为6种类型：Ⅰ型，炎症浸润型；Ⅱ型，溃疡坏死型；Ⅲ型，肉芽增殖型；Ⅳ型，瘢痕狭窄型；Ⅴ型，管壁软化型；Ⅵ型，淋巴结瘘型。各种类型的镜下表现各有特征，具体的诊疗方案需要根据镜下的情况决定。

（常规报告模板）麻醉方式→支气管镜插入途径（经鼻进镜/经口进镜/经气管造瘘口/经气管插管、喉罩、硬质支气管镜）→会厌、声门结构正常/声门肿胀/__侧声带麻痹，正常管腔描述，管腔黏膜轻度充血水肿，管腔内大量/中量/少量/脓性/黏性/稀薄/分泌物给予吸除，管腔通畅。

异常管腔描述如下。

Ⅰ型：中央气道八区具体部位可见炎症浸润（轻/中/重度），狭窄长约__cm，管腔狭窄__%，Myer-Cotton分度__度，镜身（外径__mm）可通过/不能通过/勉强通过，可见大量/中量/少量/脓性/黏性/稀薄/分泌物，给予保护性毛刷刷检/肺泡灌洗__ml（回收__ml）送细菌学/NGS检查，充分吸引清除分泌物后局部用导管介入注入抗结核药物：具体用法用量。手术用时__分钟→术前心律、心率、血压、血氧饱和度→术后心律、心率、血压、血氧饱和度。

Ⅱ型：中央气道八区具体部位可见溃疡坏死型（大片状/弥漫性），狭窄长约__cm，管腔狭窄__%，Myer-Cotton分度__度，镜身（外径__mm）可通过/不能通过/勉强通过，可见大量/中量/少量/脓性/黏性/稀薄/分泌物，给予保护性毛刷刷检/肺泡灌洗__ml（回收__ml）送细菌学/NGS检查，局部活检送病理学检查±活检钳清理。给予热消融（氩等离子体凝固术/激光/微波）±二氧化碳冷冻冻融__秒±球囊扩张（扩张__秒，共扩张__次），治疗后管腔狭窄__%，充分吸引清除分泌物后局部用导管介入注入抗结核药物：具体用法用量。手术用时__分钟→术前心律、心率、血压、血氧饱和度→术后心律、心率、血压、血氧饱和度。

Ⅲ型：中央气道八区具体部位可见肉芽组织增生（轻/中/重度），狭窄长约__cm，管腔狭窄__%，Myer-Cotton分度__度，镜身（外径__mm）可通过/不能通过/勉强通过，可见大量/中量/少量/脓性/黏性/稀薄/分泌物，给予保护性毛刷刷检/肺泡灌洗__ml（回收__ml）送细菌学/NGS检查，局部活检送病理学检查±活检钳清理。给予热消融（氩等离子体凝固术/激光/微波）±二氧化碳冷冻冻融__秒±球囊扩张（扩张__秒，共扩张__次），治疗后管腔狭窄__%，充分吸引清除分泌物后局部用导管介入注入抗结核药物：具体用法用量。手术用时__分钟→术前心律、心率、血压、血氧饱和度→术后心律、心率、血压、血氧饱和度。

Ⅳ型：中央气道八区具体部位可见瘢痕狭窄（蹼样/非蹼样），狭窄长约__cm，管腔狭窄__%，Myer-Cotton分度__度，镜身（外径__mm）可通过/不能通过/勉强挤过，可见大量/中量/少量/脓性/黏性/稀薄/分泌物,给予保护性毛刷刷检/肺泡灌洗 __ml(回收 __ml)送细菌学/NGS 检查。在病灶处电针放射状/环形切割,深度大于/小于等于 2mm,给予球囊扩张(型号 __bar× __秒 × __次)/硬质支气管镜(型号 __)扩张 __秒,共扩张 __次,在电针切割处/黏膜撕裂处给予二氧化碳冷冻冻融 __秒 ± 在电针切割处/黏膜撕裂处给予药物黏膜下注射,治疗后管腔狭窄 __%,充分吸引清除分泌物后局部用导管介入注入抗结核药物:具体用法用量。手术用时 __分钟→术前心律、心率、血压、血氧饱和度→术后心律、心率、血压、血氧饱和度。

Ⅴ型:中央气道八区具体部位可见管壁软化(全程/局部),狭窄长约 __cm,管腔狭窄 __%,Myer-Cotton 分度 __度,可见大量/中量/少量/脓性/黏性/稀薄/分泌物,给予保护性毛刷刷检/肺泡灌洗 __ml(回收 __ml)送细菌学/NGS 检查。经过镜下评估有/暂无支架置入指征,充分吸引清除分泌物 ± 局部用导管介入注入抗结核药物:具体用法用量。手术用时 __分钟→术前心律、心率、血压、血氧饱和度→术后心律、心率、血压、血氧饱和度。

Ⅵ型:中央气道八区具体部位可见淋巴结瘘(破溃前期/破溃期/破溃后期),狭窄长约 __cm,管腔狭窄 __%,Myer-Cotton 分度 __度,镜身(外径 __mm)可通过/不能通过/勉强挤过,可见大量/中量/少量/脓性/黏性/稀薄/分泌物,给予保护性毛刷刷检/肺泡灌洗 __ml(回收 __ml)送细菌学/NGS 检查,局部活检送病理学检查 ± 活检钳清理。给予热消融(氩等离子体凝固术/激光/微波)± 二氧化碳冷冻冻融 __秒 ± 球囊扩张(扩张 __秒,共扩张 ____次),治疗后管腔狭窄 __%,充分吸引清除分泌物后局部用导管介入注入抗结核药物:具体用法用量。手术用时 __分钟→术前心律、心率、血压、血氧饱和度→术后心律、心率、血压、血氧饱和度。

实例 1:溃疡坏死型(图 4-2-11)

检查所见:全身麻醉下经口插入喉罩,经喉罩进电子支气管镜(外径 4.9mm),会厌、声门结构正常。中央气道Ⅰ~Ⅱ区、右主支气管及分支各叶、段支气管管腔通畅,黏膜光滑,未见新生物。左主Ⅶ~Ⅷ区延伸远端左上支气管可见大片白色干酪样坏死组织附着,狭窄长约 3cm,管腔狭窄 60%,Myer-Cotton 分度Ⅱ度,镜身(外径 4.9mm)可勉强通过,给予氩等离子体凝固术治疗,而后联合冷冻冻融治疗,治疗后管腔狭窄约 40%,局部用导管介入注入异烟肼 0.1g。术中、术后无活动性出血。手术用时 20 分钟。术前窦性心律,心率 111 次/分,血压 98/53mmHg,血氧饱和度 100%。术后窦性心律,心率 120 次/分,血压 120/83mmHg,血氧饱和度 99%。

检查结论:左主支气管结核(溃疡坏死型)
　　　　　电子支气管镜检查、经支气管镜氩等离子体凝固术、经电子支气管镜冷冻治疗

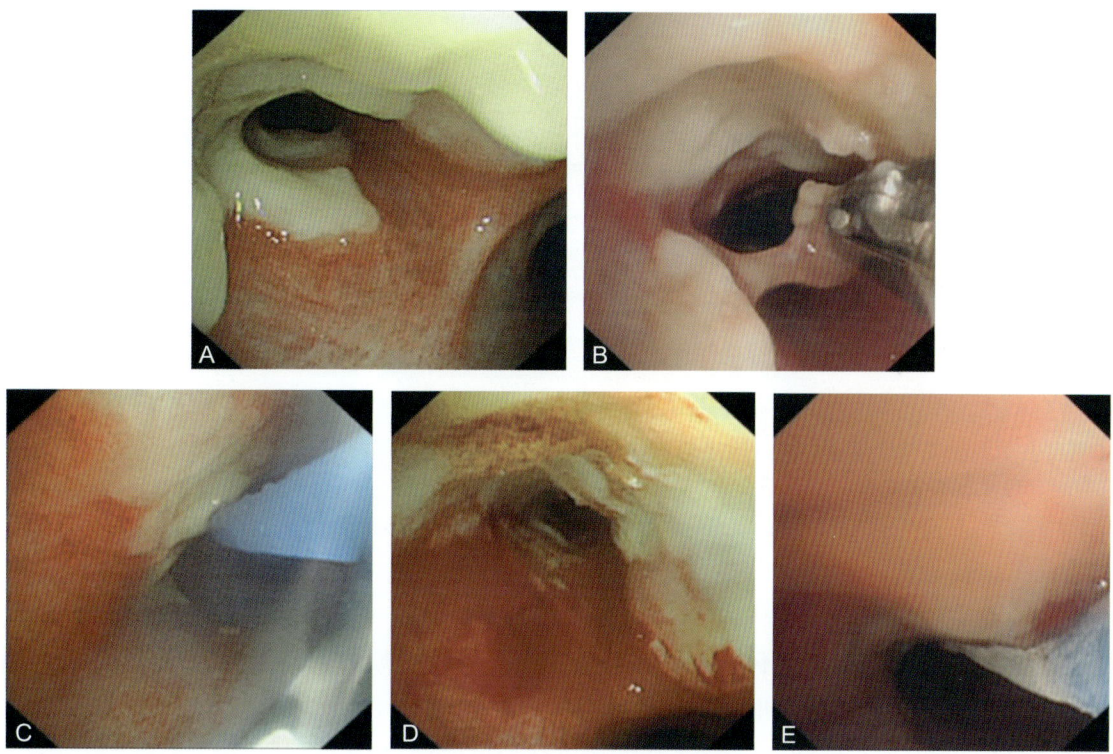

图 4-2-11 左主支气管结核（溃疡坏死型）治疗

A. 左主Ⅶ～Ⅷ区大量白色干酪样坏死组织附着；B. 活检清理白色干酪样坏死组织；C. 左主Ⅶ～Ⅷ区干酪样坏死组织氩等离子体凝固术、消融；D. 左主Ⅶ～Ⅷ区干酪样坏死组织氩等离子体凝固术、消融后；E. 左主Ⅶ～Ⅷ区局部冷冻消融

实例 2：淋巴结瘘型（图 4-2-12）

检查所见： 全身麻醉下经口插入喉罩，经喉罩进电子支气管镜（外径 4.0mm），会厌、声门结构正常。气管、左上支气管、舌段支气管、下叶支气管及右上支气管、中叶支气管、下叶支气管管腔通畅，黏膜光滑，未见新生物。右中间段Ⅵ区见破溃淋巴结（破溃期），狭窄长约 1cm，管腔狭窄 20%，Myer-Cotton 分度Ⅰ度，镜身（外径 4.0mm）可顺利通过，给予 Nd：YAG 激光消融，功率 25W，治疗后管腔狭窄约 5%，局部用导管介入注入异烟肼 0.05g。术中、术后无活动性出血。手术用时 10 分钟。术前窦性心律，心率 121 次 / 分，血压 95/60mmHg，血氧饱和度 100%。术后窦性心律，心率 123 次 / 分，血压 101/63mmHg，血氧饱和度 100%。

检查结论： 右中间段支气管结核（淋巴结瘘型）
电子支气管镜检查、电子支气管镜激光治疗

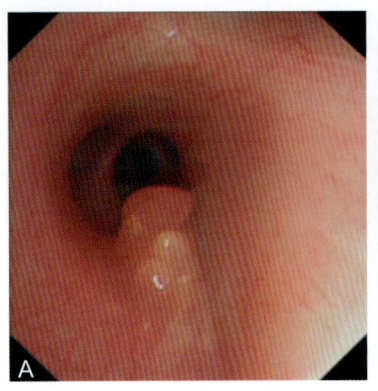 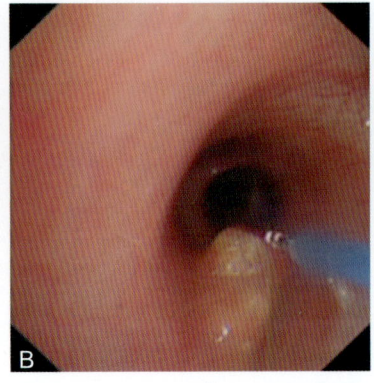 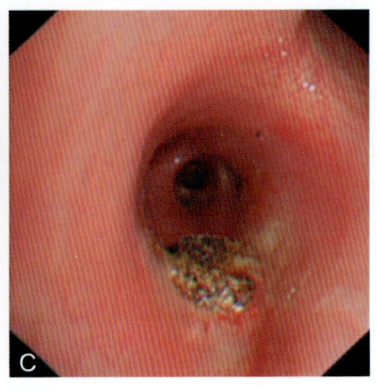

图 4-2-12　右中间段支气管结核（淋巴结瘘型）治疗

A. Ⅵ区右中间段支气管淋巴破溃（破溃期）；B. Ⅵ区右中间段支气管激光消融（Nd：YAG，25W）；C. Ⅵ区右中间段支气管激光消融治疗后

4.肺移植后气道狭窄　肺移植是许多终末期肺疾病唯一有效的治疗手段。在过去20年中，肺移植的数量有了大幅提升。本部分就临床常见的气道清创技术、机械扩张技术、经支气管镜腔内注药和气道支架置入术为例，阐述肺移植后气道狭窄上述治疗的呼吸内镜报告模板，并结合临床病例进行展示。

（常规报告模板）麻醉方式→气管镜插入途径（经鼻进镜/经口进镜/经气管造瘘口/经气管插管、喉罩、硬质支气管镜）→会厌、声门结构正常/声门肿胀/__ 侧声带麻痹，__ 侧吻合口/支气管可见纤维瘢痕型（蹼样/非蹼样）/肉芽增殖型/气管软化型（膜部/非膜部）狭窄，狭窄距隆突 __ cm。狭窄长约 __ cm，管腔狭窄 __ %，Myer-Cotton 分度 __ 度，镜身（外径 __ mm）可通过/不能通过/勉强挤过，针形电刀 __ 点方向进行放射状/环形切割，或者应用激光对瘢痕进行松解。给予球囊扩张（型号 __ bar× __ 秒× __ 次）/硬质支气管镜（型号 ____）扩张 __ 秒，共扩张 __ 次，可见 __ 点位置黏膜撕裂深度约 __ mm，在电针切割处/黏膜撕裂处给予二氧化碳冷冻冻融 __ 秒，在电针切割处/黏膜撕裂处给予曲安奈德 __ mg 黏膜下注射，治疗后管腔狭窄 __ %→隆突锐利，左、右主支气管及分支各叶、段支气管管腔通畅，可见大量/中量/少量/脓性/黏性/稀薄/分泌物，给予保护性毛刷刷检/肺泡灌洗 __ ml（回收 __ ml）送细菌学/NGS 检查，并充分吸引清除，黏膜光滑，未见新生物→术中出血量，处置方式，术后无出血→手术用时 __ 分钟→术前心律、心率、血压、血氧饱和度→术后心律、心率、血压、血氧饱和度。

实例 1：球囊扩张术

检查所见：全身麻醉肌松经口插入硬质支气管镜，见会厌部正常，声门正常开启，硬质支气管镜顺利抵达气管中段。经硬质气管镜鞘管置入电子支气管镜，见气管管腔通畅，黏膜光滑，软骨环清晰，隆突锐利。左上叶支气管可见纤维瘢痕型狭窄，狭窄长约1cm，管腔狭窄约75%，Myer-Cotton 分度Ⅲ度，支气管镜镜身（外径5.9mm）不能通过；左下叶支气管瘢痕闭塞；右中间支气管纤维瘢痕型狭窄，狭窄长约1cm，管腔狭窄约50%，Myer-Cotton 分度Ⅰ度，支气管镜镜身可顺利通过。右上叶支气管管腔通畅，未见明显新生物及阻塞。于左上叶支气管狭窄段给予球囊扩张（型号 8～10mm，5.5bar）扩张 60 秒，共扩张 2 次，可见 12 点及 4 点位黏膜撕裂深度约 2mm，治疗后管腔狭窄 30%，治疗后支气管镜镜身可顺利通过。结合影像学检查提示于左上叶前段行支气管肺泡灌洗，注入生理盐水 30ml，回收无色浑浊支气管肺泡灌洗液约 25ml（内有痰栓），灌洗标本送检病原学及细胞分类检查。术中及术后无出血。手术用时 15 分钟，术中患者生命体征平稳。观察无活动性出血，拔出鞘管并退镜（图 4-2-13）。

检查结论：双肺移植术后、左上叶支气管瘢痕狭窄、左下叶支气管瘢痕闭塞
右中间支气管瘢痕狭窄
硬质支气管镜探查术、电子支气管镜检查、经硬质支气管镜 + 电子支气管镜支气管扩张术、经支气管镜支气管肺泡灌洗术

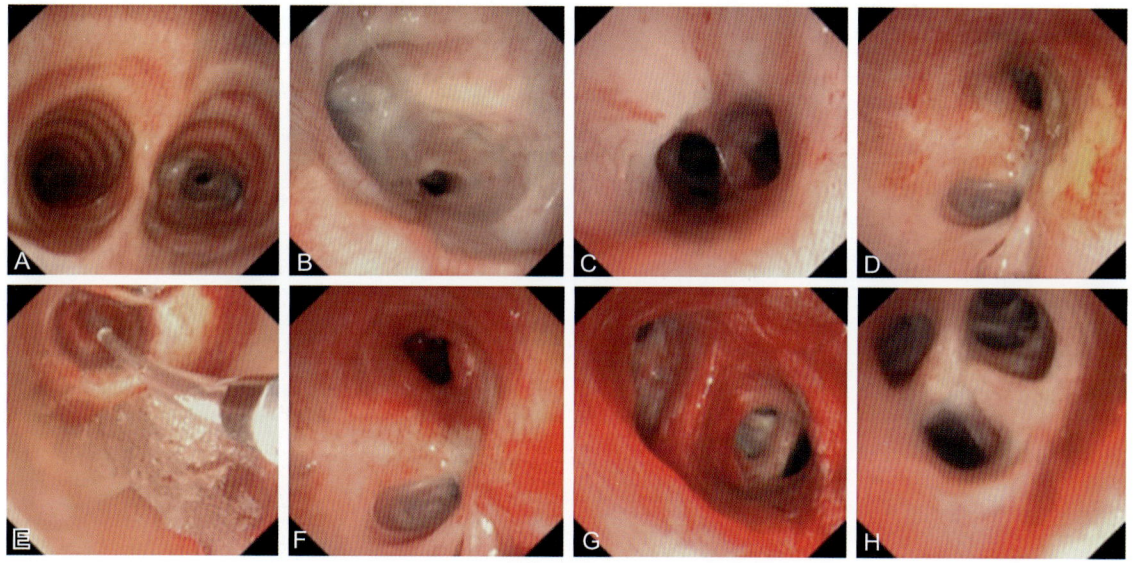

图 4-2-13　肺移植后气道狭窄球囊扩张术

A. 隆突；B. 右主支气管；C. 右中间支气管；D. 左主支气管（治疗前）；E. 球囊扩张；F. 左主支气管（治疗后）；G. 左上叶支气管（治疗后）；H. 左固有上叶（治疗后）

实例 2：激光治疗

检查所见：全身麻醉肌松经口插入硬质支气管镜，见会厌部正常，声门正常开启，硬质支气管镜顺利抵达气管中段。经硬质支气管镜鞘管置入电子支气管镜，见气管管腔通畅，黏膜光滑，软骨环清晰，隆突锐利。左主支气管、右主支气管纤维瘢痕型狭窄，局部伴肉芽组织增生，狭窄长约 1cm，管腔狭窄约 85%，Myer-Cotton 分度Ⅲ度，支气管镜镜身（外径 5.9mm）不能通过。应用激光对瘢痕进行松解，并清理局部肉芽组织；于左主支气管狭窄段给予球囊扩张（型号 8～10mm，5.5bar、9bar），各扩张 60 秒，共扩张 2 次；于右主支气管狭窄段给予球囊扩张（型号 8～10mm，5.5bar、9bar），各扩张 60 秒，共扩张 2 次；治疗后左主支气管管腔狭窄 35%、右主支气管管腔狭窄 35%，治疗后支气管镜镜身可顺利

通过。双侧其余各叶、段支气管黏膜光滑，管腔通畅，未见新生物及阻塞。结合影像学检查提示于右下叶行支气管肺泡灌洗，注入生理盐水 50ml，回收无色浑浊支气管肺泡灌洗液约 30ml，灌洗标本送检病原学及细胞分类检查。术中及术后无出血。手术用时 30 分钟，术中患者生命体征平稳。观察无活动性出血，拔出鞘管并退镜（图 4-2-14）。

检查结论：双肺移植术后、双侧多叶段支气管狭窄

硬质支气管镜探查术、电子支气管镜检查、经硬质支气管镜 + 电子支气管镜支气管扩张术、经支气管镜支气管肺泡灌洗术、经硬质支气管镜激光治疗

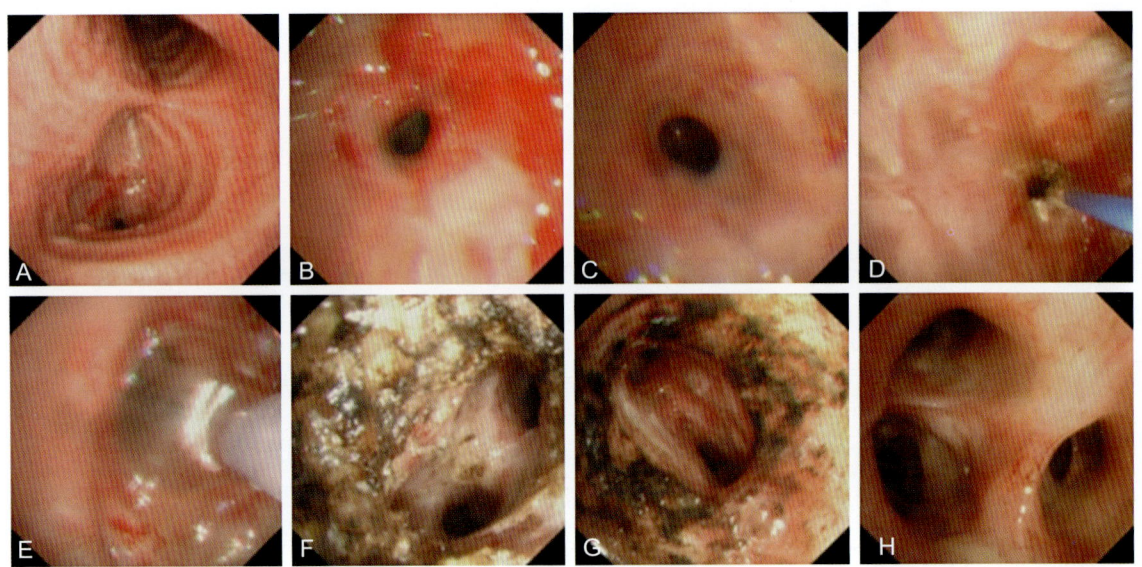

图 4-2-14　肺移植后气道狭窄激光治疗

A. 隆突；B. 左主支气管；C. 右主支气管；D. 激光治疗；E. 球囊扩张；F. 左主支气管（治疗后）；G. 右主支气管（治疗后）；H. 右上叶支气管

实例 3：镜下注药术

检查所见：全身麻醉肌松经口插入硬质支气管镜，见会厌部正常，声门正常开启，硬质支气管镜顺利抵达气管中段。经硬质支气管镜鞘管置入电子支气管镜，见气管管腔通畅，黏膜光滑，软骨环清晰，隆突锐利。左侧 Y 形覆膜金属支架在位，膨胀可，支架内少量黏稠分泌物附着，吸净后见支架远端左下叶背段及基底段管腔通畅，局部少许肉芽组织增生。右侧吻合口愈合可。应用活检钳清理支架远端局部肉芽组织，并于左下叶背段及基底段瘢痕处多点分次黏膜下注射曲安奈德稀释液 8mg；术中及术后无出血。手术用时 12 分钟，术中患者生命体征平稳。观察无活动性出血，拔出鞘管并退镜（图 4-2-15）。

检查结论：双肺移植术后、左侧 Y 形覆膜金属支架置入术后

硬质支气管镜探查术、电子支气管镜检查、经电子支气管镜吸痰、经电子支气管镜注药治疗、经电子支气管镜活检术

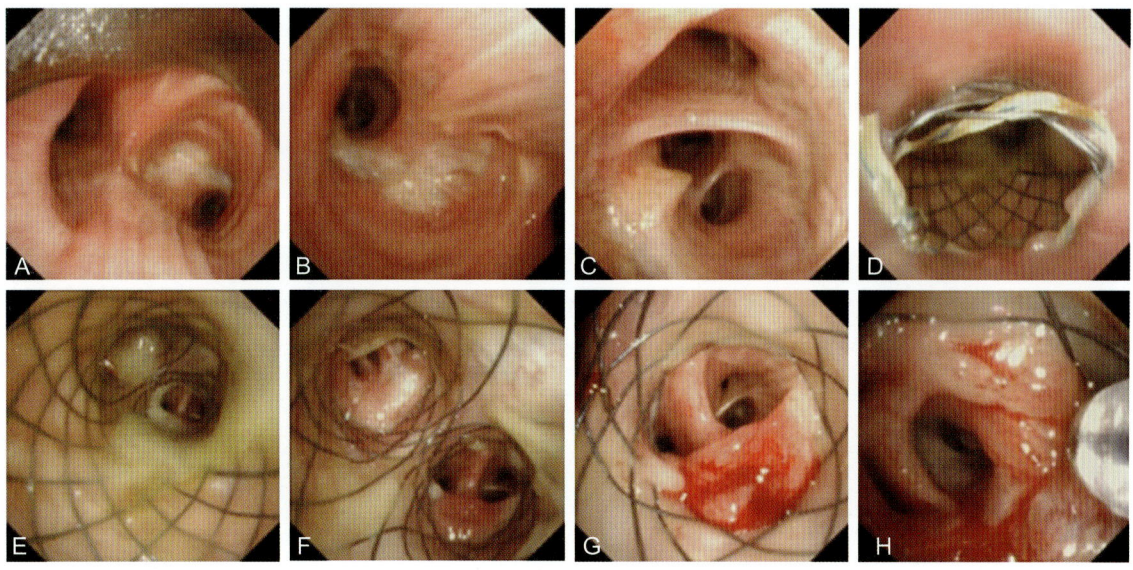

图 4-2-15 肺移植后气道狭窄镜下注药术

A. 隆突；B. 右侧吻合口；C. 右中间支气管；D. 左主支气管近端支架；E. 左主支气管远端支架；F. 支架远端；G. 左下叶基底段支气管；H. 镜下注药

实例 4：电刀电切

检查所见：全身麻醉肌松经口插入硬质支气管镜，见会厌部正常，声门正常开启，硬质支气管镜顺利抵达气管中段。经硬质气管镜鞘管置入电子支气管镜，见气管管腔通畅，黏膜光滑，软骨环清晰，隆突锐利。右中间支气管纤维瘢痕型狭窄，局部伴有气道软化，狭窄长约 1.5cm，管腔狭窄约 80%，Myer-Cotton 分度Ⅲ度，支气管镜镜身（外径 5.9mm）不能通过，远端情况不清；左侧吻合口愈合可，左主支气管及双侧其余各叶、段支气管黏膜光滑，管腔通畅，未见明显新生物及阻塞。针形电刀 12 点、4 点方向进行放射状切割；于右中间狭窄段给予球囊扩张（型号 8～10mm，5.5bar）扩张 60 秒，共扩张 3 次；治疗后管腔狭窄 30%，支气管镜镜身可顺利通过。右下叶支气管可见大量白色黏稠分泌物，吸净后见右中叶及右下叶支气管黏膜光滑，管腔通畅，未见明显新生物及阻塞。术中及术后无出血。手术用时 20 分钟，术中患者生命体征平稳。观察无活动性出血，拔出鞘管并退镜（图 4-2-16）。

检查结论：双肺移植术后、右中间支气管管腔重度狭窄

硬质支气管镜探查术、电子支气管镜检查、经电子支气管镜吸痰、经硬质支气管镜+电子支气管镜支气管扩张术、经硬质气管高频电治疗

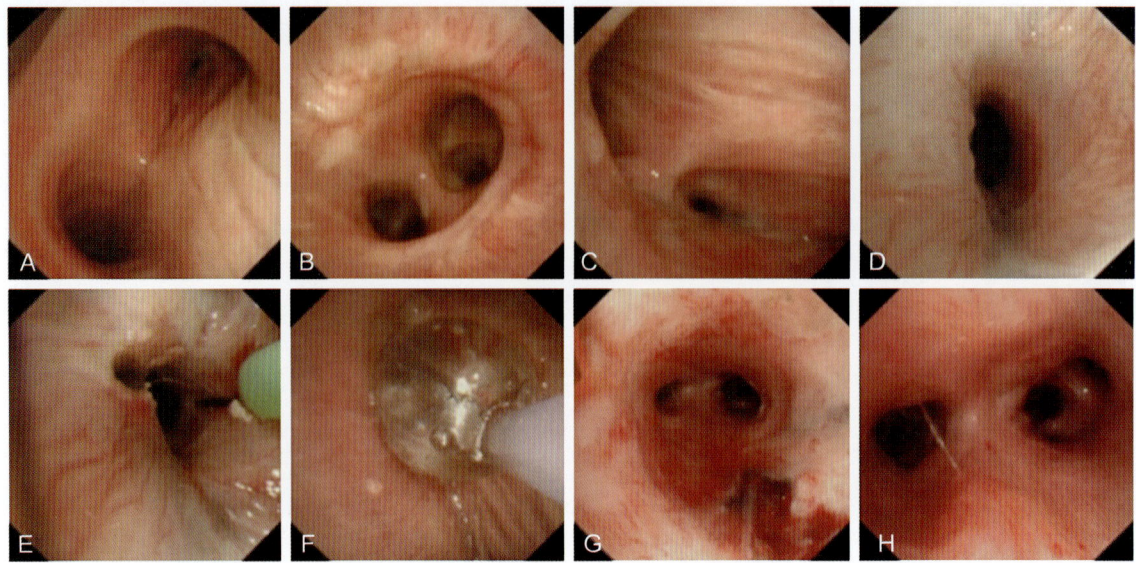

图 4-2-16　肺移植后气道狭窄电刀电切

A. 隆突；B. 左主支气管；C. 右主支气管；D. 右中间支气管（治疗前）；E. 电刀电切；F. 球囊扩张；G. 右中间支气管（治疗后）；H. 右中间支气管

实例 5：支架置入术

检查所见：全身麻醉肌松经口插入硬质支气管镜，见会厌部正常，声门正常开启，硬质支气管镜顺利抵达气管中段。经硬质气管镜鞘管置入电子支气管镜，见气管管腔通畅，黏膜光滑，软骨环清晰，隆突锐利。双侧多叶、段支气管较多白色黏稠分泌物，吸净后见右主支气管、右中间支气管及右上叶支气管重度纤维瘢痕型狭窄，以右中间支气管为著，其狭窄长约 2cm，局部管腔狭窄约 80%，Myer-Cotton 分度Ⅲ度，支气管镜镜身（外径 5.9mm）不能通过，远端情况不清；左主支气管远端纤维瘢痕型狭窄，狭窄长约 1cm，管腔狭窄约 50%，Myer-Cotton 分度Ⅰ度，支气管镜可通过左主支气管狭窄段。于右中间狭窄段给予球囊扩张（型号 8～10mm，5.5bar）扩张 30 秒，共扩张 2 次；治疗后管腔狭窄 30%，支气管镜镜身可顺利通过。与患者家属充分沟通，知情同意后，拟行硅酮支架置入，硬质支气管镜下在右主支气管 - 右中间支气管 - 右上叶支气管置入裁剪 Y 形硅酮支架（内径 14mm-10mm-10mm，长度 2.5cm-1.8cm-1.0cm），应用异物钳及球囊使支架到位。术中及术后无出血。手术用时 90 分钟，术中患者生命体征平稳。观察无活动性出血，拔出鞘管并退镜（图 4-2-17）。

检查结论：双肺移植术后、中央气道狭窄、右主支气管 Y 形硅酮支架置入术
　　　　　硬质支气管镜探查术、电子支气管镜检查、经硬质支气管镜 + 电子支气管镜支气管扩张术、经电子支气管镜吸痰、经硬质支气管镜支架置入术

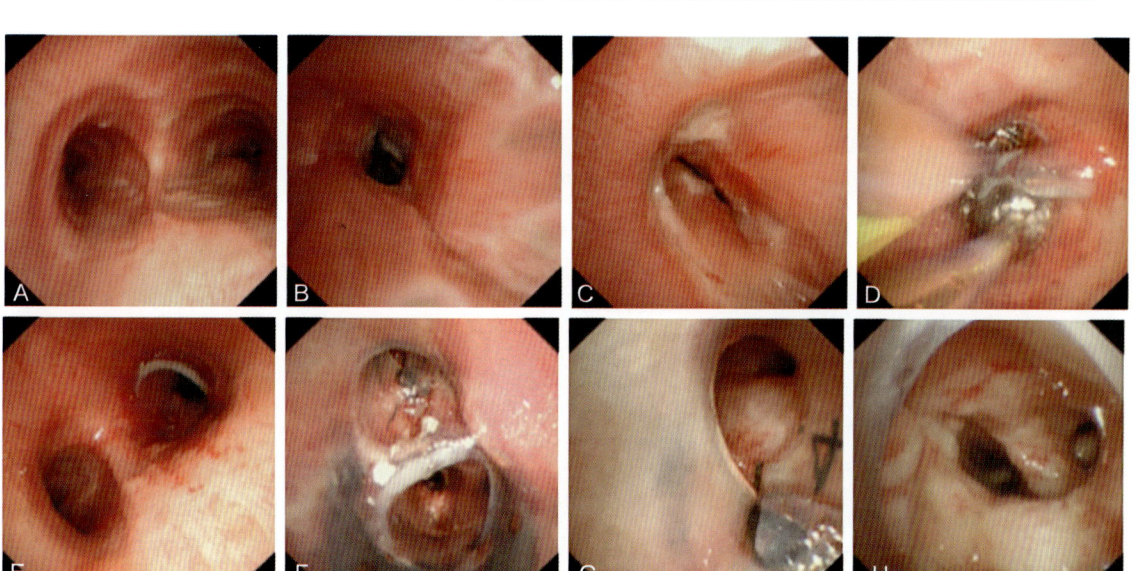

图 4-2-17　肺移植后气道狭窄支架置入术

A. 隆突；B. 左主支气管；C. 右主支气管（治疗前）；D. 球囊扩张；E. 隆突（支架后）；F. 右主支气管（支架内）；G. 右上叶支气管（支架远端）；H. 右中间段（支架远端）

5. 经皮扩张气管切开术（牛角型扩张器）　（常规报告模板）麻醉方式→气管镜插入途径（经鼻进镜 / 经口进镜 / 经气管造瘘口 / 经气管插管、喉罩、硬质支气管镜）→会厌、声门结构正常 / 声门肿胀 / __ 侧声带麻痹→中央气道Ⅰ~Ⅲ区（气管黏膜 / 软骨环 / 膜部情况）→确认环状软骨下方穿刺点后，颈部皮肤局部消毒、铺巾，打开牛角型气管切开套装，10ml 注射器接穿刺针至环状软骨下方，穿入气道，回抽有气泡，送入导丝，沿导丝送入扩张器，扩张组织和气管壁，沿导丝送入扩张导管，沿扩张导管送入牛角型扩张器，移出牛角型扩张器，沿导丝置入 __ 号气管切开套管，气管套管下缘跨过气管 __ 区狭窄段，过程顺利→隆突（是否居中 / 是否锐利 / 活动情况）→左、右主支气管（先健侧，再患侧）→上叶→中叶→下叶→ __ 可见大量 / 中量 / 少量 / 脓性 / 黏性 / 稀薄 / 分泌物，给予保护性毛刷刷检 / 肺泡灌洗 __ ml（回收 __ ml）送细菌学 /NGS 检查，并充分吸引清除，黏膜光滑，未见新生物→术中出血量，处置方式，术后无出血→气管切开术用时 __ 分钟。手术用时 __ 分钟→术前心律、心率、血压、血氧饱和度→术后心律、心率、血压、血氧饱和度。

实例

检查所见：全身麻醉下经口插入硬质支气管镜（型号 10—43cm），经硬质支气管镜进电子支气管镜（外径 4.9mm），会厌、声门充血水肿。中央型气道Ⅰ~Ⅲ区可见管腔内新生物（管外型 + 管壁型 + 管内型），形状不规则，表面粗糙，黏膜充血水肿，触之易出血，管腔狭窄约 80%，Myer-Cotton 分度Ⅲ度，狭窄长约 10cm，镜身（外径 5.9mm）可勉强挤过，给予二氧化碳冻取、硬质支气管镜铲切、氩离子体凝固消瘤、硬质支气管镜扩张及球囊扩张（型号 12~15mm，3bar×30 秒 ×1 次），肿瘤部分消除，组织送 ROSE（可见核异质细胞）及病理学检查，管腔仍可见外压性狭窄伴软骨环断裂，治疗后Ⅰ~Ⅲ区狭窄约

70%。确认环状软骨下方穿刺点后，颈部皮肤局部消毒、铺巾，打开牛角型气管切开套装，10ml 注射器接穿刺针至环状软骨下方，穿入气道，回抽有气泡，送入导丝，沿导丝送入扩张器，扩张组织和气管壁，沿导丝送入扩张导管，沿扩张导管送入牛角型扩张器，移出牛角型扩张器，沿导丝置入 8 号加长气管切开套管，气管套管下缘跨过气管Ⅲ区狭窄段，过程顺利。隆突锐利，左、右主支气管及分支各叶、段支气管管腔通畅，黏膜光滑，未见新生物。术中少许出血，给予充分吸引清除后血止，术后无活动性出血。气管切开术用时 30 分钟。手术用时 50 分钟。术前窦性心律，心率 98 次/分，血压 150/90mmHg，血氧饱和度 98%，术后窦性心律，心率 99 次/分，血压 122/51mmHg，血氧饱和度 98%。

检查结论：甲状腺肿、气管狭窄、经皮扩张气管切开术（牛角型扩张器）、气管切开套管置入术

硬质支气管镜探查术、电子支气管镜检查、经硬质支气管镜冷冻治疗、经气管镜氩等离子体凝固术、硬质支气管镜铲切、经硬质支气管镜+电子支气管镜气管扩张术

（二）气管/支气管软化支气管镜治疗

气管/支气管软化（tracheobronchomalacia，TBM）主要指良性气道软化，不包括恶性肿瘤破坏软骨导致的气道软化，这种良性气道软化是气道弹性纤维萎缩和减少或气管软骨完整性受破坏导致的气道变软而形成的三角形或不规则形良性气道塌陷型狭窄。TBM 的处理与病因、管腔塌陷的程度、肺部萎陷的程度和肺功能损害的程度有关。多数情况下，由于新月形及刀鞘形气管尚有部分软骨能维持一定的支撑结构，患者能维持较长的无症状期，很少需要治疗。而圆周形气管或 TBM 合并过度动态气道塌陷（excessive dynamic airway collapse，EDAC），由于气道支撑结构损失严重，出现严重的气道塌陷，患者会有较明显的相关症状，通常需要治疗。无症状的 TBM 患者不建议给予任何干预措施，以观察为主。如果患者症状加重并有呼吸困难，首先进行持续气道正压通气，通过增加肺潮气量和呼气末正压通气减轻气道塌陷，以保证气道开放，改善通气功能和提高分泌物清除。如上述治疗无效，则选用外科或内镜介入治疗，如无禁忌证，外科一般作为首选治疗，气道软化<5cm，切除软化的气道；气道软化>5cm，可采用气管支气管成形术，当无外科手术指征时，可采用内镜介入治疗，可采用气道支架或 T 管治疗。正常呼气时气道后壁稍向管腔内凹陷，称为动态气道塌陷（dynamic airway collapse，DAC），病理情况下呼气时气道后壁向管腔内凹陷超过 50%，即为过度动态气道塌陷。过度动态气道塌陷是气道膜部软化导致的气道膜部向内膨出从而引起的动态气道塌陷。过度动态气道塌陷的治疗包括基础治疗、持续气道正压通气、支架试验、外科手术治疗及气管膜部热烧灼成形术治疗。

（气管支气管软化常用气管镜模板）麻醉方式→气管镜插入途径（经鼻进镜/经口进镜/经气管造瘘口/经气管插管、喉罩、硬质支气管镜）→气管上段/中段/下段/支气管或中央气道Ⅰ~Ⅷ区黏膜肿胀/光滑/充血，软骨环未见，气管塌陷致管腔狭窄约__%，未见新生物，狭窄长为__mm→在狭窄处置入直筒/沙漏形/L形/Y形金属覆膜/硅酮/Ultraflex 支架（规格__），过程顺利，支架位置及释放良好[支架释放不完全，给予球囊扩张（型

号__bar×__秒×__次）后支架释放满意]，管腔较前明显增宽，狭窄约__%→隆突上2cm，滴注2%利多卡因2ml→隆突（是否居中/是否锐利/活动情况）→左、右主支气管（先健侧，再患侧）→上叶→中叶→下叶（各叶段开口按国际通用支气管分支命名原则，尽量观察到远端支气管黏膜及管腔情况）→术中出血量，处置方式，术后无出血→手术用时__分钟→术前心律、心率、血压、血氧饱和度→术后心律、心率、血压、血氧饱和度。

实例1

检查所见：全身麻醉下经口进入电子气管镜（外径4.9mm），会厌及声门肿胀。中央气道Ⅰ区可见塑料气管切开套管，气管黏膜充血、肿胀明显伴少量坏死物，给予活检钳钳取清理，吸气相管腔狭窄约40%，呼气相管腔狭窄约80%，可见稀薄分泌物，予以吸引清除。经塑料气管切开套管进电子支气管镜（外径4.9mm），气管切开套管末端位于中央气道Ⅱ区，中央气道Ⅱ～Ⅲ区黏膜肿胀塌陷，软骨环未见，窄带成像支气管镜检查未见迂曲血管，未见新生物，吸气相管腔狭窄约40%，呼气相管腔狭窄约90%。隆突增宽。左、右主支气管及右中间段支气管黏膜肿胀，软骨环未见，吸气相管腔狭窄约50%，呼吸相管腔狭窄约70%。余左右分支各叶、段支气管黏膜肿胀伴狭窄，可见少量分泌物，充分吸引清除。最窄处位于中央气道Ⅱ区（距隆突65mm）。予以更换加长塑料气管切开套管（7.5号），下缘距隆突55mm。术中、术后无活动性出血。手术用时15分钟。术前窦性心律，心率89次/分，血压141/85mmHg，血氧饱和度95%。术后窦性心律，心率76次/分，血压137/77mmHg，血氧饱和度98%（图4-2-18）。

检查结论：复发性多软骨炎、气管及支气管塌陷、气管切开术后、塑料气管切开管置换术

电子支气管镜检查、经电子支气管镜吸痰、经电子支气管镜活检术、窄带成像支气管镜检查

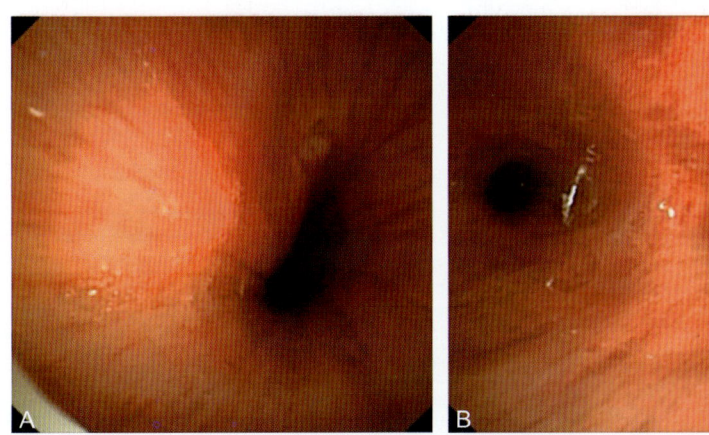

图4-2-18 气管支气管软化
A. 中央气道Ⅱ区；B. 隆突

（过度动态气道塌陷常规报告模板）麻醉方式→气管镜插入途径（经鼻进镜/经口进镜/

经气管造瘘口/经气管插管、喉罩、硬质支气管镜）→气管上段/中段/下段/支气管或中央气道Ⅰ~Ⅷ区黏膜光滑，未见新生物，可见过度动态气道塌陷，呼气相气道膜部明显向内膨出，管腔狭窄约__%，吸气相管腔通畅→于过度塌陷处行激光蛇形刻蚀（__W）→隆突上2cm，滴注2%利多卡因2ml→隆突（是否居中/是否锐利/活动情况）→左、右主支气管（先健侧，再患侧）→上叶→中叶→下叶（各叶段开口按国际通用支气管分支命名原则，尽量观察到远端支气管黏膜及管腔情况）→术中出血量，处置方式，术后无出血→手术用时__分钟→术前心律、心率、血压、血氧饱和度→术后心律、心率、血压、血氧饱和度。

实例 2

检查所见：局部麻醉下经口插入电子支气管镜（4.0mm），会厌、声门结构正常。中央气道Ⅰ~Ⅲ区至左右主支气管及右中间段支气管可见过度动态气道塌陷，呼气相气道膜部明显向内膨出，管腔狭窄约90%，吸气相管腔通畅，于中央气道Ⅰ~Ⅷ区由远端至近端行激光蛇形刻蚀（15W），治疗后呼气相管腔狭窄约70%。隆突增宽，余左、右分支各叶、段支气管管腔通畅，黏膜光滑，未见新生物。术中、术后无活动性出血。术前窦性心律，心率114次/分，血压173/90mmHg，血氧饱和度96%，术后窦性心律，心率113次/分，血压161/81mmHg，血氧饱和度96%（图4-2-19）。

检查结论：过度动态气道塌陷

电子支气管镜检查、电子支气管镜激光治疗

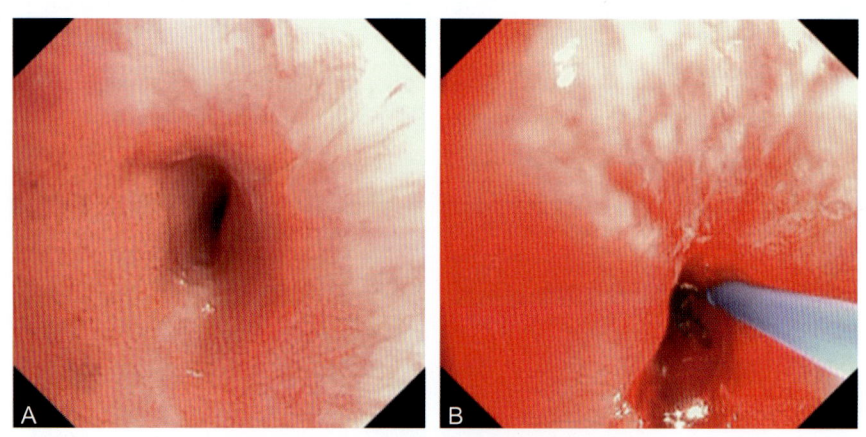

图4-2-19 过度动态气道塌陷激光刻蚀

（三）恶性气管狭窄介入治疗

恶性中央气道阻塞广义指由肿瘤所致的气管、主支气管和（或）中间段支气管阻塞。一般来说，气道阻塞程度至少超过50%时，患者才出现阻塞相关症状。但由于病灶的出血、分泌物潴留，一些阻塞程度较轻的患者也会出现气道阻塞的症状。正常气管、左主支气管、右主支气管的平均直径分别为12~18mm、8~14mm及10~16mm，当气管管腔直径小于8mm时，患者就会出现劳力性呼吸困难；当直径小于5mm时，患者则会出现静息性呼吸困难。个别患者中，巨大型病灶压迫所致的有效通换气面积减少也是造成呼吸困难的因素。此外，肿瘤在管腔内形成的活瓣可导致气体陷闭，增加呼吸阻力，从而增加呼吸做功。在由恶性气道阻塞所致的急性呼吸衰竭中，超过 50% 的患者需要紧急气道介入治疗。其他常见症状及体征包括咳嗽、喘鸣和哮鸣音，以及反复发生或持续存在的阻塞性肺炎。喘鸣常提示病灶已累及气管或喉部，而哮鸣音则提示可能为局部或隆突远端的气道阻塞。气管原发性肿瘤相对少见，也常难以切除。最常见的气管肿瘤依次为鳞癌、腺样囊性癌、类癌、黏液表皮样癌及腺癌。根据肿瘤是单纯位于管腔内、管腔外或混合型而将中央气道阻塞分为三类。本分类法对治疗有重要的指导价值。

1. 恶性气管狭窄气管镜治疗（削瘤 / 支架置入）　在由恶性气道阻塞所致的急性呼吸衰竭中，超过 50% 的患者需要紧急气道介入治疗。肿瘤局限于气道管腔内，称为内生型（腔内型）。如果肿瘤单纯因肿块压迫效应而阻塞气道，且无腔内组织，称为外压型（腔外型）。大多数中央气道阻塞为腔内、外均受累，故可归为混合型。对于累及气道的单纯腔内型肿瘤，内镜下清除即可。如考虑肿瘤在治疗后短期内快速复发，可选择置入支架。外压型气道狭窄如果只是单纯扩张而未置入支架，则通常几天至几周又会出现症状复发。因此，大多数这类患者需要行气道支架置入。对于存在明显外压的混合型狭窄，在治疗显效前，单纯削除腔内病灶不足以维持气道通畅。此种情况下有必要置入气道支架，这不仅可阻止肿瘤组织再生，而且可对抗肿块的压迫效应。

（常规报告模板）麻醉方式→气管镜插入途径（经鼻进镜 / 经口进镜 / 经气管造瘘口 / 经气管插管、喉罩、硬质支气管镜）→会厌、声门结构正常 / 声门肿胀 / __ 侧声带麻痹→中央型气道Ⅰ～Ⅷ区可见管腔内新生物，形状不规则，表面光滑 / 粗糙，触之易出血，累及管壁 / 伴（不伴）外压，管腔狭窄约 __%，狭窄长约 __cm，镜身（外径 __mm）可通过 / 不能通过 / 勉强挤过。给予电圈套治疗套取 / 二氧化碳冻取 / 硬质支气管镜铲切 / 活检钳钳取消瘤，肿瘤大部分消除，管腔较前明显增宽，狭窄约 __%，肿瘤基底部位于 __，未累及

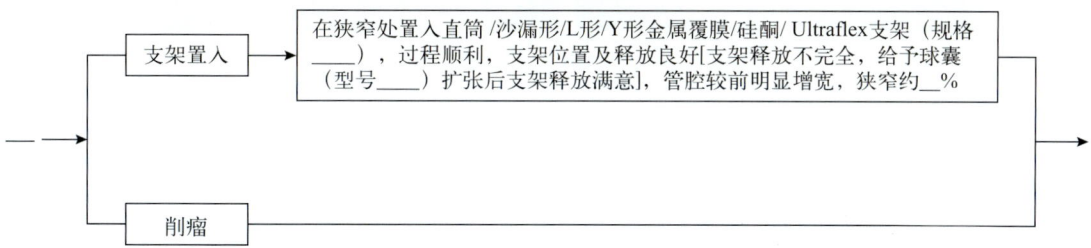

隆突（是否居中 / 是否锐利 / 活动情况）→左、右主支气管（先健侧，再患侧）→上叶→中叶→下叶→可见大量 / 中量 / 少量 / 脓性 / 黏性 / 稀薄 / 分泌物，给予保护性毛刷刷检 / 肺泡灌洗 __ml（回收 __ml）送细菌学 /NGS 检查，并充分吸引清除，黏膜光滑，未见新生物→术中出血量，处置方式，术后无出血→支架置入用时 __ 分钟。手术用时 __ 分钟→术前心律、心率、血压、血氧饱和度→术后心律、心率、血压、血氧饱和度。

实例 1：削瘤

检查所见：全身麻醉下经口气管插管（7.5 号），经气管插管进电子支气管镜（外径

5.9mm），会厌、声门结构正常。中央气道Ⅰ区管腔通畅，黏膜光滑，未见新生物。中央气道Ⅱ~Ⅲ区可见新生物，窄带成像支气管镜检查可见迂曲血管，形状不规则，表面粗糙，触之易出血，累及管壁伴外压，管腔狭窄约90%，狭窄长约4cm，镜身（外径5.9mm）可勉强挤过，给予二氧化碳冷冻冻取、活检钳钳取、高频电圈套器套取、氩等离子体凝固术，肿瘤大部分削除，标本送检ROSE（见核异质细胞）及病理学检查，管腔较前明显增宽，治疗后管腔狭窄约20%，肿瘤基底部位于中央气道Ⅱ~Ⅲ区右侧壁，未累及隆突。隆突锐利。左、右主支气管及分支各叶、段支气管管腔通畅，黏膜光滑，未见新生物。术中少量出血，充分吸引后血止，术后无活动后出血。手术用时40分钟。术前窦性心律，心率97次/分，血压127/86mmHg，血氧饱和度99%。术后窦性心律，心率85次/分，血压137/80mmHg，血氧饱和度100%（图4-2-20）。

检查结论：肺鳞癌、中央气道狭窄、气管插管术

电子支气管镜检查、窄带成像支气管镜检查、经电子支气管镜电套圈治疗、经支气管内镜活检术、经电子支气管镜氩等离子体凝固术、经电子支气管镜冷冻治疗

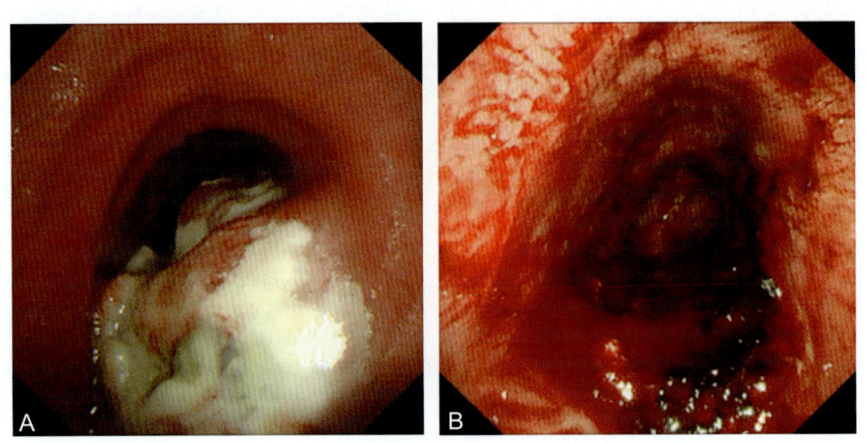

图4-2-20 恶性气管狭窄削瘤
A.中央气道Ⅱ~Ⅲ区治疗前；B.中央气道Ⅱ~Ⅲ区治疗后

实例2：削瘤+支架置入

检查所见：全身麻醉下经口插入硬质支气管镜（型号12—33cm），经硬质支气管镜进电子支气管镜（外径5.9mm），会厌及声门结构正常。中央气道Ⅰ~Ⅲ区管腔通畅，黏膜光滑，未见新生物。隆突锐利。左主支气管可见管腔内新生物，窄带成像支气管镜检查见血管迂曲，形状规则，表面光滑，触之易出血，累及管壁伴外压，管腔狭窄约95%，狭窄长约55mm，镜身（外径5.9mm）不能通过。给予高频电电圈套套取、二氧化碳冷冻冻取、活检钳钳取、氩等离子体凝固术治疗，并给予球囊扩张（型号12~15mm，3.5bar×30秒×1次），肿瘤部分消除，组织送ROSE（可见核异质细胞）及病理学检查，管腔较前增宽，狭窄约80%，远端可见左肺上下叶开口，左肺上舌段可见新生物。更换硬质支气管镜（型

号 14—43cm），于狭窄处置入 Y 形硅酮支架（型号：主 16mm×30mm/ 左 13mm×50mm，拼接 13mm×15mm，共长 60mm/ 右 13mm×15mm），过程顺利，经硬质气管镜钳调整后支架位置及释放满意。余左、右支气管远端分支各叶、段支气管管腔通畅，黏膜光滑，未见新生物。术中少许出血，吸引清除后血止，术后无出血。术前窦性心律，心率 98 次 / 分，血压 101/60mmHg，血氧饱和度 95%。支架置入用时 20 分钟。手术用时 40 分钟。术前窦性心律，心率 92 次 / 分，血压 136/99mmHg，血氧饱和度 100%。术后窦性心律，心率 98 次 / 分，血压 138/89mmHg，血氧饱和度 100%（图 4-2-21）。

检查结论： 肺黑色素瘤

左主支气管新生物 Y 形硅酮支架置入术

硬质支气管镜探查术、电子支气管镜检查、窄带成像支气管镜检查、经硬质支气管镜冷冻治疗、经硬质支气管镜电套圈治疗、经硬质支气管镜氩等离子体凝固术、经硬质支气管镜活检术、经硬质支气管镜 + 电子支气管镜支气管扩张术、经硬质支气管镜支架置入术

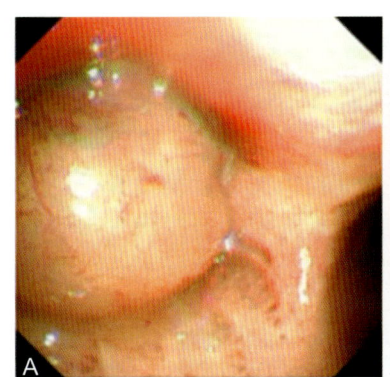
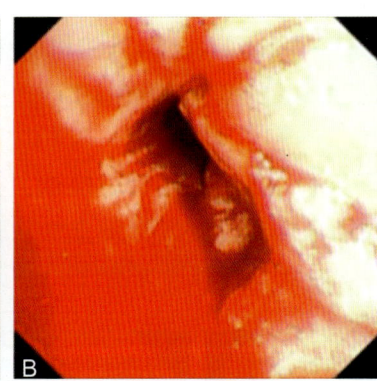
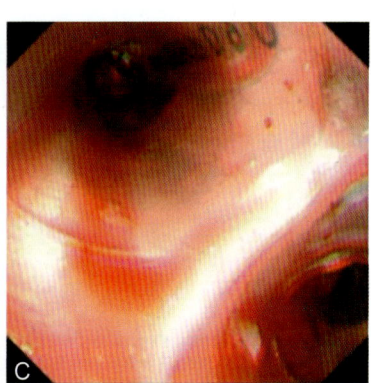

图 4-2-21 恶性气管狭窄削瘤 + 支架置入
A. 左主支气管新生物；B. 左主支气管削瘤后；C. 左主支气管支架置入后

2. **恶性气道梗阻支架复查** 详见良性气道狭窄支架复查。

3. **恶性狭窄（光动力治疗）** 光动力治疗（PDT）通过使用特定的光敏剂和 630nm 波长的激光，使光敏剂在肿瘤组织中富集。激光照射后，光敏剂发生光化学反应，导致肿瘤细胞损伤和死亡。其是一种在特定条件下对肿瘤细胞具有高度选择性的治疗方法。在恶性气道狭窄的治疗中，光动力治疗显示出较好的疗效和安全性。

（常规报告模板）麻醉方式→气管镜插入途径（经鼻进镜 / 经口进镜 / 经气管造瘘口 / 经气管插管、喉罩、硬质支气管镜）→会厌、声门结构正常 / 声门肿胀 /__ 侧声带麻痹→__ 部位可见管壁黏膜型 / 黏膜上结节型病变，长约 __mm，管腔狭窄约 __%，于此处行荧光支气管镜探查，给予活检钳钳取增生 / 正常黏膜 / 组织行 ROSE 及病理学检查→再将 2cm/3cm/4cm/5cm 治疗光纤送至病变处，光纤两端完全覆盖并超出病变约 1cm，应用波长为 630nm 半导体激光，输出功率测定为 __W，各照射 __ 秒、__ 秒、__ 秒，总能量为 __J →

术毕观察黏膜肿胀/发红[于管腔狭窄处置入直筒/L形/Y形金属覆膜/Ultraflex裸支架（规格__），过程顺利]→术中、术后无活动性出血。手术用时__分钟。术前心律、心率、血压、血氧饱和度→术后心律、心率、血压、血氧饱和度。

实例

检查所见：全身麻醉下经口插入硬质支气管镜（型号12—33cm），经硬质支气管镜进电子支气管镜（外径5.9mm）。中央气道Ⅰ～Ⅱ区黏膜正常，管腔通畅，未见新生物。中央气道Ⅲ区右侧壁（距隆突约5mm）、右主支气管开口，可见管壁黏膜型病变，表面覆盖白色坏死物，病变长约10mm，形状不规则，表面粗糙，窄带成像支气管镜检查见血管迂曲明显，管腔狭窄约30%，给予活检钳钳取组织行ROSE及病理学检查。环形径向超声探查病变区域黏膜厚度5.9mm。余左、右主支气管及分支各叶、段支气管管腔通畅，黏膜光滑，未见新生物。于右主支气管行保护性毛刷刷检及肺泡灌洗（生理盐水20ml，回收10ml）送病原学检查。再将3cm光纤送至右主支气管，光纤两端完全覆盖并超出病变约1cm，应用波长为630nm半导体激光，输出功率测定为0.45W，照射634秒×3次，总能量为600J。术毕观察黏膜稍发红。术中、术后无活动性出血。手术用时50分钟。术前窦性心律，心率65次/分，血压94/52mmHg，血氧饱和度99%，术后窦性心律，心率83次/分，血压129/65mmHg，血氧饱和度99%（图4-2-22）。

检查结论：气管腺样囊性癌

　　　　　　硬质支气管镜探查术、电子支气管镜检查、窄带成像支气管镜检查、经电子支气管镜采样刷采样、经支气管镜支气管肺泡灌洗术、经硬质支气管镜光动力治疗、经硬质支气管镜冷冻治疗

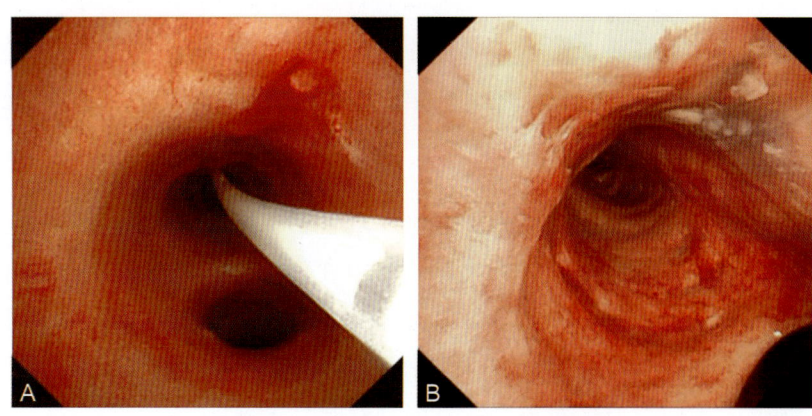

图4-2-22 恶性气管狭窄光动力治疗
A.光动力治疗中；B.光动力治疗后复查

4.恶性狭窄（气管镜下药物注射）　气管镜下药物注射（transbronchial needle injection，TBNI）是指通过气管镜下专用注射针将各种药物注射入肺实质或气管黏膜内，用于治疗疾病或明确诊断。随着治疗药物不断增加，气管镜下药物注射逐步发展为一种新的治疗方法。近几年，气管镜下药物注射被广泛应用。气管镜下药物注射可更加精准地将

药物注射至病变部位，使病变局部获得一个较高的药物浓度，而全身其他部位的药物浓度较低。

具体步骤详见恶性气道狭窄削瘤。于__病变处多点黏膜下注射[甲苯磺酰胺注射液（5ml：1.65g）加无水乙醇2ml]__ml/洛铂10mg、重组人血管内皮抑制素注射液（恩度）15mg。

实例：镜下注药

检查所见：全身麻醉下经口插入硬质支气管镜（型号12—33cm），经硬质支气管镜进电子支气管镜（外径5.9mm）。会厌、声门结构正常。中央气道Ⅰ～Ⅲ区管腔通畅，黏膜光滑，未见新生物。隆突锐利。右主及右肺上叶支气管管腔通畅，黏膜光滑，未见新生物。右肺中间段支气管可见新生物（管内型＋管壁型＋管外型），形状不规则，表面粗糙，触之易出血，管腔狭窄约70%，病变长约15mm，窄带成像支气管镜检查可见迂曲血管，镜身（外径5.9mm）无法挤过，给予二氧化碳冷冻冻取、活检钳钳取、氩等离子体凝固术治疗，肿瘤大部分削除，治疗后管腔狭窄约40%，肿瘤基底部位于右肺下叶，中叶未受累。于右下叶病变处多黏膜下注射[甲苯磺酰胺注射液（5ml：1.65g）加无水乙醇2ml] 2.4ml。左主支气管远端膜部呈外压性狭窄，黏膜粗糙，管腔狭窄约20%。余左肺各叶、段支气管管腔通畅，黏膜光滑，未见新生物。术毕观察注药部位黏膜发白伴坏死形成，应用活检钳清除后管腔较前通畅。术中中量出血，给予冰盐水喷洒及充分吸引后血止，术后无活动性出血。手术用时50分钟。术前窦性心律，心率94次/分，血压96/62mmHg，血氧饱和度97%，术后窦性心律，心率105次/分，血压115/69mmHg，血氧饱和度97%（图4-2-23）。

检查结论：右肺鳞癌

右中间段、右下叶新生物

硬质支气管镜探查术、电子支气管镜检查、窄带成像支气管镜检查、经电子支气管镜注药治疗、经硬质支气管镜氩等离子体凝固术、经硬质支气管镜活检术、经硬质支气管镜冷冻治疗

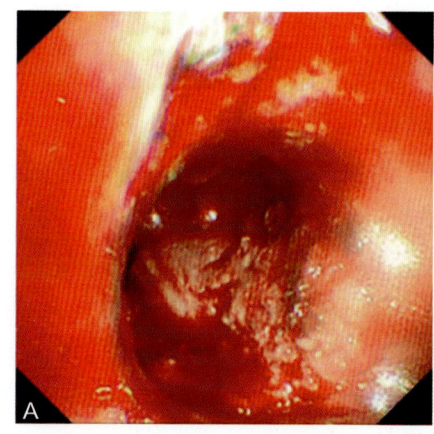 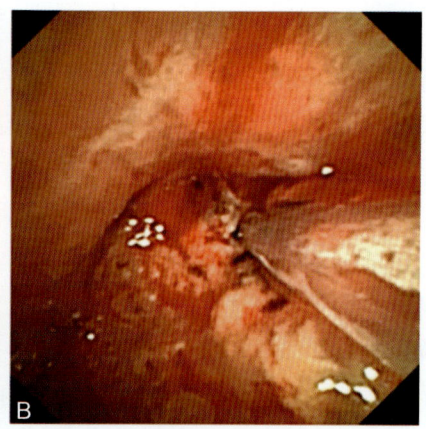

图4-2-23 恶性气管狭窄镜下注药
A. 右中间段支气管；B. 黏膜下注药

(四)消化道瘘支气管镜治疗

气管食管瘘(tracheoesophageal fistula,TEF)和支气管食管瘘(bronchoesophageal fistula,BEF)是指气管或支气管和食管之间的病理性交通。气管食管瘘可以分为先天性和获得性两大类,后者又分为获得性恶性气管食管瘘(acquired malignant tracheoesophageal fistula)和获得性非恶性或良性气管食管瘘。本部分只涉及获得性气管食管瘘。一旦诊断明确,首要目标就是防止污物进入呼吸道。气道的缺损需要修补或重建,至少能够吞咽唾液,最好恢复饮水及进食。治疗方法的选择取决于患者临床状况及瘘口类型、大小和位置。常见的治疗方式包括置入食管支架/置入气道支架/置入双支架/黏膜下药物注射等。

(常规报告模板)麻醉方式→气管镜插入途径(经鼻进镜/经口进镜/经气管造瘘口/经气管插管、喉罩、硬质支气管镜)→会厌、声门结构正常/声门肿胀/__侧声带麻痹→中央气道Ⅰ~Ⅷ区可见__个黏膜缺损,大小约__mm×__mm,形态狭长/圆形/不规则形,瘘口边缘光滑/毛糙,有/无上皮化样改变,有/无血迹附着,伴/不伴管腔狭窄,给予活检钳钳取瘘口边缘组织送ROSE及病理学检查,组织质脆/韧

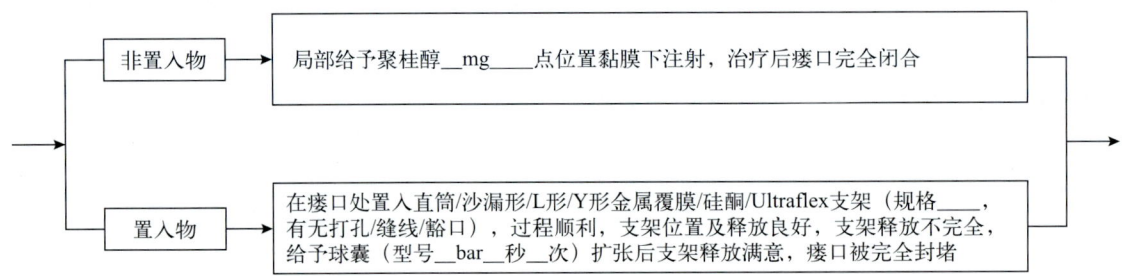

隆突(是否居中/是否锐利/活动情况)→左、右主支气管(先健侧,再患侧)→上叶→中叶→下叶→可见大量/中量/少量/脓性/黏性/稀薄/分泌物,给予保护性毛刷刷检/肺泡灌洗__ml(回收__ml)送细菌学/NGS检查,并充分吸引清除,黏膜光滑,未见新生物→术中出血量,处置方式,术后无出血→支架置入用时__分钟。手术用时__分钟→术前心律、心率、血压、血氧饱和度→术后心律、心率、血压、血氧饱和度。

实例(图4-2-24)

检查所见:全身麻醉下经口插入硬质支气管镜(型号12—33cm),经硬质支气管镜进电子支气管镜(外径5.9mm)。会厌、声门结构正常。中央气道Ⅰ区管腔通畅,黏膜光滑,未见新生物。中央气道Ⅱ~Ⅲ区管腔呈外压性狭窄,狭窄约60%,黏膜光滑,未见新生物。Ⅲ区膜部可见一直径6mm大小黏膜缺损,形状不规则,瘘口边缘欠光滑,无上皮化样改变,有血迹附着,经瘘口可见食管支架,窄带成像支气管镜检查未见迂曲血管,给予活检钳钳取瘘口边缘组织送ROSE及病理学检查。隆突增宽。左主支气管外压性狭窄,狭窄约20%,黏膜光滑,未见新生物。右主支气管开口扭曲,黏膜光滑,未见新生物。余左、右支气管及各叶、段支气管管腔通畅,黏膜光滑,未见新生物。拔除硬质气管镜,经口插入气管插管(7号),经口将硬质支气管镜(12~33cm)插入食管,食管中段可见一金属覆膜支架,支架上缘可见新生物,给予活检钳钳取组织送病理学检查,给予硬质支

气管镜钳将食管支架取出。拔除气管插管，经口插入硬质支气管镜（型号 14—43cm），经硬质支气管镜插入电子支气管镜（外径 5.9mm），于瘘口处置入 Y 形硅酮支架（型号：主 15mm×50mm/ 左 12mm×25mm/ 右 12mm× 内 18mm/ 外 15mm），过程顺利，支架位置及释放良好，瘘口完全封堵。支架置入用时 20 分钟。手术用时 40 分钟。术中、术后无活动性出血。术前窦性心律，心率 55 次 / 分，血压 100/70mmHg，血氧饱和度 100%。术后窦性心律，心率 81 次 / 分，血压 110/70mmHg，血氧饱和度 100%。

检查结论：食管癌、食管气管瘘

硬质支气管镜探查术、电子支气管镜检查、窄带成像支气管镜检查、经支气管镜支气管肺泡灌洗术、经电子支气管镜采样刷采样、经硬质支气管镜活检术、经电子内镜食管支架取出术、气管插管术、经硬质支气管镜气管扩张术、经硬质支气管镜冷冻治疗、经硬质支气管镜支架置入术

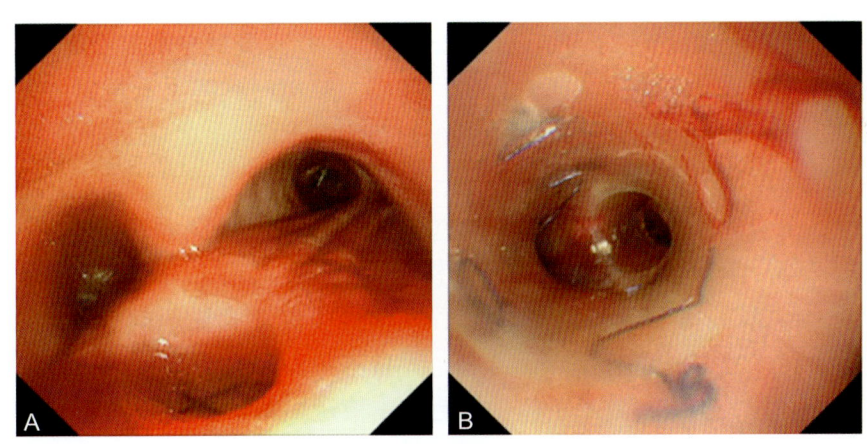

图 4-2-24　气管 - 食管瘘：支架置入
A. Ⅲ区瘘口；B. Ⅲ区瘘口支架置入后

（五）支气管胸膜瘘支气管镜治疗

支气管胸膜瘘（bronchopleural fistula，BPF）是各种原因所致支气管树与胸膜腔之间存在的异常通道，通常在胸部手术后出现，也可发生于其他良恶性疾病中。瘘口位于段及其以上的支气管的为中心型支气管胸膜瘘，瘘口位于段支气管远端的为外周型支气管胸膜瘘，也将其称为肺泡胸膜瘘。尽管外科技术有所提高，但成功手术干预支气管胸膜瘘后的患者死亡率依然很高，而根治性内镜技术的发展为传统外科手术提供了补充。支气管镜检查适用于所有支气管胸膜瘘患者。支气管镜在气道显像、中央型支气管胸膜瘘手术残端的检查及定位肺泡胸膜瘘的相关气道中有重要的地位，并且电子支气管镜能提供广泛的治疗干预方案，如多种封堵剂、组织胶、单向支气管瓣、弹簧圈、封堵支架等。

（常规报告模板）咳嗽时可见胸腔引流瓶内气泡逸出。麻醉方式→气管镜插入途径（经鼻进镜 / 经口进镜 / 经气管造瘘口 / 经气管插管、喉罩、硬质支气管镜）→会厌、声门结构正常 / 声门肿胀 / __ 侧声带麻痹→于残端处可见 __ 个黏膜缺损，大小约 __mm×__mm，

形态狭长/圆形/不规则形，瘘口边缘光滑/毛糙，红肿/发白，有/无上皮化样改变，有/无血迹附着，给予活检钳钳取瘘口边缘组织送ROSE及病理学检查，组织质脆/韧

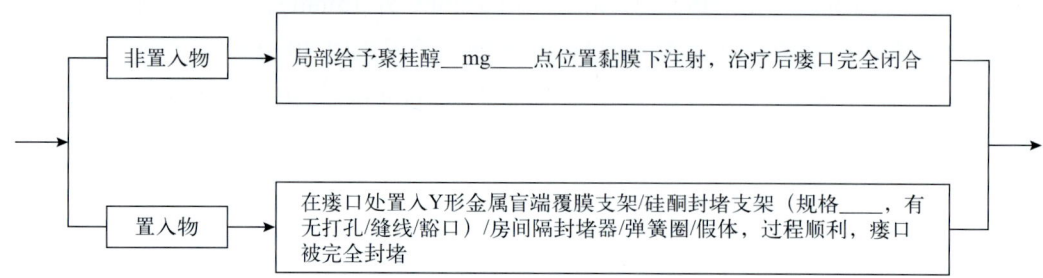

隆突锐利，给予双侧主支气管滴注2%利多卡因，余左、右主支气管及分支各叶、段支气管管腔通畅，可见大量/中量/少量/脓性/黏性/稀薄/分泌物，给予保护性毛刷刷检/肺泡灌洗__ml（回收__ml）送细菌学/NGS检查，并充分吸引清除，黏膜光滑，未见新生物。术中、术后无活动性出血。支架用时__分钟，手术用时__分钟→术前心律、心率、血压、血氧饱和度→术后心律、心率、血压、血氧饱和度。咳嗽时胸腔引流瓶内可见/未见气泡逸出。

实例

检查所见：全身麻醉下经口插入硬质支气管镜（型号12—33cm），经硬质支气管镜进电子支气管镜（外径5.9mm），会厌、声门结构正常。中央气道Ⅰ～Ⅲ区管腔通畅，黏膜光滑，未见新生物。隆突锐利。右肺下叶术后残端处可见2个黏膜缺损，大小约7mm×7mm、4mm×2mm，瘘口边缘光滑，无红肿，无血迹附着，经瘘口处进电子支气管镜，可见胸腔内引流管在位，于瘘口处给予保护性毛刷刷检送细菌学检查。在瘘口处置入定制金属覆膜支架（型号12mm×14mm，左6mm×10mm，右8mm×8mm，夹角80°，右支子弹头，无打孔），过程顺利，给予活检钳调整后支架位置及释放满意，瘘口被完全封堵。余左右主支气管及各叶、段支气管管腔通畅，黏膜光滑，未见新生物。术中、术后无活动性出血。术前窦性心律，心率99次/分，血压152/89mmHg，血氧饱和度96%。术后窦性心律，心率97次/分，血压129/68mmHg，血氧饱和度98%（图4-2-25）。

检查结论：右肺下叶支气管胸膜瘘、支气管镜下支气管胸膜瘘修补术
硬质支气管镜探查术、电子支气管镜检查、经硬质支气管镜活检术、经硬质支气管镜支架置入术、经电子支气管镜采样刷采样

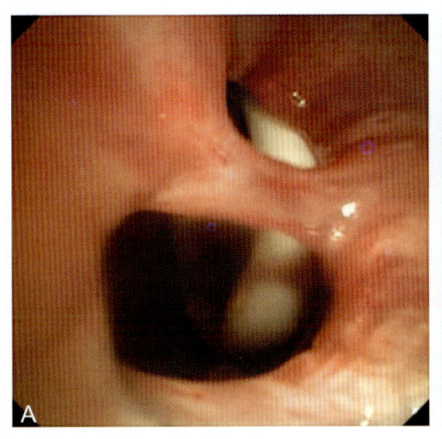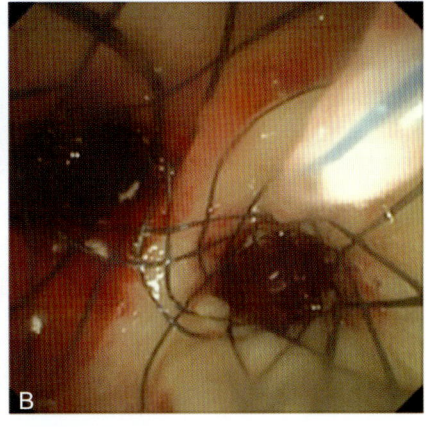

图 4-2-25 支气管胸膜瘘支架置入
A. 右下残端瘘口；B. 右下残端瘘口支架置入后

（六）肺泡胸膜瘘支气管镜治疗

肺泡胸膜瘘是指瘘口位于段支气管远端的外周型支气管胸膜瘘，发生于脏胸膜表面或末端气道的肉眼不可见的气瘘。肺泡胸膜瘘诊断困难，常延误，其贯通了有菌气道和无菌胸膜腔。如果中央气道中未见瘘口，气管镜检查仍有助于大致定位周围型支气管胸膜瘘。①可将球囊置入疑有瘘口的段/亚段支气管，观察胸腔引流的水封瓶中漏气情况；②利用Chartis系统通过气管镜检测气道远端气流压力判断主要漏气责任支气管；③经胸腔引流管注入亚甲蓝注射液，通过超细支气管镜探查亚甲蓝注射液溢出的责任支气管。对于肺泡胸膜瘘，可经支气管镜行黏膜下药物注射、硅胶假体置入等。

（常用报告模板）咳嗽时可见胸腔引流瓶内气泡溢出。局部麻醉/全身麻醉下经口插入电子支气管镜（外径__）→会厌、声门结构正常/声门肿胀/__侧声带麻痹→中央气道Ⅰ～Ⅲ区管腔通畅，黏膜光滑，未见新生物→隆突（是否居中/是否锐利/活动情况）→左、右主支气管（先健侧，再患侧）→上叶→中叶→下叶→可见大量/中量/少量/脓性/黏性/稀薄/分泌物，给予保护性毛刷刷检/肺泡灌洗__ml（回收__ml）送细菌学/NGS检查，并充分吸引清除，黏膜光滑，未见新生物→经胸腔引流管注射亚甲蓝__ml→____可见亚甲蓝溢出→于____置入置入物。术中出血量，处置方式，术后无出血。硅胶假体置入用时__分钟。手术用时__分钟。术前心律、心率、血压、血氧饱和度→术后心律、心率、血压、血氧饱和度。术后咳嗽时胸腔引流瓶内可见/未见气泡逸出。

实例

检查所见：术前患者咳嗽时胸腔引流瓶内可见大量气泡逸出。全身麻醉下经口插入硬质支气管镜（型号12—33cm），经硬质支气管镜进电子支气管镜（外径5.9mm），会厌、声门结构正常。中央气道Ⅰ～Ⅲ区管腔通畅，黏膜光滑，未见新生物。隆突锐利。右上叶可见1枚房间隔封堵器（规格：D=6mm，H1=6mm，H2=4mm，L=3mm），位置及释放良好，窄带成像支气管镜检查未见血管迂曲，可见少许脓性分泌物附着，给予活检钳钳取，并行保护性毛刷刷检及灌洗（注入生理盐水 20ml，回收 10ml），送病原学检查。经胸腔引流管注射稀释后的亚甲蓝注射液 120ml，右肺中叶内侧支及右肺下叶背段外亚段支（RB6b）可见亚甲蓝溢出。更换电子支气管镜（2.8mm），右肺中叶内侧支（RB5a）远端可探及 2 个瘘口，经瘘口可进入胸膜腔，胸膜腔内可见脓性分泌物。分别给予封堵球囊（9mm）封堵右肺中叶内侧支及右肺下叶背段，胸腔引流瓶内仍可见气泡逸出。于右肺中叶内侧支（RB5a）及右肺下叶背段外亚段支（RB6b）置入硅胶胶体。余左、右主支气管及分支各叶、段支气管管腔通畅，黏膜光滑，未见新生物。术中、术后无活动性出血。术前窦性心律，心率 72 次/分，血压 132/67mmHg，血氧饱和度 100%。术后窦性心律，心率 80 次/分，血压 136/88mmHg，血氧饱和度 100%。术后患者咳嗽时胸腔引流瓶未见气泡逸出（图 4-2-26）。

检查结论： 支气管肺泡瘘（RB5a/RB6b）、支气管瘘封堵术

硬质支气管镜探查术、电子支气管镜检查、窄带成像支气管镜检查、经支气管镜支气管肺泡灌洗术、经电子支气管镜防污染采样刷刷检术、经支气管内镜活检术

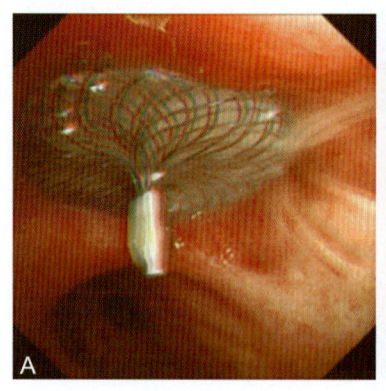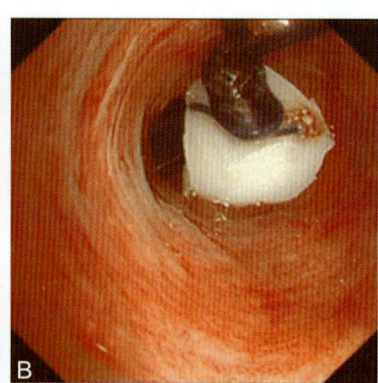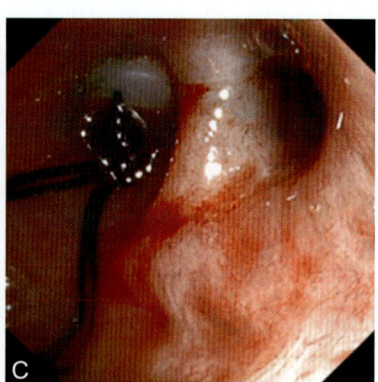

图 4-2-26　支气管肺泡瘘硅胶假体置入

A. 右上叶支气管置入房间隔封堵器；B. RB5a 置入硅胶假体；C. RB6B 置入硅胶假体

（七）气管/支气管异物支气管镜治疗

气管、支气管异物好发于儿童和一部分高龄老年人，也可发生于中青年。支气管异物患者一般多有明确异物吸入史，由于存在明显呛咳或呼吸困难，从而得到重视。大多数情况下或误以为异物已咽下，放松了警惕，直至异物阻塞支气管并发感染、出现反复发作的咳嗽、咳痰伴或不伴发热甚至咯血时就诊。该疾病演变过程取决于异物的形状、异物的大小、支气管停留部位、活动度及吸入后时间长短、患者年龄和有无基础疾病。临床工作中多数疑似支气管异物的患者可首选支气管镜检查，不但可以及时确诊，还可以通过支气管将部分异物取出。常用的经支气管介导的支气管腔内异物取出的方法包括异物钳、异物网篮取出及冷冻摘除等多种手段并用，也可以根据异物的形状、大小的不同和周围的肉芽组织形成程度不同，选择氩气刀或激光打碎异物等方法取出。对于少数特殊异物固定且质地坚硬、

嵌顿较紧、周围组织粘连严重、肉芽组织增生炎症明显的患者，可考虑硬质支气管镜下取出。

（常规报告模板）麻醉方式→气管镜插入途径（经鼻进镜／经口进镜／经气管造瘘口／经气管插管、喉罩、硬质支气管镜）→气管上／中／下段或中央气道Ⅰ～Ⅲ区（气管黏膜／软骨环／膜部情况）管腔通畅，黏膜光滑，未见新生物→隆突上2cm，滴注2%利多卡因2ml→隆突（是否居中／是否锐利／活动情况）→（具体部位）可见__个异物，大小约__mm×__mm，形状为圆形／椭圆形／不规则形，周围有／无肉芽组织包埋，给予氩离子体凝固术／激光／二氧化碳冷冻削减肉芽组织，充分显露异物，给予异物钳／异物篮／圈套器将异物部分／完整取出。余左、右主支气管（先健侧，再患侧）→上叶→中叶→下叶（各叶段开口按国际通用支气管分支命名原则，尽量观察到远端支气管黏膜及管腔情况）→术中出血量，处置方式，术后无出血→手术用时__分钟→术前心律、心率、血压、血氧饱和度→术后心律、心率、血压、血氧饱和度。

实例（图4-2-27）

检查所见：全身麻醉下经口插入硬质支气管镜（型号12—33cm），经硬质支气管镜进电子支气管镜（外径4.9mm），会厌、声门结构正常。中央气道Ⅰ～Ⅲ区管腔通畅，黏膜光滑，未见新生物。隆突锐利。左下叶基底段开口可见瘢痕样新生物，给予活检钳钳取、封堵球囊（9mm）扩张，可见左肺下叶外后基底段被瘢痕样新生物完全阻塞，窄带成像支气管镜检查未见血管迂曲，使用环形径向超声探查，超声探查未见明显异常血管，给予高频电电针、氩等离子体凝固术、二氧化碳冷冻冻取、活检钳钳取等治疗，取组织送病理学检查，并给予球囊扩张（型号8～10mm，1bar×60秒×1次），治疗后管腔较前明显增宽，远端可见一白色圆筒样异物，经充分显露异物上端，给予异物钳钳取后缓慢取出。余左、右主支气管及分支各叶、段支气管管腔通畅，黏膜光滑，未见新生物。于左下叶基底段行保护性毛刷刷检及肺泡灌洗（生理盐水20ml，回收10ml），送病原学检查。术中2级出血，给予喷洒冰盐水、球囊扩张（型号12～15mm，2bar×30秒×1次）止血后血止。术后无活动性出血。手术用时60分钟。术前窦性心律，心率58次／分，血压123/85mmHg，血氧饱和度100%。术后窦性心律，心率52次／分，血压112/82mmHg，血氧饱和度100%。

检查结论：气管异物

硬质支气管镜探查术、电子支气管镜检查、超声内镜检查、窄带成像支气管镜检查、经支气管镜支气管肺泡灌洗术、经电子支气管镜防污染采样刷刷检术、硬质支气管镜下气管异物取出术、经硬质支气管镜冷冻治疗、经硬质支气管镜高频电治疗、经硬质支气管镜氩等离子体凝固术、经硬质支气管镜支气管扩张术、硬质支气管镜活检术、经电子支气管镜注药治疗

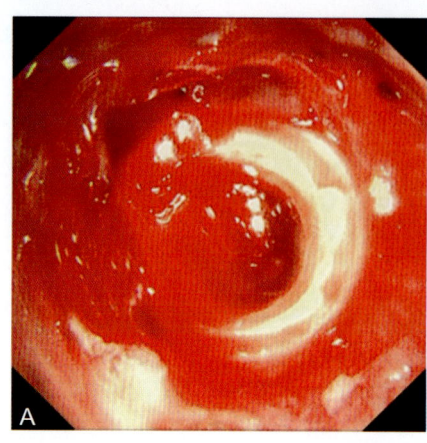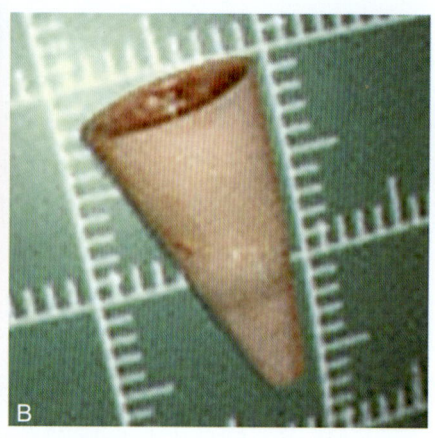

图 4-2-27　气管异物取出
A. 左下基底段异物；B. 异物取出

（八）慢性阻塞性肺疾病支气管镜治疗

（经支气管热蒸汽肺减容常规报告模板）全身麻醉下经鼻/口插入电子支气管镜（外径 __mm），会厌、声门结构正常/声门肿胀/__ 侧声带麻痹。支气管镜进入气管后见气管通畅/狭窄，气管环存在，隆突锐利/钝，左、右主支气管及分支各叶、段支气管管腔通畅/狭窄，可见大量/中量/少量 脓性/黏性/稀薄分泌物，吸除分泌物后可见黏膜正常/肿胀/充血/肥厚，未见出血、狭窄及新生物。在肺部增强 CT/影像后处理系统/增强现实导引下，按照术前规划方案，计划对 __ 叶 __ 段实施经支气管热蒸汽肺减容术，术前计算 __ 靶叶 __ 段 __ 亚段和 __ 亚段占整体靶肺段的体积比例为 __：__，故拟对 __ 亚段给予 __cal/g 能量热蒸汽，治疗 __ 秒；拟对 __ 亚段给予 __cal/g 能量热蒸汽，治疗 __ 秒。将支气管镜进入 __ 叶 __ 段 __ 亚段，经支气管工作孔道置入热蒸汽球囊导管，进入后镜下见球囊充气有效封闭靶段支气管后，助手接注射器注入 20ml 空气，确认热蒸汽导管远端管腔通畅无阻塞，注气试验无阻力后，随后按计划向 __ 叶 __ 段 __ 亚段释放热蒸汽 __ 秒，能量 __cal/g，静置 20 秒后，球囊松解并退出热蒸汽导管，观察靶支气管腔内局部无出血，__ 亚段支气管腔内黏膜呈治疗后改变，呈暗灰色。依据以上步骤，依据术前规划叶段及能量，继续热蒸汽治疗其余靶位叶段，分别对 __ 叶 __ 段 __ 亚段热蒸汽治疗 __ 秒，能量 __cal/g。操作顺利，患者苏醒后，生命体征平稳，无明显不适，术毕。术前窦性心律，心率 __ 次/分，血压 __mmHg，血氧饱和度 __%。术后窦性心律，心率 __ 次/分，血压 __mmHg，血氧饱和度 __%。操作累计用时 __ 分钟，累计出血 __ml。

四、内科胸腔镜诊断治疗

临床常用的内科胸腔镜分为 3 种，即硬质胸腔镜、可弯曲胸腔镜和半硬质胸腔镜。内科胸腔镜在诊断方面的主要适应证：①不明原因胸腔积液的诊断；②胸膜间皮瘤及肺癌的分期；③胸膜占位性病变及肺弥漫性或局限性靠近胸膜病变的病因诊断；④气胸和血胸的病因诊断及支气管胸膜瘘的诊断；⑤纵隔占位、心包疾病、横膈病变的诊断。治疗方面的主要适应证：①胸膜粘连松解术；②急性脓胸的治疗；③气胸、血胸及乳糜胸的治疗；④恶性或良性顽固性胸腔积液行胸膜固定术；⑤支气管胸膜瘘的治疗。

（常见报告模板）常规消毒、铺巾，2% 利多卡因局部浸润麻醉后→于腋后线第 5 肋间行一约 2cm 长横形切口→活检钳钝性分离至胸膜腔→插入戳卡，胸腔镜进入胸膜腔，胸膜腔内少量/中量/大量黄色/血性/脓性液体，充分吸引，共吸引__ml 液体→顺序观察脏胸膜、壁胸膜、膈顶胸膜，可见壁胸膜及脏胸膜（广泛弥漫性息肉样病变，壁胸膜明显，质地硬）→给予活检钳钳取、二氧化碳冻取、高频电电圈套等治疗，取组织送病理学检查，过程顺利→留置__mm 胸腔闭式引流管，深度__cm，固定引流管，无菌敷料覆盖、胶布固定→术中有少许活动性出血，予以吸引止血后血止，术后无活动性出血→手术用时__分钟→术前心律、心率、血压、血氧饱和度→术后心律、心率、血压、血氧饱和度。

实例

检查所见：常规消毒、铺巾，2% 利多卡因局部浸润麻醉后，于腋后线第 5 肋间行一约 2cm 长横形切口，活检钳钝性分离至胸膜腔，插入戳卡，胸腔镜进入胸膜腔，胸膜腔内少量黄色液体，充分吸引，共吸引 150ml 液体，顺序观察脏胸膜、壁胸膜、膈顶胸膜，可见壁胸膜及脏胸膜广泛弥漫性息肉样病变，壁胸膜明显，质地硬。给予活检钳钳取、二氧化碳冻取、高频电电圈套等治疗，取组织送病理学检查，过程顺利，留置 24mm 胸腔闭式引流管，深度 18cm，固定引流管，无菌敷料覆盖、胶布固定。术中有少许活动性出血，予以吸引止血后血止。术后无活动性出血。手术用时 40 分钟。术前窦性心律，心率 80 次/分，血压 120/80mmHg，血氧饱和度 98%，术后窦性心律，心率 80 次/分，血压 120/80mmHg，血氧饱和度 98%。

检查结论：胸膜恶性肿瘤
　　　　　　胸腔镜探查术、胸膜活检术、胸腔闭式引流术

第三节　经皮介入技术报告模板

一、经皮穿刺肺活检术

经 CT 引导经皮穿刺肺活检术是指借助 CT 对肺部病变进行精准定位，经皮肤进行穿刺活检明确肺部病变诊断的方法，同时对指导治疗措施的选择和估计患者预后具有重要意义，尤其对于常规检查如气管镜、血液指标等无法明确诊断者，该方法有助于取得组织病理学依据。CT 尤其是高分辨薄层 CT 由于对解剖结构显示清晰，可对肺部 0.5cm 以上的结节引导穿刺活检，即使病变靠近心脏、大血管，也可通过增强 CT 辨别病灶内的液化坏死区及周围的炎症或肺不张，从而选择最佳穿刺点，提高活检准确率。此外，CT 还可准确显示叶间胸膜及肺大疱，有利于选择最佳穿刺路径，减少穿刺并发症，目前 CT 透视技术还可准确实时引导穿刺进针过程，提高穿刺准确性，缩短操作时间。CT 的独特优势使其目前成为经皮穿刺肺活检术最常用的导引方法，但也具有费用较高、非实时引导、操作时

间较长等不足。

（常用模板）患者在 CT 引导下针对左/右肺上叶/下叶占位行肺穿刺活检术，术中患者取仰卧位/俯卧位/右侧/左侧卧位扫描，可见 __ 病灶，以该病灶为靶区，依据扫描图像选定穿刺深度及穿刺角度，局部消毒铺巾，2% 利多卡因局部麻醉后应用活检穿刺针穿刺，穿刺中注意避开肋间血管及神经，复扫后穿刺针到位，反复穿刺 __ 针，将所取组织送病理检查。过程顺利，拔针后消毒穿刺点并给予包扎，复查 CT，未见/见气胸、皮下气肿，未行/行胸腔闭式引流，患者无其他并发症，术毕 __：__ 安返病房，嘱患者平卧，吸氧。术后给予心电监测、抗感染/止血；24 小时复查胸部 X 线片；病情变化者及时复查胸部 X 线片或胸部 CT 检查；密切注意病情变化。

实例（图 4-3-1）

患者在 CT 引导下行右肺上叶占位穿刺活检术，取仰卧位，13：00 CT 扫描确认病变位置，根据病变位置及其邻近组织结构关系，确定皮肤穿刺点，选定穿刺点，确定穿刺深度及角度，13：10 局部消毒铺巾，2% 利多卡因局部麻醉下应用一次性同轴活检针穿刺至病灶，穿刺中注意避开肋间血管及神经，复扫穿刺针位置准确，活检针共于穿刺点占位内不同部位穿取黄白色组织共 9 条，送病理及病原学基因检测。过程顺利，拔针后消毒穿刺点并给予包扎，复查平扫 CT，未见气胸、皮下气肿，未行胸腔闭式引流，患者无其他并发症，术毕 13：30 安返病房。嘱患者平卧，吸氧。术后给予心电监测、氨甲环酸注射液止血；24 小时复查胸部 X 线片；病情变化者及时复查胸部 X 线片或胸部 CT 检查；密切注意病情变化。

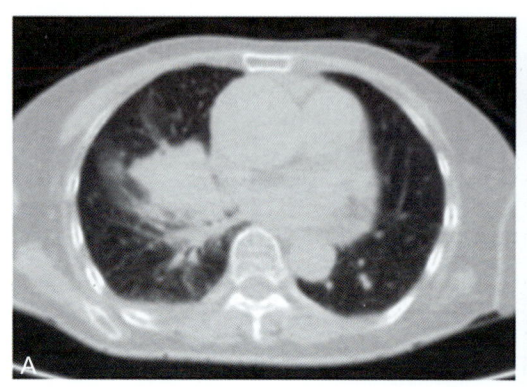
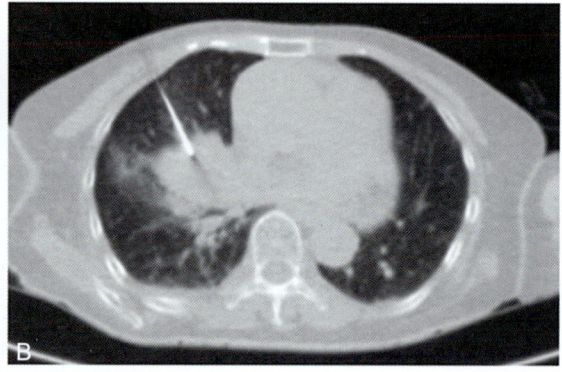

图 4-3-1　经皮穿刺肺活检术
A. 右上肺占位；B. 右上肺占位穿刺中

二、影像引导下热消融治疗肺部病变（射频、微波）

CT 引导下肺穿刺射频消融术（radiofrequency ablation，RFA）和微波消融术（microwave ablation，MWA）是常用的经皮消融技术，用于治疗肺部恶性肿瘤（如肺癌）和部分良性病变。这些技术属于微创手术，依靠影像引导定位肿瘤，对肿瘤组织进行高温消融。

（常用模板）患者在 CT 室行 CT 引导下肺内病变微波消融术。患者取仰卧位/俯卧位/右侧卧位/左侧卧位，以左肺/右肺上叶/下叶内病变为目标，CT 扫描明确病变位置、大小、形态及其与周边组织结构的关系，依据扫描图像制订三维治疗计划，确定消融位置及范围，确定皮肤穿刺点。微波消融针 1 把，根据计划穿刺深度及角度，以一次性同轴针穿刺至病变位置，复扫同轴针位置准确，置入活检针，共于穿刺点占位内不同部位穿取 __ 色组织共 __ 条送病理及病原学基因检测，过程顺利。更换微波消融针，启动治疗，依据靶区控制原则确定 __W，__ 分钟为 1 个治疗循环，复温 2 分钟后再行第 2 个循环治疗，复扫确定消融覆盖面积，治疗后拔除消融针，再次扫描显示组合消融覆盖靶灶 95% 左右，穿刺点予以消毒包扎。治疗全过程顺利，复扫 CT 未见皮下气肿，未见气胸，未行胸腔穿刺引流术。术毕安返病房；嘱患者平卧，吸氧。术后给予心电监测、__ 抗感染/__ 止血；24 小时复查胸部 X 线片；病情变化者及时复查胸部 X 线片或胸部 CT 检查；密切注意病情变化。

实例：微波消融术（图 4-3-2）

患者在 CT 室行 CT 引导下肺内病变微波消融术。患者取左侧卧位，以右肺下叶内病变为目标，CT 扫描明确病变位置、大小、形态及其与周边组织结构的关系，依据扫描图像制订三维治疗计划，确定消融位置及范围，确定右侧腋后线胸壁皮肤穿刺点、穿刺深度及角度。常规消毒铺巾，2% 利多卡因浸润麻醉至胸膜，根据计划穿刺深度及角度，应用一次性同轴针穿刺至病变位置，复扫同轴针位置准确，置入微波消融电极，再次 CT 确认位置准确后启动消融治疗，功率 50W，消融时间 3 分钟+3 分钟，CT 扫描显示消融范围准确，100% 覆盖靶区。撤除消融电极，应用同轴套管置入全自动活检针，穿取 1cm 长红黑色夹杂实性组织条 1 枚送检病理，术毕拔除同轴针，穿刺点消毒包扎。仰卧位扫描可见术区少量渗出影，右侧气胸约 5%。治疗全过程顺利，术后安返病房。嘱患者平卧，吸氧。术后给予心电监测。明日复查胸部 X 线片评估迟发性气胸等。密切注意病情变化。

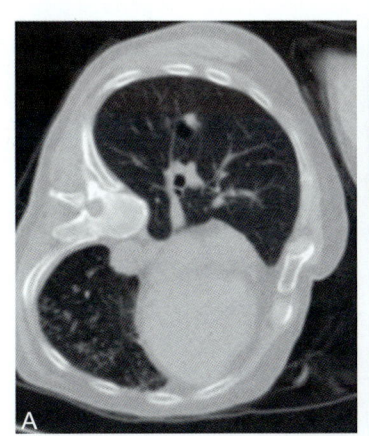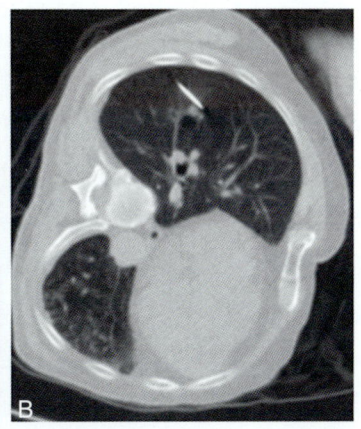

图 4-3-2　CT 引导下肺穿刺微波消融术

A. 右肺下叶内病变；B. 右肺下叶内病变消融中

三、影像引导下冷冻消融治疗肺部病变

CT 引导下肺氩氦冷冻消融术是一种微创的冷冻消融技术，主要用于治疗肺部恶性病变和良性病变，尤其是一些无法手术切除的肺癌病灶。与射频消融和微波消融相比，冷冻消融利用极低温杀死肿瘤细胞，具有独特的优势。氩氦冷冻消融术通过消融探针内的氩气快速降温，使探针尖端温度迅速降至 -140℃ 以下，从而冻结肿瘤组织。再使用氦气快速升温解冻，重复冷冻 - 解冻循环。这种快速的温度变化会形成冰晶，破坏肿瘤细胞的膜结构及其内部器官，导致细胞坏死。具体步骤见 CT 引导下肺穿刺射频消融术 / 微波消融术。

实例

患者在 CT 室行氩氦靶向治疗，术中仰卧位扫描，可见右上肺病灶，以该病灶为靶区，依据扫描图像制订三维治疗计划，确定氩氦刀 3 把组合，同时确定右侧前胸壁锁骨下穿刺点于右侧第 3、4 肋间，设定穿刺深度及穿刺角度，局部消毒辅巾，应用 2% 利多卡因局部麻醉后用专用氩氦消融针共 3 把分别穿刺，穿刺中注意避开肋间血管及神经，经 CT 引导穿刺到位，并经 CT 复扫确认位置准确后启动治疗。冷冻 12 分钟 ×2 个循环，治疗后扫描显示组合冰球覆盖靶灶 95% 以上，未见明显出血及气胸，术中顺利，无其他并发症。手术用时 __ 分钟。穿刺点消毒包扎后安返病房，生命体征平稳，给予静脉滴注去氨加压素止血，继续抗感染、止咳化痰等对症治疗，第 2 天复查胸部 X 线片。密切注意生命体征变化。

四、影像引导下放射性粒子治疗肺部病变

CT 引导下放射性 [125]I 粒子置入术简称 [125]I 粒子植入术，是一种微创治疗技术，主要用于治疗肺部、肝脏、前列腺及其他实体肿瘤，尤其适用于不能手术切除的恶性肿瘤。其通过放射性核素 [125]I 持续低剂量辐射杀死肿瘤细胞，达到局部消融的目的。[125]I 粒子是一种低能量（约 35keV）的 X 线放射源，其半衰期约为 59.4 天。植入后，其能够持续向肿瘤区域释放低剂量辐射，导致肿瘤细胞 DNA 损伤，从而抑制肿瘤细胞的分裂和增殖，最终使其坏死。由于辐射剂量局限于粒子周围几毫米至 1cm 的范围内，因此其对周围健康组织的损伤相对较小。具体步骤见 CT 引导下肺穿刺射频消融术 / 微波消融术。

实例

患者在 CT 室行 [125]I 粒子植入术。术中患者仰卧位行 CT 扫描，明确病灶位置、形态、大小及其与邻近结构的关系，可见纵隔气管旁及锁骨下病灶，依据扫描图像制订三维植入计划，确定胸骨上窝及颈部皮肤进针点、进针深度 6～9cm，测定穿刺角度。局部消毒铺巾，应用 2% 利多卡因局部麻醉下用专用粒子植入针 5 针穿刺，复扫确认位置准确后，依计划植入 [125]I 粒子，注意避开颈部血管、气管及食管。靶灶共植入（0.7mCi）[125]I 粒子 20 枚。全过程顺利，患者生命体征正常，再次扫描显示所植入粒子均位于预定位置，穿刺点无渗血，消毒包扎后安返病房。生命体征平稳，无特殊不适，无菌敷贴干洁、无渗血。静脉滴注去氨加压素止血治疗，因患者近 2 天出现咳嗽、咳痰加重，伴咯血，血为细菌良好

的培养基，加之胸部CT显示双肺渗出改变，考虑存在肺部感染，给予静脉滴注拉氧头孢钠抗感染，余治疗不变，密切注意病情变化。

第四节　经血管介入技术报告模板

一、支气管动脉造影/支气管动脉化疗栓塞术

肺血管介入治疗术是指在影像设备的引导下，通过微创的手段，针对肺部血管（肺动脉、支气管动脉等）进行介入治疗，从而达到治疗一些肺部血管相关性疾病（肺栓塞、咯血、肺癌、动静脉畸形、支气管动脉畸形并瘤样扩张、肺隔离症等）的目的。

（常用模板）患者在导管室行靶动脉栓塞术，术中患者取仰卧位，双侧腹股沟区消毒铺巾，右/左侧腹股沟局部麻醉，股动脉穿刺成功后置入5F动脉鞘，5F造影导管超选择插管行两侧支气管动脉造影。DSA显示左/右侧肺门/肺实质内多发结节状肿瘤，不均匀浓密染色，局部血流灌注增加。左侧支气管动脉主干增粗，分支向肿瘤供血，肿瘤血管紊乱扭曲，包绕分布，明确靶血管后微导管进一步超选择插管，位置准确后以适量栓塞微粒行栓塞治疗。全过程顺利，无并发症，穿刺点以动脉压迫止血器加压包扎后安返病房。心电监护显示窦性心律、心率、血压、血氧饱和度。双侧足背动脉搏动良好，穿刺点加压包扎良好，无渗血，嘱其直腿平卧6小时。注意穿刺点处有无渗血，双侧足背动脉搏动情况。

实例（图4-4-1）

患者于DSA局部麻醉下行动脉介入治疗，患者取仰卧位，双侧腹股沟区消毒铺巾，右侧腹股沟区局部麻醉，采用Seldinger法成功穿刺右侧股动脉后置入5F动脉鞘，用5F造影导管超选择插管行双侧支气管动脉造影，显示右支气管动脉迂曲，右肺局部团块状肿瘤染色，局部血流灌注增加，血供来源于右侧支气管动脉分支，明确靶血管后微导管进一步超选择插管，位置准确后给予适量栓塞微粒及洛铂20mg及恩度15mg局部灌注化疗，

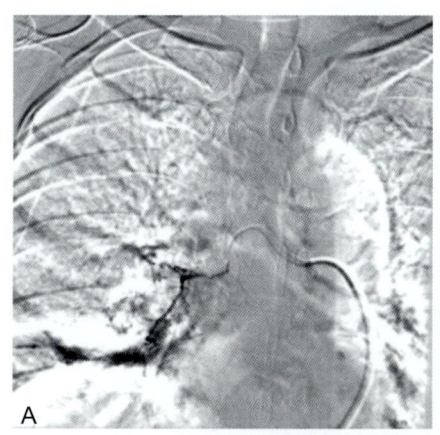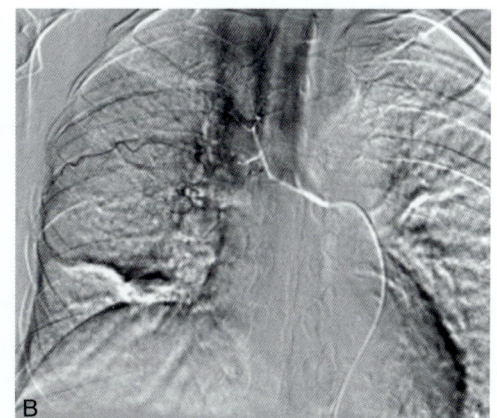

图4-4-1　支气管动脉化疗栓塞术
A. 右肺病灶栓塞前；B. 右肺病灶栓塞后

再次造影显示异常染色团块消失，栓塞效果满意。全过程顺利，无并发症，术中、术后生命体征稳定，穿刺点以压迫止血器加压包扎后安返病房。术后处理：吸氧、心电监护，注意出血、渗血及足背动脉搏动，对症支持治疗。

二、上腔静脉造影／上腔静脉成形术

上腔静脉扩张和上腔静脉支架置入是针对上腔静脉综合征（superior vena cava syndrome，SVCS）的介入治疗手段，主要用于缓解由上腔静脉狭窄或阻塞引起的血流受限。上腔静脉综合征是由于上腔静脉被肿瘤、血栓、纤维化组织等压迫或阻塞，从而静脉回流受阻的一组症状。患者可能会出现面部、颈部、上肢及胸部水肿、发绀，甚至呼吸困难、头痛、眩晕等症状。具体步骤见经支气管动脉血管造影／栓塞。

实例：上腔静脉支架置入（图4-4-2）

患者于DSA局部麻醉下行上腔静脉造影、支架置入治疗，患者取仰卧位，双侧腹股沟区消毒铺巾，右侧腹股沟区局部麻醉，采用Seldinger法成功穿刺右侧股静脉后置入8F鞘管，用5F造影导管超选择插管行上腔静脉造影，可见右颈总静脉闭塞，左侧颈总静脉多发斑块形成，局部血栓斑块形成，造成狭窄，狭窄程度为80%，狭窄长度为4cm。置入260cm导丝，沿导丝置入血管支架（16mm×60mm），支架超过狭窄段两端10mm，局部释放支架良好，复查造影可见上腔静脉血流通畅。全过程顺利，无并发症，术中、术后生命体征稳定，穿刺点以动脉压迫止血器加压包扎后安返病房。术后处理：吸氧、心电监护，穿刺点加压包扎，注意出血、渗血及足背动脉搏动，对症支持治疗。水化治疗。

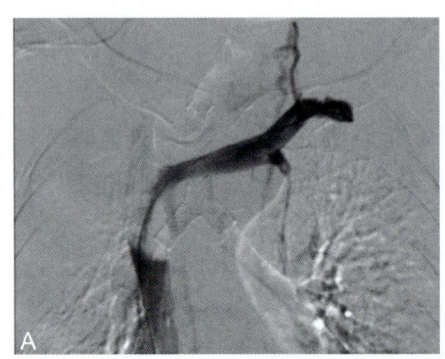
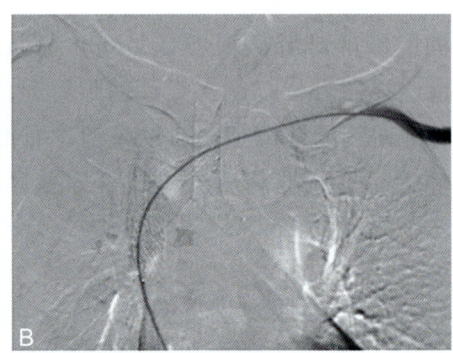

图 4-4-2　上腔静脉支架置入
A.上腔静脉狭窄；B.上腔静脉狭窄置入支架后

第五节　经消化道介入技术报告模板

一、食管狭窄成形术

（常用模板）患者取仰卧位／立位，口咽部给予口含适量造影剂，DSA显影造影剂通过咽部顺利，造影剂进入食管，食管壁未见异常／僵硬，__段食管轻度／中度／重度扩张，造影剂通过顺利/缓慢，颈部食管/胸部食管上段/中段/下段/腹部食管造影剂呈线样通过，长约__cm，未见/见造影剂外溢，余造影剂缓慢通过食管，进入贲门口，可进入胃腔，胃腔内胃黏膜稍粗。经口置入超滑导丝，交换造影导管至胃腔，逆行造影再次确认食管__段起始点及终末点，狭窄长约__cm，确认存在食管支架置入适应证，无禁忌证，选择（厂家型号）食管覆膜/半覆膜支架置入。沿260cm超滑导丝送入推送器，使支架远端位于狭窄段远端约__cm处，释放支架顺利，释放后支架上缘位于__，完全覆盖狭窄段，撤除推送器及导丝，再次经口吞咽造影剂，可见造影剂顺利通过支架，狭窄段较前扩宽，全程未见造影剂外溢。患者无呛咳。全过程顺利，无其他不良反应，术毕安返病房。

实例（图4-5-1）

患者取仰卧位，口咽部给予口含适量造影剂，DSA显影造影剂通过咽部顺利，造影剂进入食管，食管壁僵硬，食管轻度扩张，造影剂通过缓慢，食管胸中段造影剂呈线样通过，长约4cm，未见造影剂外溢，余造影剂缓慢通过食管，进入贲门口，可进入胃腔，胃腔内胃黏膜稍粗。经口置入超滑导丝，交换造影导管至胃腔，逆行造影再次确认食管中下段狭窄起始点及终末点，狭窄长约4cm，确认存在食管支架置入适应证，无禁忌证，选择BONASTENT BE-1610食管覆膜支架置入。沿260cm超滑导丝送入推送器，使支架远端位于狭窄段远端约3cm处，释放支架顺利，释放后支架上缘位于主动脉弓下水平，完全覆盖狭窄段，撤除推送器及导丝，再次经口吞咽造影剂，可见造影剂顺利通过支架，狭窄段较前扩宽，全程未见造影剂外溢。患者无呛咳。全过程顺利，未出现其他不良反应，术毕安返病房。

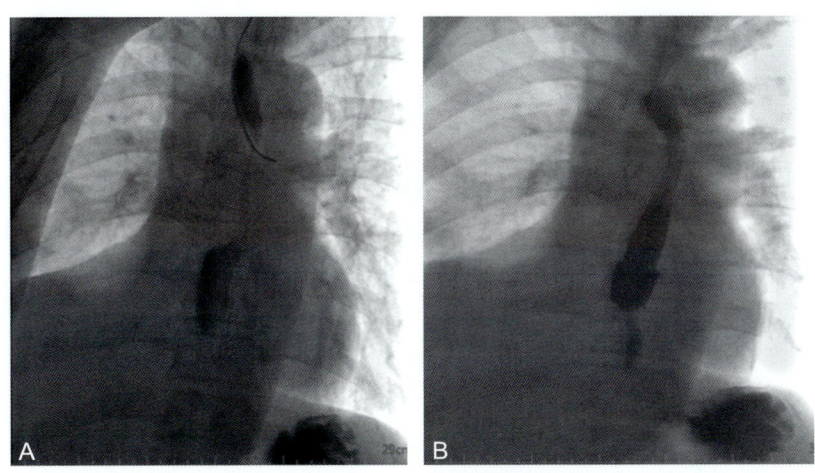

图4-5-1　**食管支架置入**
A.食管支架置入前；B.食管支架置入后

二、食管球囊扩张

患者取仰卧位/立位，口咽部给予口含适量造影剂，DSA显影造影剂通过咽部顺利，造影剂进入食管，食管壁未见异常/僵硬，__段食管轻度/中度/重度扩张，造影剂通过顺利/缓慢，颈部食管/胸部食管上段/中段/下段/腹部食管明显狭窄约__%，狭窄段长约__cm，未见/见造影剂外溢，经口含服达克罗宁__分钟后咽下，260cm超硬导丝顺利通过食管进入胃内，跟进__mm×__mm球囊导管，确认狭窄段位置后连接压力泵，实施球囊扩张__次，每次持续__分钟，退出球囊导管及导丝，再次口含造影剂显示狭窄段解除，效果满意，余造影剂缓慢通过食管，进入贲门口，可进入胃腔，胃腔内胃黏膜稍粗。全过程顺利，无并发症，术毕安返病房。

实例（图4-5-2）

患者取仰卧位，口咽部给予口含适量造影剂，DSA显影造影剂通过咽部顺利，造影剂进入食管，食管壁僵硬，颈段食管扩张，造影剂通过缓慢，食管胸上段明显狭窄约90%，狭窄段长约2cm，未见造影剂外溢，经口含服达克罗宁10ml 5分钟后咽下，260cm超硬导丝顺利通过食管进入胃内，跟进14mm×40mm球囊导管，确认狭窄段位置后连接压力泵，实施球囊扩张3次，每次持续2分钟，退出球囊导管及导丝，再次口含适量造影剂显示狭窄段解除，效果满意，余造影剂缓慢通过食管，进入贲门口，可进入胃腔，胃腔内胃黏膜稍粗。全过程顺利，无并发症，患者安返病房。术后禁食、吸氧、心电监护。

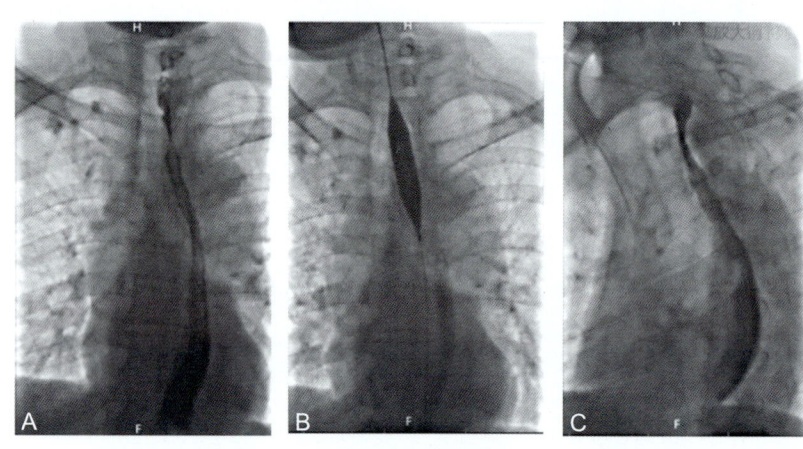

图 4-5-2　食管球囊扩张
A. 食管胸上段治疗前；B. 食管胸上段扩张中；C. 食管胸上段扩张后

（张　楠　王立星　唐　飞　童　润　钟长镐　黄海东）

参 考 文 献

北京健康促进会呼吸及肿瘤介入诊疗联盟，2017. 恶性中心气道狭窄经支气管镜介入诊疗专家共识[J/OL]. 中华肺部疾病杂志(电子版), 10(6): 647-654.

霍小森，李媛，董延妍，等，2024. 气管镜介入治疗肺部手术后发生的支气管胸膜瘘的回顾性分析[J]. 中国肺癌杂志, 27(3): 187-192.

刘长庭，张进川，1997. 现代纤维支气管镜诊断治疗学[M]. 北京：人民军医出版社：34-36.

刘明昭，史灵芝，杨航，等，2021. 肺移植术后气道吻合口狭窄的诊治进展[J]. 器官移植, 12(5): 533-538.

吴秀秀，王婷，王娟，等，2022. 急诊支气管镜介入治疗在恶性气道狭窄患者中的抢救价值[J]. 中国呼吸与危重监护杂志, 21(10): 715-719.

邢悦年, 李红佳, 钟长镐, 等, 2022. 气道支架在声门下狭窄的临床应用与进展[J]. 中华结核和呼吸杂志, 45(11): 1140-1146.

杨航, 卫栋, 张稷, 等, 2022. 肺移植术后中心气道狭窄危险因素分析[J]. 器官移植, 13(2): 240-245.

杨学英, 2017. 气管支气管结核的研究进展[J]. 继续医学教育, 31(12): 99-100.

中国抗癌协会肿瘤介入专家委员会, 2018胸部肿瘤经皮穿刺活检中国专家共识. 中华介入放射学电子杂志, 6(3): 188-194.

邹珩, 张楠, 王洪武, 等, 2015. 气管硅酮支架治疗创伤性气管狭窄的临床应用体会[J]. 中华结核和呼吸杂志, 38(9): 704-706.

左玉洁, 刘孟根, 万佳鑫, 等, 2024. 肺移植术后气道狭窄的最新研究进展[J]. 器官移植, 15(3): 474-478.

Cho E N, Haam S J, Kim S Y, et al., 2015. Anastomotic airway complications after lung transplantation[J]. Yonsei Medical Journal, 56(5): 1372-1378.

Crespo M M, 2021. Airway complications in lung transplantation[J]. Journal of Thoracic Disease, 13(11): 6717-6724.

Crespo M M, McCarthy D P, Hopkins P M, et al., 2018. ISHLT Consensus Statement on adult and pediatric airway complications after lung transplantation: Definitions, grading system, and therapeutics[J]. The Journal of Heart and Lung Transplantation, 37(5): 548-563.

Crespo M M, McCarthy D P, Hopkins P M, et al., 2018. ISHLT Consensus Statement on adult and pediatric airway complications after lung transplantation: Definitions, grading system, and therapeutics[J]. The Journal of Heart and Lung Transplantation, 37(5): 548-563.

Folch E E, Mahajan A K, Oberg C L, et al., 2020. Standardized definitions of bleeding after transbronchial lung biopsy A Delphi consensus statement from the Nashville working group[J]. Chest, 158(1): 393-400.

Han X W, Yin M P, Li L, et al., 2018. Customized airway stenting for bronchopleural fistula after pulmonary resection by interventional technique: single-center study of 148 consecutive patients[J]. Surgical Endoscopy, 32(10): 4116-4124.

Hasegawa T, Iacono A T, Orons P D, et al., 2000. Segmental nonanastomotic bronchial stenosis after lung transplantation[J]. The Annals of Thoracic Surgery, 69(4): 1020-1024.

Jeong B H, Um S W, Suh G Y, et al., 2012. Results of interventional bronchoscopy in the management of postoperative tracheobronchial stenosis[J]. The Journal of Thoracic and Cardiovascular Surgery, 144(1): 217-222.

Korevaar D A, Colella S, Fally M, et al., 2022. European Respiratory Society guidelines on transbronchial lung cryobiopsy in the diagnosis of interstitial lung diseases[J]. European Respiratory Journal, 60(5): 2200425.

Lorut C, Giraud F, Lefebvre A, 2018. Bronchoscopic treatment of bronchopleural fistula[J]. Revue de Pneumologie Clinique, 74(5): 359-362.

Pathak V, Shepherd R W, Shojaee S, 2016. Tracheobronchial tuberculosis[J]. Journal of Thoracic Disease, 8(12): 3818-3825.

Peled Y, Ducharme A, Kittleson M, et al., 2024. International society for heart and lung transplantation guidelines for the evaluation and care of cardiac transplant candidates: 2024[J]. The Journal of Heart and Lung Transplantation, 43(10): 1529-1628.e54.

Puchalski J, Musani A I, 2013. Tracheobronchial stenosis: causes and advances in management[J]. Clinics in Chest Medicine, 34(3): 557-567.

Su Z Q, Cheng Y, Wu Z L, et al., 2019. Incidence and predictors of tracheobronchial tuberculosis in pulmonary tuberculosis: a multicentre, large-scale and prospective study in Southern China[J]. Respiration；International Review of Thoracic Diseases, 97(2): 153-159.

Tian D, Zuo Y J, Yan H J, et al., 2024. Machine learning model predicts airway stenosis requiring clinical intervention in patients after lung transplantation: a retrospective case-controlled study[J]. BMC Medical Informatics and Decision Making, 24(1): 229.

van Hoorn J E, Dahele M, Daniels J M A, 2021. Late central airway toxicity after high-dose radiotherapy: clinical outcomes and a proposed bronchoscopic classification[J]. Cancers, 13(6): 1313.

Xiong X F, Xu L, Fan L L, et al., 2019. Long-term follow-up of self-expandable metallic stents in benign tracheobronchial stenosis: a retrospective study[J]. BMC Pulmonary Medicine, 19(1): 33.

后 记

　　呼吸介入医学作为一门融合呼吸病学、内科、外科、影像学等多学科知识的新兴领域，近年来取得了迅猛发展。在呼吸系统疾病的诊治中，传统的药物治疗和手术通常存在一定的局限性，而介入技术的应用为临床医生提供了更多的治疗选择。无论是气道梗阻、气胸、胸腔积液，还是肺结节、气道狭窄等复杂病变，呼吸介入技术都展现出显著的疗效和安全性，为患者带来了更好的生活质量和预后。本节第4章对电子支气管镜报告规范用语、电子支气管镜相关技术书写模板、内科胸腔镜诊断治疗书写报告模板、CT引导下常见手术书写报告模板及经血管相关治疗常见手术书写报告模板五大部分结合笔者所在中心临床经验进行描述，旨在为临床工作者提供一份实用的参考资料。希望通过本书的学习，能够帮助更多的医务人员掌握和提升呼吸介入的相关技术，同时为医务人员医疗文书书写带来便利及节省更多时间。呼吸介入医学的发展历程，也是科技进步与临床经验不断积累的过程。从最初的支气管镜检查到现在的三维影像引导下复杂介入操作，每一步进展都凝聚了无数医学工作者的智慧与汗水。未来，随着人工智能、机器人技术及更为先进的影像学技术的应用，呼吸介入领域将会更加精准化、智能化。在这个不断发展的学科中，唯有不断学习和探索，才能与时俱进，为患者谋求最大福祉。我们坚信，呼吸介入医学的发展远未止步。在临床实践和科研的双重推动下，这一领域将在未来呈现出更加广阔的前景。愿本书能成为广大呼吸病学医务人员的有力助手，为更多患者带来健康与希望。最后，衷心感谢所有为本节付出努力的同仁，也感谢所有在临床一线为患者努力奋斗的呼吸介入专家。希望本书的内容能够为您带来启发，并在实际工作中提供帮助。愿我们在呼吸介入医学的道路上携手共进，共同迈向更美好的未来。